"本草纲目"

全本图典

【第七册】

典藏版

原　　著　李时珍

顾　　问　肖培根

主　　编　陈士林

分册主编　周重建　朱　进　马泽峰

副 主 编　谢军成　裴　华　张鹏　王庆　张鹤

人民卫生出版社

图书在版编目（CIP）数据

《本草纲目》全本图典. 第七册 / 陈士林主编. ——
北京：人民卫生出版社，2018
　ISBN 978-7-117-26556-0

Ⅰ. ①本… Ⅱ. ①陈… Ⅲ. ①《本草纲目》– 图解
Ⅳ. ①R281.3-64

中国版本图书馆 CIP 数据核字（2018）第 099177 号

| 人卫智网 | www.ipmph.com | 医学教育、学术、考试、健康，购书智慧智能综合服务平台 |
| 人卫官网 | www.pmph.com | 人卫官方资讯发布平台 |

《本草纲目》全本图典（第七册）

主　　编：陈士林
出版发行：人民卫生出版社（中继线 010-59780011）
地　　址：北京市朝阳区潘家园南里 19 号
邮　　编：100021
E - mail：pmph @ pmph.com
购书热线：010-59787592　010-59787584　010-65264830
印　　刷：北京盛通印刷股份有限公司
经　　销：新华书店
开　　本：889×1194　1/16　印张：17.5
字　　数：413 千字
版　　次：2018 年 8 月第 1 版　2018 年 8 月第 1 版第 1 次印刷
标准书号：ISBN 978-7-117-26556-0
定　　价：640.00 元

打击盗版举报电话：010-59787491　E-mail：WQ @ pmph.com
（凡属印装质量问题请与本社市场营销中心联系退换）

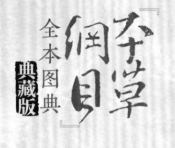

编委（按姓氏笔画顺序排列）

王丽梅	王宏雅	王郁松	王建民	王秋成	牛林敬	毛延霞	仇笑文
方瑛	尹显梅	世琳娜	石永青	石有林	石笑晴	卢强	卢红兵
卢维晨	叶红	叶敏妃	田华敏	白峻伟	冯倩	冯华颖	邢桂平
吕凤涛	吕秀芳	吕明辉	朱进	朱宏	朱臣红	任艳灵	任智标
向蓉	全继红	刘芳	刘凯	刘祥	刘士勋	刘卫华	刘世禹
刘立文	刘伟翰	刘迎春	刘金玲	刘宝成	刘桂珍	刘续东	刘斯雯
刘新桥	刘慧滢	齐菲	孙玉	孙锐	孙可心	孙瑗琨	严洁
芦军	苏晓廷	杜宇	李妍	李海	李惠	李新	李玉霞
李电波	李兴华	李红玉	李建军	李孟思	李俊勇	李桂方	李桂英
李晓艳	李烨涵	杨飞	杨柳	杨冬华	杨江华	杨焕瑞	肖榜权
吴晋	邱思颖	邱特聪	何国松	余海文	狄银俊	邹丽	邹佳睿
沙历	宋伟	宋来磊	宋肖平	宋盛楠	张坤	张荣	张淼
张鹏	张磊	张鹤	张广今	张红涛	张俊玲	张海龙	张海峰
张雪琴	张新荣	张翠珍	张蕴	陈勇	陈慧	陈永超	陈宇翔
陈艳蕊	陈铭浩	陈朝霞	英欢超	林恒	林文君	尚思明	罗建锋
周芳	周重建	郑亚杰	单伟超	孟丽影	赵叶	赵岗	赵晨
赵白宇	赵庆杰	赵宇宁	赵志远	赵卓君	赵春霖	赵梅红	赵喜阳
胡灏禹	战伟超	钟健	段杨冉	段其民	姜燕妮	宫明宏	姚辉
秦静静	耿赫兵	莫愚	贾丽娜	夏丰娜	徐江	徐娜	徐莎莎
高喜	高荣荣	高洪波	高楠楠	郭兵	郭志刚	郭哲华	郭景丽
黄兴随	崔庆军	商宁	梁从莲	董珂	董萍	蒋红涛	蒋思琪
韩珊珊	程睿	谢军成	路臻	解红芳	慈光辉	窦博文	蔡月超
蔡利超	裴华	翟文慧	薛晓月	衡仕美	戴峰	戴丽娜	戴晓波
鞠玲霞	魏献波						

凡　　例

一、本套书以明代李时珍著《本草纲目》（金陵版胡承龙刻本）为底本，以金陵版排印本（王育杰整理，人民卫生出版社，2016年）及金陵版美国国会图书馆藏全帙本为校本，按原著的分卷和排序进行内容编排，即按序列、主治、水部、火部、土部、金石部、草部、谷部、菜部、果部、木部、服器部、虫部、鳞部、介部、禽部、兽部、人部的顺序进行编排，共分20册。

二、本套书中"释名""主治""附方"等部分所引书名多为简称，如：《本草纲目》简称《纲目》，《名医别录》简称《别录》，《神农本草经》简称《本经》，《日华子诸家本草》简称《日华》，《肘后备急方》简称《肘后方》，等等。

三、人名书名相同的名称，如吴普之类，有时作人名，有时又作书名，情况较复杂，为统一起见，本次编写均按原著一律不加书名号。

四、原著《本草纲目》中的部分中草药名称，与中医药学名词审定委员会公布名称不一致的，为了保持原著风貌，均保留为原著形式，不另作修改。

五、本套书为保持原著风貌，对原著之服器部和人部的内容全文收录，但基本不配图。

六、本套书依托原著的原始记载，根据作者们多年野外工作经验和鉴定研究成果，结合现有考证文献，对《纲目》收载的药物进行了全面的本草考证，梳理了古今药物传承关系，并确定了各药物的基原和相应物种的拉丁学名；对于多基原的药物均进行了综合分析，对于部分尚未能准确确定物种者也有表述。同时，基于现代化、且普遍应用的DNA条形码鉴定体系，在介绍常用中药材之《药典》收载情况的同时附上其基原物种的通用基因碱基序列。由此古今结合、图文并茂，丰富阅读鉴赏感受，并提升其实用参考和珍藏价值。

七、本套书结合现实应用情况附有大量实地拍摄的原动植物（及矿物等）和药材（及饮片）原色图片，方便读者认药和用药。

八、部分药物尚未能解释科学内涵，或者疗效有待证实、原料及制作工艺失传，以及其他因素，故无考证内容及附图，但仍收载《纲目》原始内容，有待后来者研究、发现。

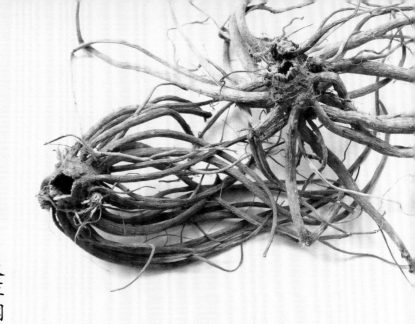

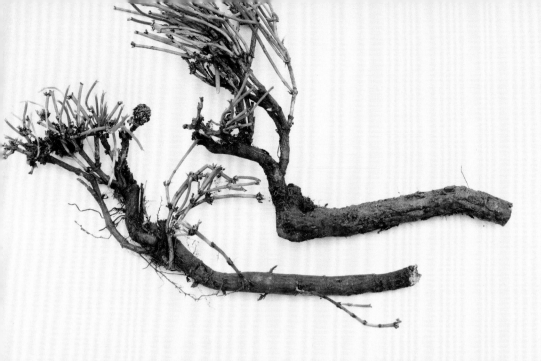

本草纲目 草部第十五卷

草之四 隰草类上 五十二种

菊

‖ 基原 ‖

据《纲目图鉴》《药典图鉴》《中华本草》《中药志》等综合分析考证，本品为菊科植物菊 *Chrysanthemum morifolium* Ramat.。全国各地均有栽培，尤以浙江、安徽、河南等地驰名。《药典》收载菊花药材为菊科植物菊的干燥头状花序。9～11月花盛开时分批采收，阴干或焙干，或熏、蒸后晒干。药材按产地和加工方法不同，分为"亳菊""滁菊""贡菊""杭菊""怀菊"。

菊

《本经》上品

▷菊（*Chrysanthemum morifolium*）

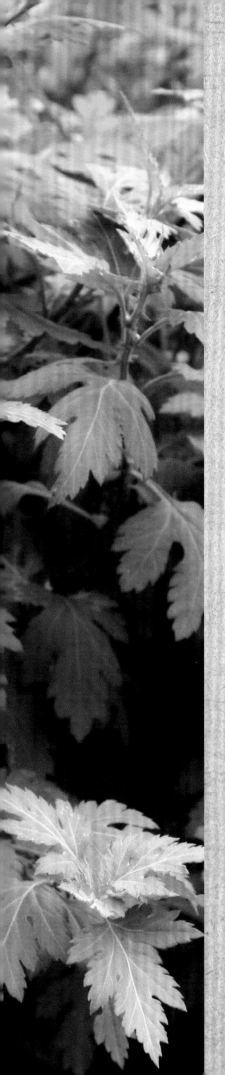

‖ 释名 ‖

节华本经 **女节**别录 **女华**别录 **女茎**别录 **日精**别录 **更生**别录 **傅延年**别录 **治蔷**尔雅 **金蕊**纲目 **阴成**别录 **周盈**别录。[时珍曰] 按陆佃埤雅云：菊本作蘜，从鞠。鞠，穷也。月令：九月，菊有黄华。华事至此而穷尽，故谓之蘜。节华之名，亦取其应节候也。崔寔月令云：女节、女华，菊华之名也。治蔷、日精，菊根之名也。抱朴子云：仙方所谓日精、更生、周盈，皆一菊而根茎花实之名异也。[颂曰] 唐天宝单方图载白菊云：原生南阳山谷及田野中。颍川人呼为回峰菊，汝南名茶苦蒿，上党及建安郡、顺政郡并名羊欢草，河内名地薇蒿。

‖ 集解 ‖

[别录曰] 菊花生雍州川泽及田野。正月采根，三月采叶，五月采茎，九月采花，十一月采实，皆阴干。[弘景曰] 菊有两种：一种茎紫气香而味甘，叶可作羹食者，为真菊，一种青茎而大，作蒿艾气，味苦不堪食者，名苦薏，非真菊也。叶正相似，惟以甘苦别之。南阳郦县最多，今近道处处有之，取种便得。又有白菊，茎叶都相似，惟花白，五月取之。仙经以菊为妙用，但难多得，宜常服之。[藏器曰] 白菊生平泽，五月花，紫白色。[颂曰] 处处有之，以南阳菊潭者为佳。初春布地生细苗，夏茂，秋花，冬实。然种类颇多。惟紫茎气香，叶厚至柔者，嫩时可食，花微大，味甚甘者，为真；其茎青而大，叶细气烈似蒿艾，花小味苦者，名苦薏，非真也。南阳菊亦有两种：白菊叶大如艾叶，茎青根细，花白蕊黄；其黄菊叶似茼蒿，花蕊都黄。今服饵家多用白者。又有一种开小花，瓣下如小珠子，谓之珠子菊，云入药亦佳。[宗奭曰] 菊花近世有二十余种。惟单叶花小而黄，绿叶色深小而薄，九月应候而开者是也。邓州白菊单叶者，亦入药。余皆医经不用。[瑞曰] 花大而香者，为甘菊；花小而黄者，为黄菊；花小而气恶者，为野菊。[时珍曰] 菊之品凡百种，宿根自生，茎叶花色，品品不同。宋

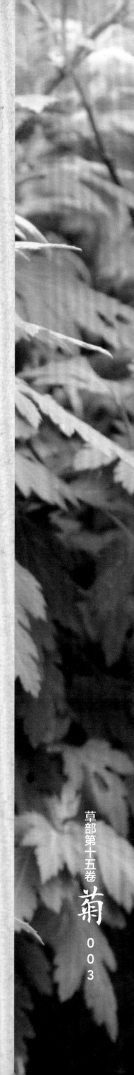

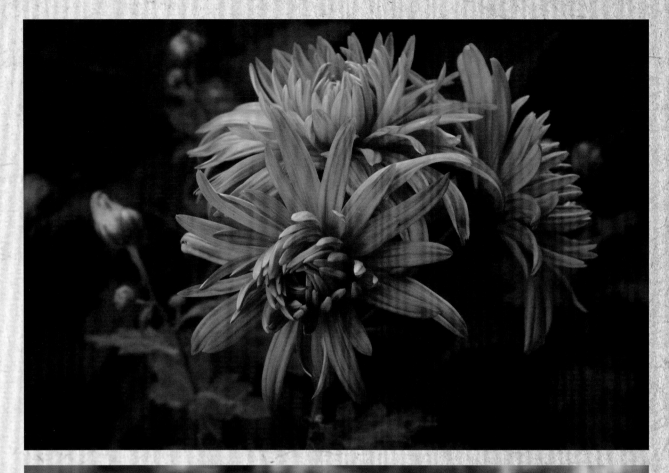

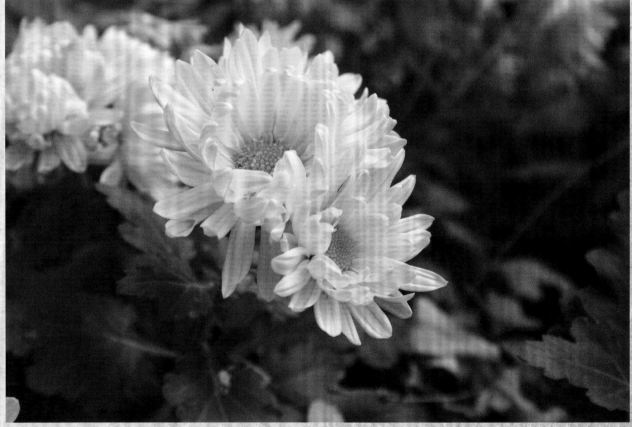

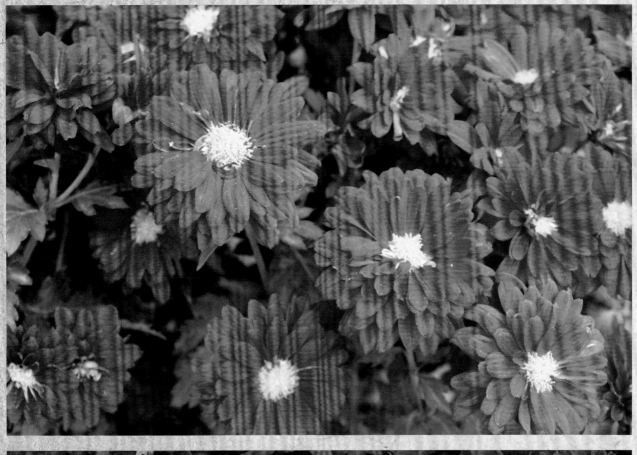

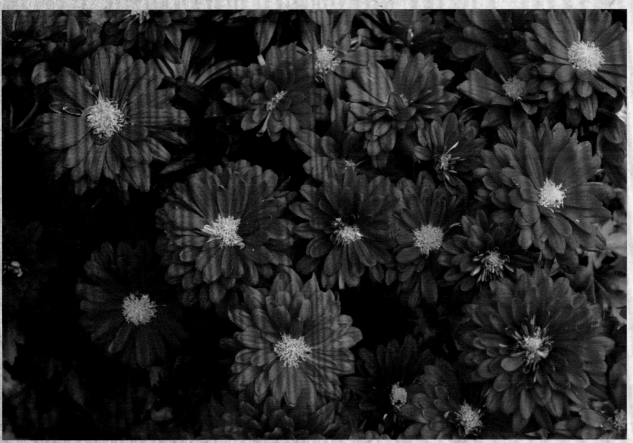

人刘蒙泉、范至能、史正志皆有菊谱，亦不能尽收也。其茎有株蔓紫赤青绿之殊，其叶有大小厚薄尖秃之异，其花有千叶单叶、有心无心、有子无子、黄白红紫、间色深浅、大小之别，其味有甘苦之辨，又有夏菊秋菊冬菊之分。大抵惟以单叶味甘者入药，菊谱所载甘菊、邓州黄、邓州白者是矣。甘菊始生于山野，今则人皆栽植之。其花细碎，品不甚高。蕊如蜂窠，中有细子，亦可撒种。嫩叶及花皆可煠食。白菊花稍大，味不甚甘，亦秋月采之。菊之无子者，谓之牡菊。烧灰撒地中，能死蛙黾。说出周礼。

花 叶、根、茎、实并同。

‖气味‖

苦，平，无毒。[别录曰] 甘。[损之曰] 甘者入药，苦者不入药。[杲曰] 苦、甘，寒，可升可降，阴中微阳也。[时珍曰] 本经言菊花味苦，别录言菊花味甘。诸家以甘者为菊，苦者为苦薏，惟取甘者入药。谨按张华博物志言菊有两种，苗花如一，惟味小异，苦者不中食。范至能谱序，言惟甘菊一种可食，仍入药饵。其余黄白二花，皆味苦，虽不可饵，皆可入药。其治头风，则白者尤良。据此二说，则是菊类自有甘苦二种，食品须用甘菊，入药则诸菊皆可，但不得用野菊名苦薏者尔。故景焕牧竖闲谈云：真菊延龄，野菊泄人。正如黄精益寿、钩吻杀人之意。[之才曰] 术及枸杞根、桑根白皮、青葙叶为之使。

‖主治‖

诸风头眩肿痛，目欲脱，泪出，皮肤死肌，恶风湿痹。久服利血气，轻身耐老延年。本经。疗腰痛去来陶陶，除胸中烦热，安肠胃，利五脉，调四肢。别录。陶陶，纵缓貌。治头目风热，风旋倒地，脑骨疼痛，身上一切游风令消散，利血脉，并无所忌。甄权。作枕明目，叶亦明目，生熟并可食。大明。养目血，去翳膜。元素。主肝气不足。好古。

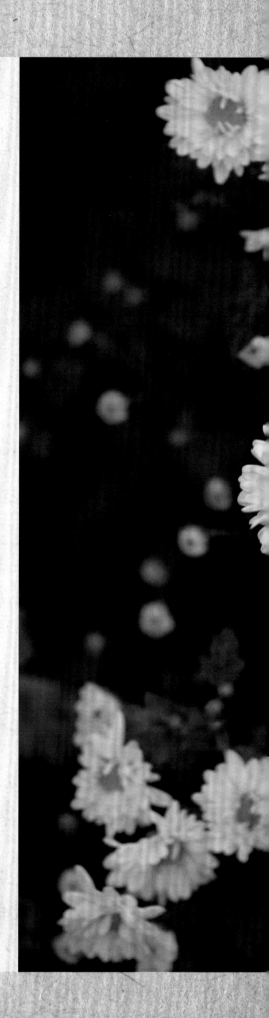

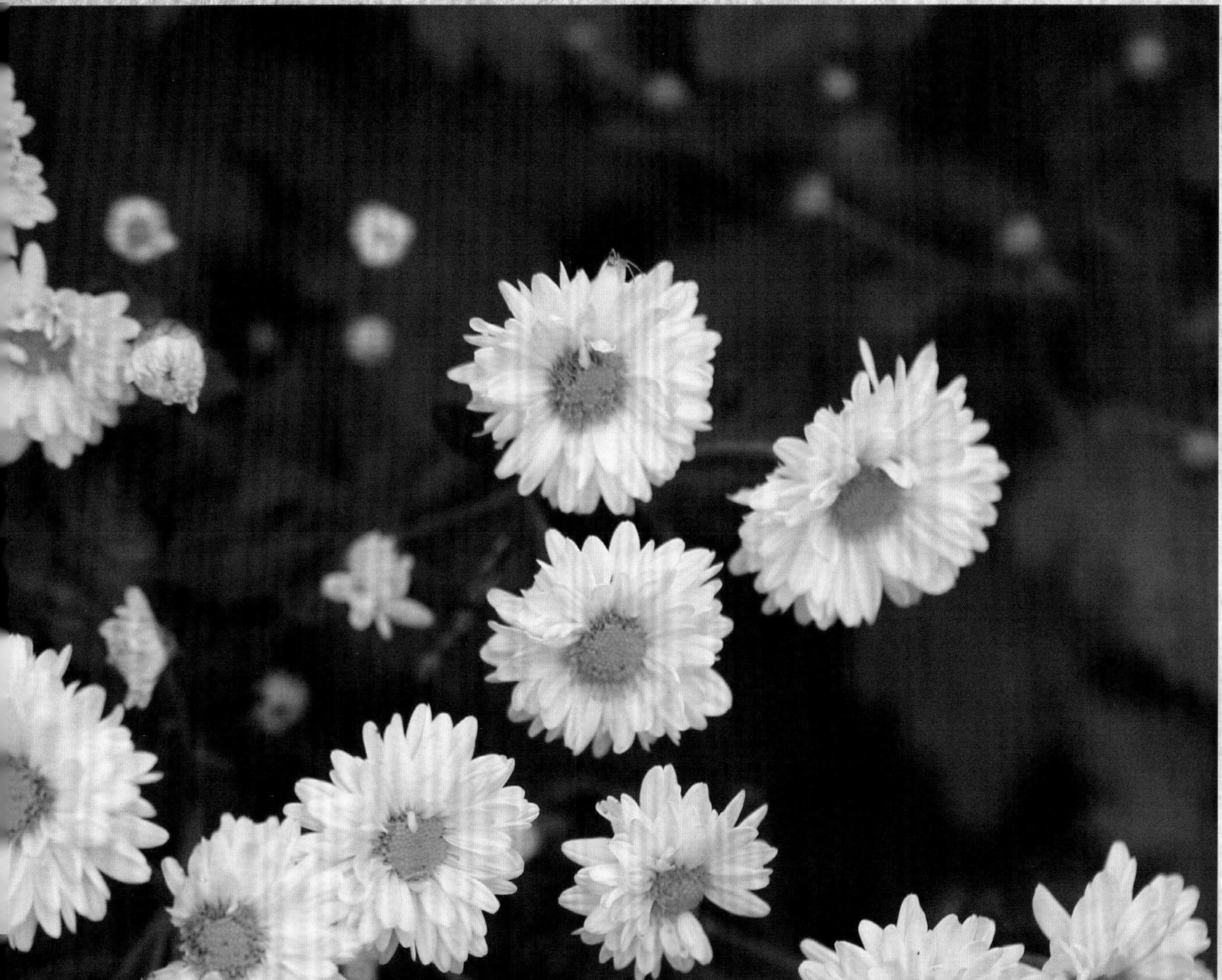

白菊

‖气味‖

苦、辛，平，无毒。

‖主治‖

风眩，能令头不白。弘景。染髭发令黑。和巨胜、茯苓蜜丸服之，去风眩，变白不老，益颜色。藏器。

‖发明‖

[震亨曰] 黄菊花属土与金，有水与火，能补阴血，故养目。[时珍曰]菊春生夏茂，秋花冬实，备受四气，饱经露霜，叶枯不落，花槁不零，味兼甘苦，性禀平和。昔人谓其能除风热，益肝补阴，盖不知其得金水之精英尤多，能

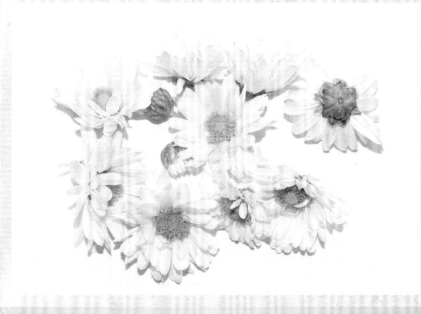

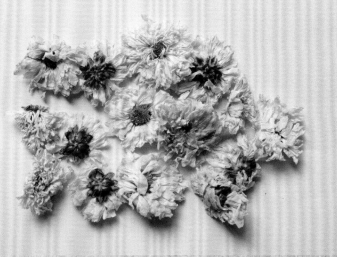

△菊花药材

益金水二脏也。补水所以制火，益金所以平木，木平则风息，火降则热除，用治诸风头目，其旨深微。黄者入金水阴分，白者入金水阳分，红者行妇人血分，皆可入药，神而明之，存乎其人。其苗可蔬，叶可啜，花可饵，根实可药，囊之可枕，酿之可饮，自本至末，罔不有功。宜乎前贤比之君子，神农列之上品，隐士采入酒斝，骚人餐其落英。费长房言九日饮菊酒，可以辟不祥。神仙传言康风子、朱孺子皆以服菊花成仙。荆州记言胡广久病风赢，饮菊潭水多寿。菊之贵重如此，是岂群芳可伍哉？钟会菊有五美赞云：圆花高悬，准天极也。纯黄不杂，后土色也。早植晚发，君子德也。冒霜吐颖，象贞质也。杯中体轻，神仙食也。西京杂记言：采菊花茎叶，杂秫米酿酒，至次年九月始熟，用之。

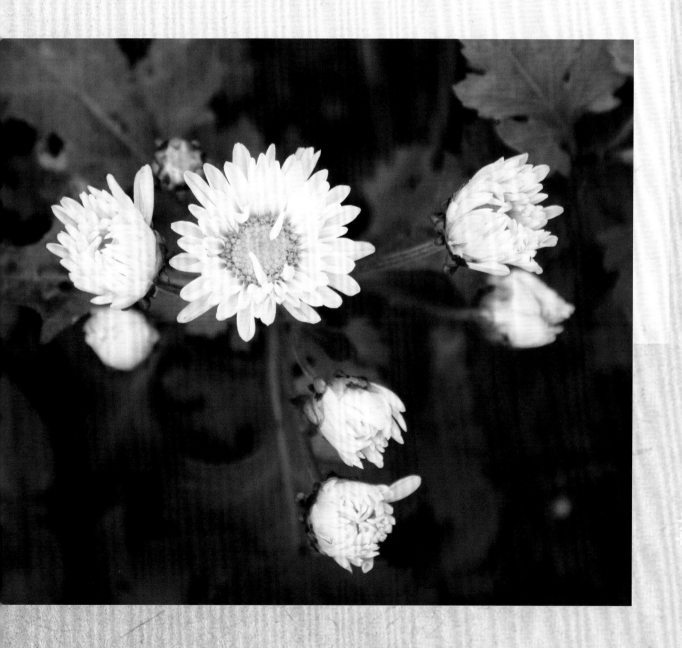

旧六，新十六。**服食甘菊**玉函方云：王子乔变白增年方，用甘菊，三月上寅日采苗，名曰玉英；六月上寅日采叶，名曰容成；九月上寅日采花，名曰金精；十二月上寅日采根茎，名曰长生。四味并阴干，百日取等分，以成日合捣千杵为末，每酒服一钱匕。或以蜜丸梧子大，酒服七丸，一日三服。百日，身轻润泽；一年，发白变黑；服之二年，齿落再生；五年，八十岁老翁，变为儿童也。孟诜云：正月采叶，五月五日采茎，九月九日采花。**服食白菊**太清灵宝方引：九月九日白菊花二斤，茯苓一斤，并捣罗为末。每服二钱，温酒调下，日三服。或以炼过松脂和丸鸡子大，每服一丸。主头眩，久服令人好颜色不老。藏器曰：抱朴子言刘生丹法，用白菊汁、莲花汁、地血汁、樗汁，和丹蒸服也。**白菊花酒**天宝单方：治丈夫妇人久患头风眩闷，头发干落，胸中痰壅，每发即头旋眼昏，不觉欲倒者，是其候也。先灸两风池各二七壮，并服此酒及散，永瘥。其法：春末夏初，收白菊软苗，阴干捣末，空腹取一方寸匕，和无灰酒服之，日再服，渐加三方寸匕。若不饮酒者，但羹粥汁服，亦得。秋八月合花收暴干，切取三大斤，以生绢袋盛，贮三大斗酒中，经七日服之，日三次，常令酒气相续为佳。苏颂图经。**风热头痛**菊花、石膏、川芎各三钱，为末。每服一钱半，茶调下。简便方。**膝风疼痛**菊花、陈艾叶作护膝，久则自除也。吴旻扶寿方。**痘疮入目**生翳障。用白菊花、谷精草、绿豆皮等分，为末。每用一钱，以干柿饼一枚，粟米泔一盏，同煮候泔尽，食柿，日食三枚。浅者五七日，远者半月，见效。仁斋直指方。**病后生翳**白菊花、蝉蜕等分，为散。每用二三钱，入蜜少许，水煎服。大人小儿皆宜，屡验。救急方。**疔肿垂死**菊花一握，捣汁一升，入口即活，此神验方也。冬月采根。肘后方。**女人阴肿**甘菊苗捣烂煎汤，先熏后洗。危氏得效方。**酒醉不醒**九月九日真菊花为末，饮服方寸匕。外台秘要。**眼目昏花**双美丸：用甘菊花一斤，红椒去目六两，为末，用新地黄汁和丸梧子大。每服五十丸，临卧茶清下。瑞竹堂方。

花上水

‖**主治**‖

益色壮阳，治一切风。大明。

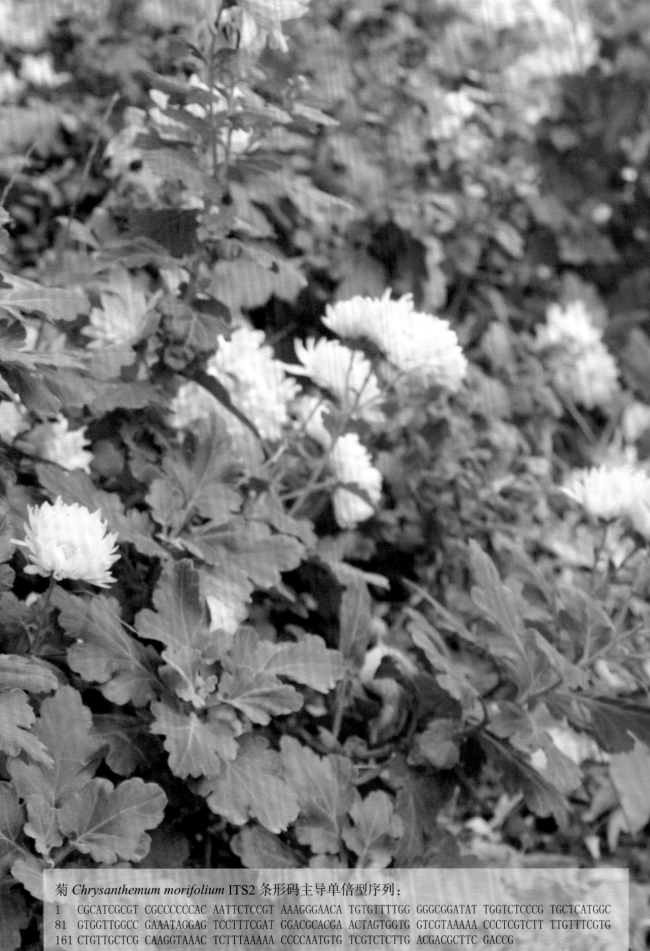

菊 *Chrysanthemum morifolium* ITS2 条形码主导单倍型序列：

```
1   CGCATCGCGT CGCCCCCCAC AATTCTCCGT AAAGGGAACA TGTGTTTTGG GGGCGGATAT TGGTCTCCCG TGCTCATGGC
81  GTGGTTGGCC GAAATAGGAG TCCTTTCGAT GGACGCACGA ACTAGTGGTG GTCGTAAAAA CCCTCGTCTT TTGTTTCGTG
161 CTGTTGCTCG CAAGGTAAAC TCTTTAAAAA CCCCAATGTG TCGTCTCTTG ACGACGCTTC GACCG
```

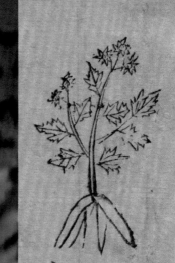

‖ **基原** ‖

据《纲目图鉴》《纲目彩图》《药典图鉴》等综合分析考证，本品为菊科植物野菊 *Chrysanthemum indicum* L.。我国南北各地均有分布。《中华本草》《大辞典》认为还包括同属植物岩香菊 *C. lavandulifolium* (Fisch. ex Trautv.) Makino，分布于吉林、辽宁、河北、山西、陕西、甘肃等地。《药典》收载野菊花药材为菊科植物野菊的干燥头状花序；秋、冬二季花初开放时采摘，晒干，或蒸后晒干。

野菊

《拾遗》

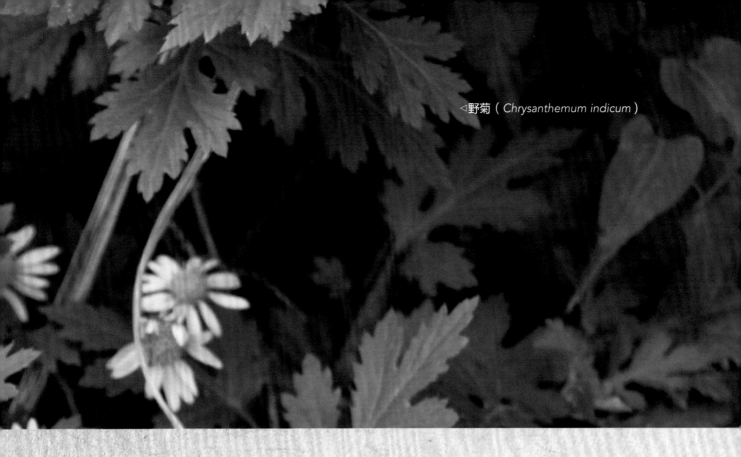

◁野菊（*Chrysanthemum indicum*）

‖释名‖

苦薏。[时珍曰] 薏乃莲子之心，此物味苦似之，故与之同名。

‖集解‖

[藏器曰] 苦薏生泽畔，茎如马兰，花如菊。菊甘而薏苦，语曰苦如薏是也。[时珍曰] 苦薏处处原野极多，与菊无异，但叶薄小而多尖，花小而蕊多，如蜂窠状，气味苦辛惨烈。

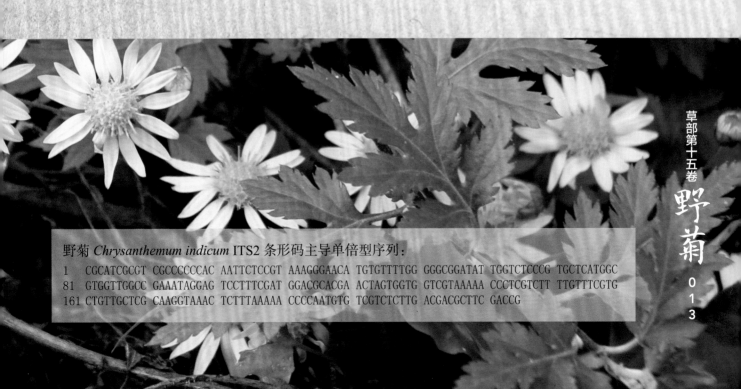

野菊 *Chrysanthemum indicum* ITS2 条形码主导单倍型序列：

1   CGCATCGCGT CGCCCCCCAC AATTCTCCGT AAAGGGAACA TGTGTTTTGG GGGCGGATAT TGGTCTCCCG TGCTCATGGC
81   GTGGTTGGCC GAAATAGGAG TCCTTTCGAT GGACGCACGA ACTAGTGGTG GTCGTAAAAA CCCTCGTCTT TTGTTTCGTG
161 CTGTTGCTCG CAAGGTAAAC TCTTTAAAAA CCCCAATGTG TCGTCTCTTG ACGACGCTTC GACCG

根、叶、茎、花

‖ **气味** ‖

苦、辛，温，有小毒。[震亨曰]野菊花，服之大伤胃气。

‖ **主治** ‖

调中止泄，破血，妇人腹内宿血宜之。藏器。治痈肿疔毒，瘰疬眼瘜。时珍。

‖ **附方** ‖

新四。**痈疽疔肿**一切无名肿毒。孙氏集效方：用野菊花连茎捣烂，酒煎热服取汗，以渣傅之即愈。卫生易简方：用野菊花茎叶、苍耳草各一握，共捣，入酒一碗，绞汁服，以渣傅之，取汗即愈。或六月六日采苍耳叶，九月九日采野菊花，为末，每酒服三钱，亦可。**天泡湿疮**野菊花根、枣木，煎汤洗之。医学集成。**瘰疬未破**野菊花根捣烂，煎酒服，以渣傅之自消，不消亦自破也。瑞竹堂经验方。

▽野菊（地上部分）

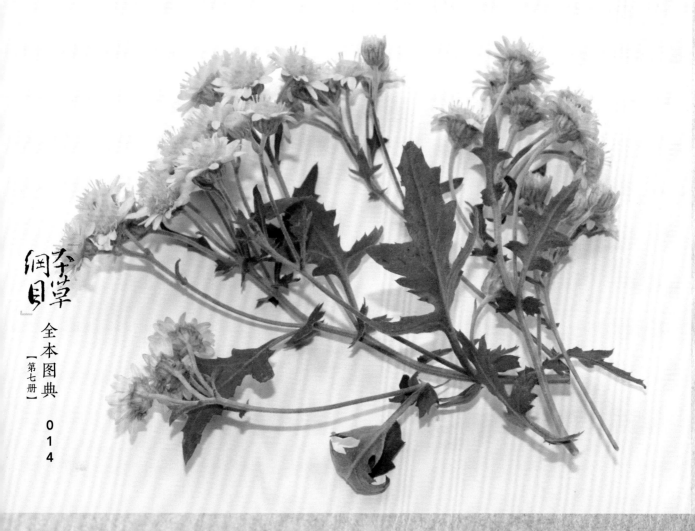

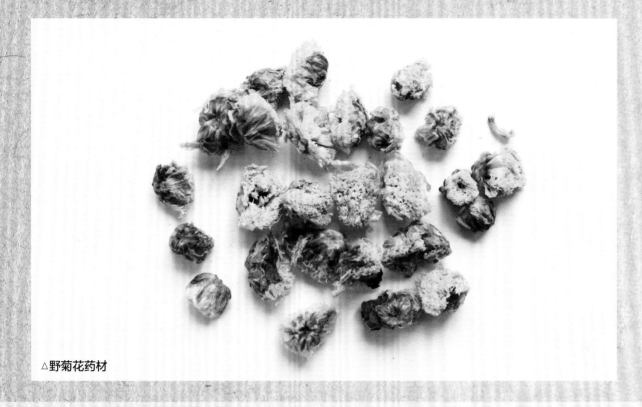

△野菊花药材

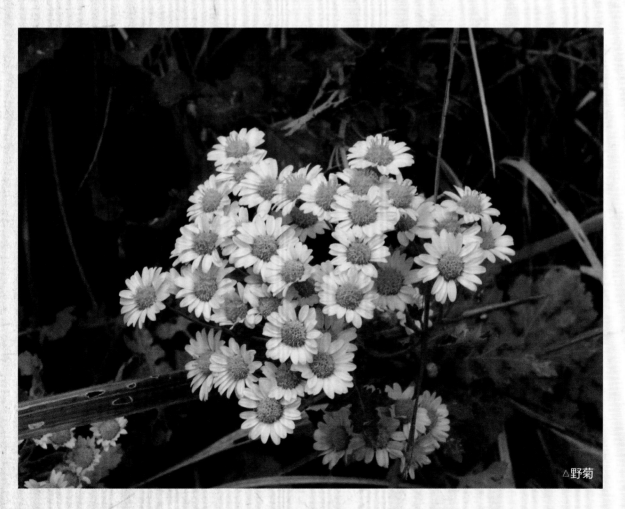

△野菊

‖ 基原 ‖

据《纲目图鉴》《纲目彩图》等综合分析考证，本品为菊科蒿属植物白苞蒿 Artemisia lactiflora Wall.。主要分布于我国华东及中南地区。《中华本草》认为其为同属植物萋蒿 A. keiskeana Miq.，分布于黑龙江、吉林、辽宁、河北、山东等地。《植物志》认为可能还包括同属植物五月艾 A. indica willd.。

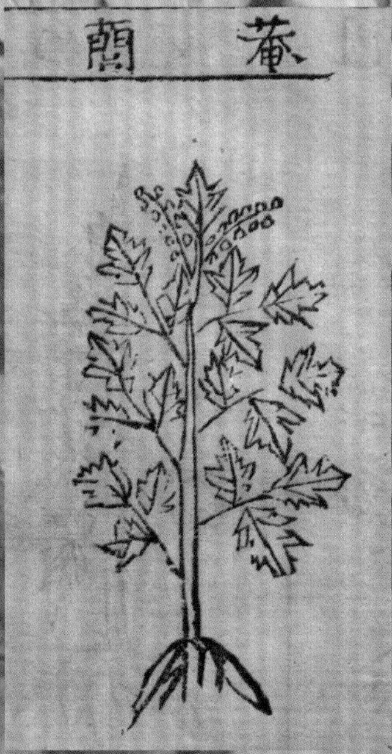

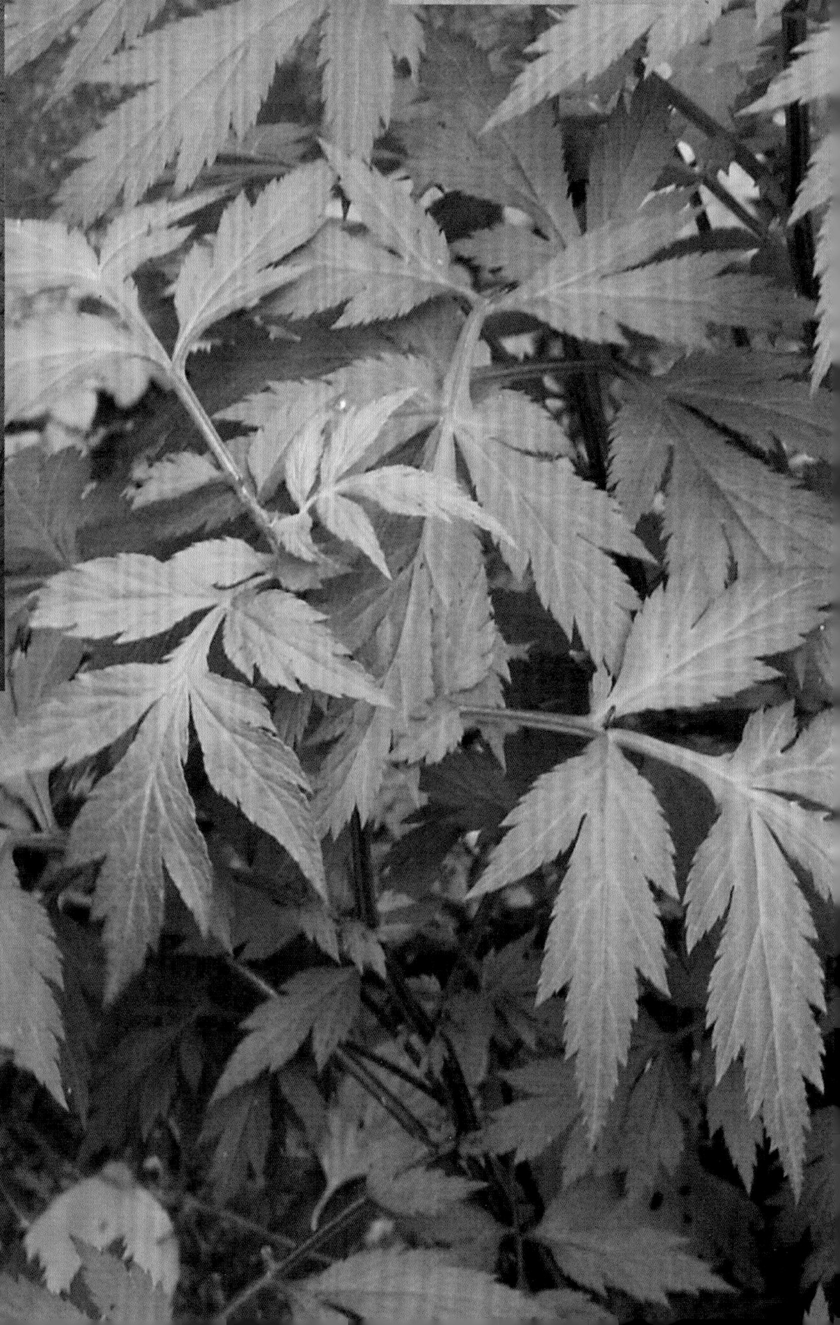

音淹闾。《本经》上品

庵蕳

▷白苞蒿（Artemisia lactiflora）

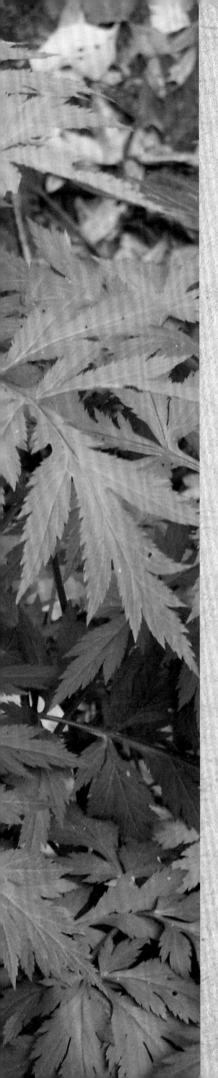

‖释名‖

覆闾。[时珍曰] 庵，草屋也。闾，里门也。此草乃蒿属，老茎可以盖覆庵闾，故以名之。贞元广利方谓之庵闾蒿云，又史注云：庵庐，军行宿室也。则闾似当作庐。

‖集解‖

[别录曰] 庵闾子生雍州川谷，亦生上党及道边，十月采实阴干。[弘景曰] 状如蒿艾之类，近道处处有之，仙经亦时用之，人家种此辟蛇也。[颂曰] 今江淮亦有之。春生苗，叶如艾蒿，高二三尺。七月开花，八月结实，九月采实。[时珍曰] 庵闾叶不似艾，似菊叶而薄，多细丫，面背皆青。高者四五尺，其茎白色，如艾茎而粗。八九月开细花，淡黄色。结细实如艾实，中有细子，极易繁衍。艺花者以之接菊。

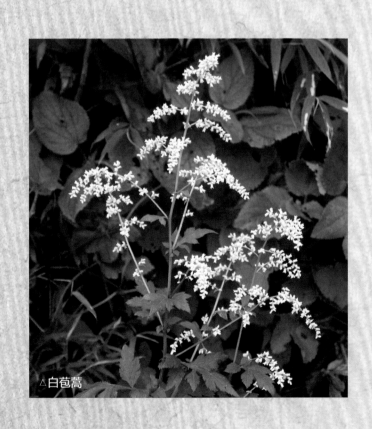

△白苞蒿

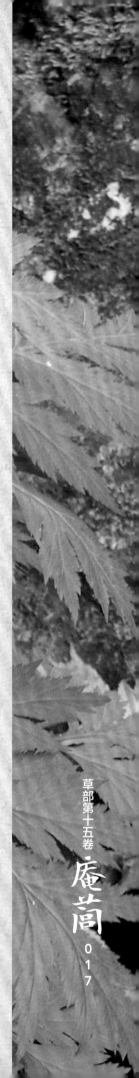

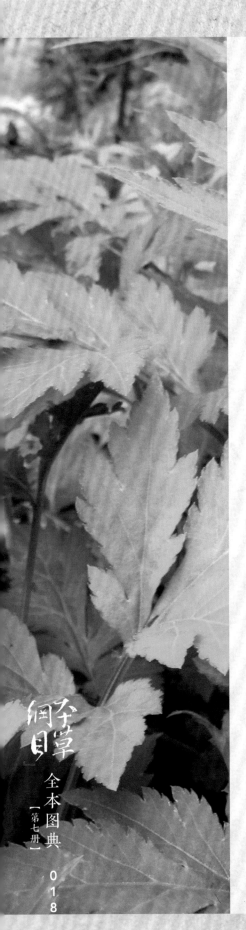

子

‖气味‖

苦、微寒，无毒。[别录曰] 微温。[普曰] 神农、雷公、桐君、岐伯：苦，小温，无毒。[李当之] 温。[权曰] 辛，苦。[时珍曰] 降也，阴中微阳，入足厥阴经血分。[之才曰] 荆实、薏苡为之使。

‖主治‖

五脏瘀血，腹中水气，胪胀留热，风寒湿痹，身体诸痛。久服轻身延年不老。本经。疗心下坚，膈中寒热，周痹，妇人月水不通，消食明目。驱骢食之神仙。别录。益气，主男子阴痿不起，治心腹胀满。甄权。腰脚重痛，膀胱痛，及骨节烦痛，不下食。大明。擂酒饮，治闪挫腰痛，及妇人产后血气痛。时珍。

‖发明‖

[颂曰] 本经言久服轻身不老，而古方少有服食者，惟入诸杂治药中，如胡恰治惊邪狸骨丸之类，大方中用之。孙思邈千金翼、韦宙独行方，主跶折瘀血，并单用庵䕡煮汁服，亦可末服。今人治打仆多用此法，或饮或散，其效最速。[时珍曰] 吴普本草及名医别录，并言驱骢食庵䕡神仙，此亦谓其多寿尔。驱骢乃兽名，似骡而小，前足长，后足短，不能自食，每负蹶鼠为之啮食。

‖附方‖

旧一，新二。**瘀血不散**变成痈肿。生庵䕡蒿捣汁一升，服之。广利方。**月水不通**妇人宿有风冷，留血积聚，月水不通。庵䕡子一升，桃仁二升，酒浸去皮尖，研匀入瓶内，以酒二斗浸，封五日后，每饮三合，日三服。圣惠方。**产后血痛**庵䕡子一两，水一升，童子小便二杯，煎饮。频湖集简方。

‖附录‖

对庐 [别录有名未用曰] 味苦，寒，无毒。主疥疮久不瘥，生死肌，除大热，煮汁洗之。似庵䕡。八月采。

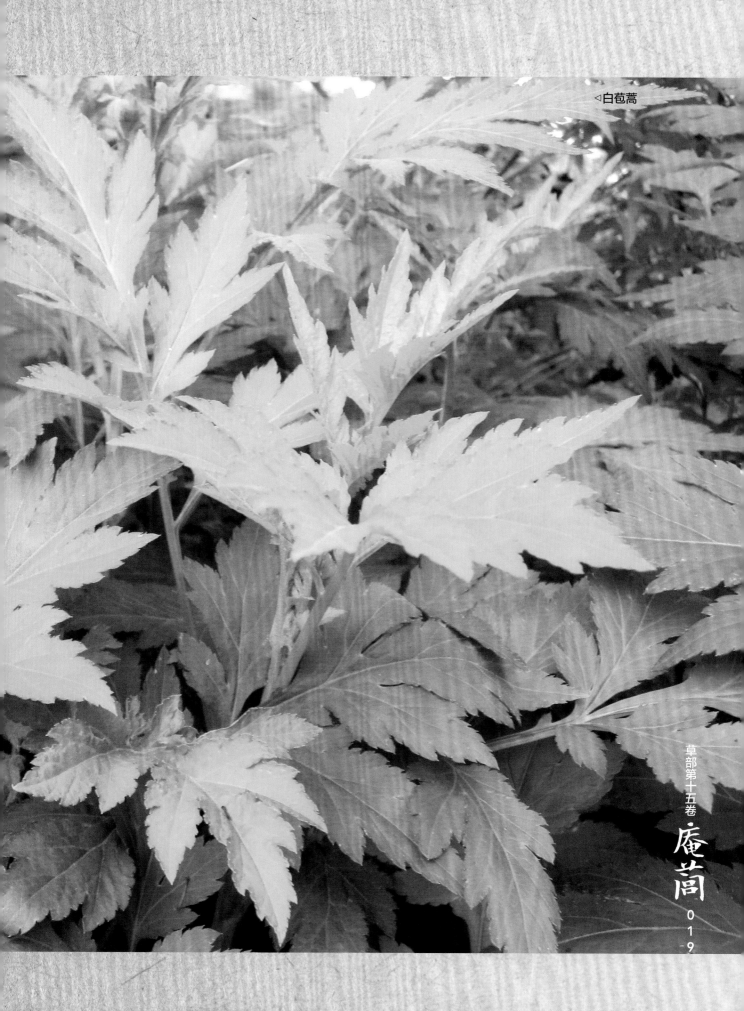

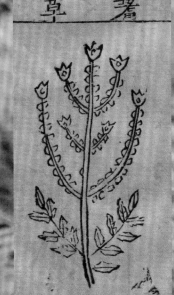

‖ 基原 ‖

据《纲目图鉴》《纲目彩图》《中华本草》等综合分析考证，本品为菊科植物蓍草（高山蓍）*Achillea alpina* L.。分布于东北、华北及宁夏、甘肃、河南等地，各地广泛栽培。《药典》收载蓍草药材为菊科植物蓍的干燥地上部分；夏、秋二季花开时采割，除去杂质，阴干。

蓍

音尸。《本经》上品

▷蓍草（高山蓍）（*Achillea alpina*）

蓍 *Achillea alpina* ITS2 条形码主导单倍型序列：

```
1   CGCATCGCGT CGCCCCCAAC AAATATCTGT TGGGGGCGGA TATTGGTCTC CCGTGCTCAT GGTGTGGTTG GCCAAAATAA
81  GAGTCCCTTC GATGGACACA CGAACTAGTG GTGGTCGTAA AAACCCTCGT TCTTTGTTCT GTGTTAGTCG CAAGGAAAAA
161 CTCTTCAAAT ACCCCAACGC GTTGTCTTAG GATGACGCTT CGACCG
```

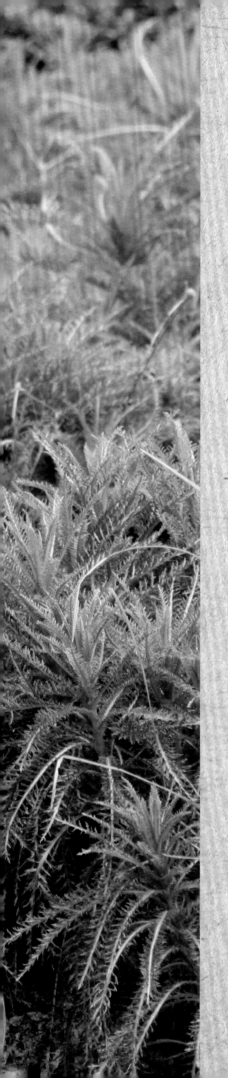

‖释名‖

[时珍曰] 按班固白虎通载孔子云：蓍之为言耆也。老人历年多，更事久，事能尽知也。陆佃埤雅云：草之多寿者，故字从耆。博物志言：蓍千岁而三百茎，其本已老，故知吉凶。

‖集解‖

[别录曰] 蓍实生少室山谷，八月、九月采实，日干。[恭曰] 此草所在有之，其茎可为筮。陶氏误以楮实为之。楮实味甘，此味苦，今正之。[颂曰] 今蔡州上蔡县白龟祠旁，其生如蒿作丛，高五六尺，一本一二十茎，至多者五十茎，生便条直，所以异于众蒿也。秋后有花，出于枝端，红紫色，形如菊花，结实如艾实。史记·龟策传云：龟千岁乃游于莲叶之上。蓍百茎共一根。所生之处，兽无虎狼，虫无毒螫。徐广注云：刘向言龟千岁而灵，蓍百年而一本生百茎也。褚先生云：蓍满百茎，其下必有神龟守之，其上常有青云覆之。传云：天下和平，王道得而蓍茎长丈，其丛生满百茎。方今取蓍者，八十茎已上，长八尺者，即已难得。但得满六十茎以上，长六尺者，即可用矣。今蔡州所上，皆不言如此。则此类亦神物，故不常有也。[时珍曰] 蓍乃蒿属，神草也。故易曰：蓍之德，圆而神。天子蓍长九尺，诸侯七尺，大夫五尺，士三尺。张华博物志言：以末大于本者为主，次蒿，次荆，皆以月望浴之。然则无蓍揲卦，亦可以荆、蒿代之矣。

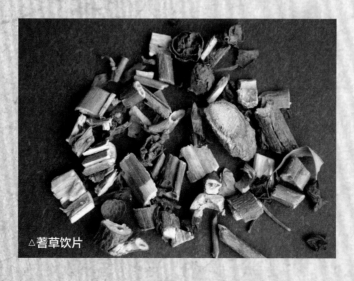

△蓍草饮片

实

‖**气味**‖
苦、酸，平，无毒。

‖**主治**‖
益气充肌肤，明目聪慧先知。久服不
饥不老轻身。本经。

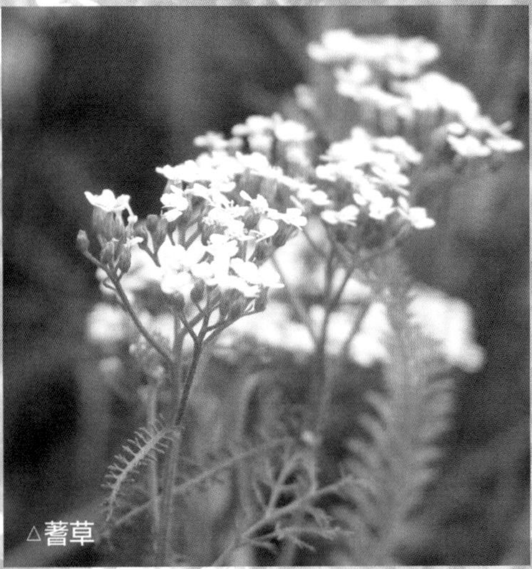

△蓍草

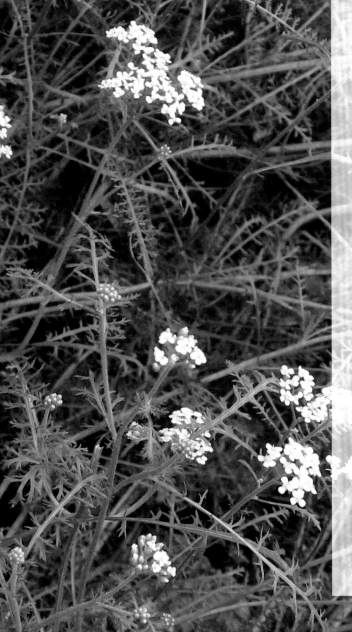

叶

‖**主治**‖

痔疾。时珍。

‖**附方**‖

新一。**腹中痞块**蓍叶、独蒜、穿山甲末、食盐，同以好醋捣成饼，量痞大小贴之，两炷香为度。其痞化为脓血，从大便出。刘松石保寿堂方。

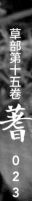

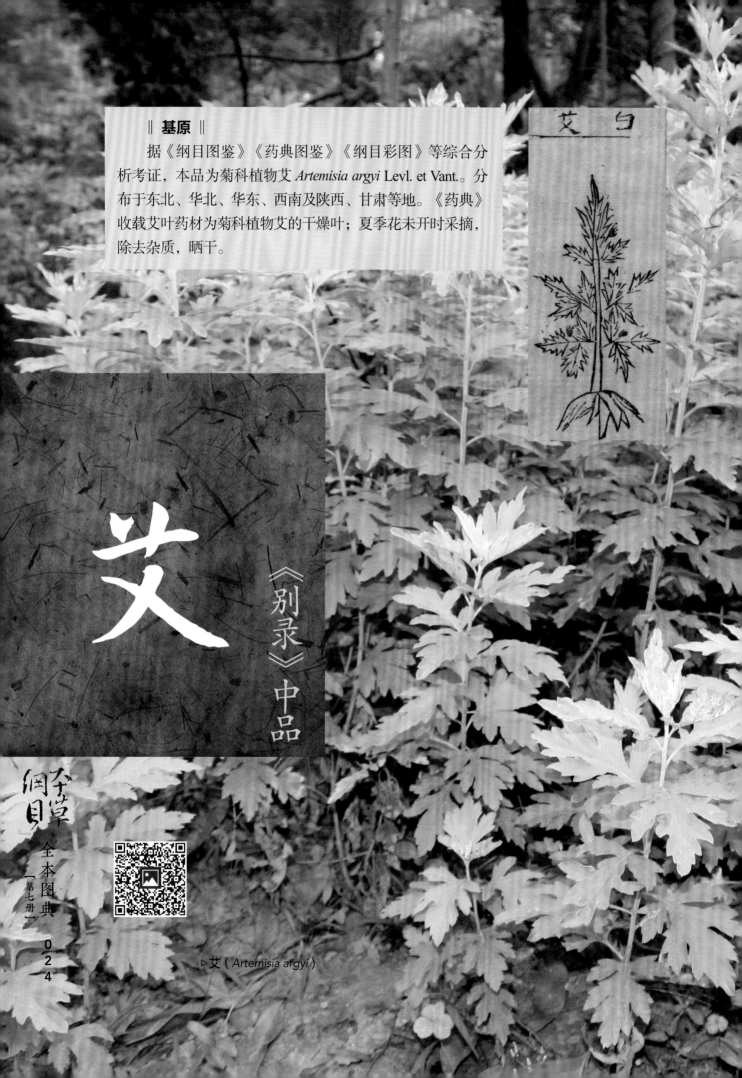

‖ **基原** ‖

　　据《纲目图鉴》《药典图鉴》《纲目彩图》等综合分析考证，本品为菊科植物艾 *Artemisia argyi* Levl. et Vant.。分布于东北、华北、华东、西南及陕西、甘肃等地。《药典》收载艾叶药材为菊科植物艾的干燥叶；夏季花未开时采摘，除去杂质，晒干。

艾

《别录》中品

▷艾（*Artemisia argyi*）

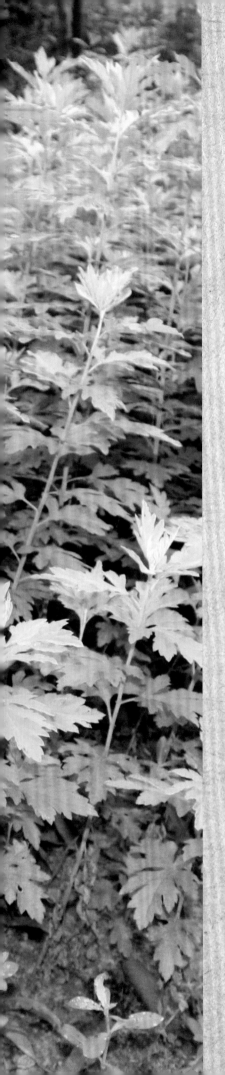

‖释名‖

冰台^{尔雅} 医草^{别录} 黄草^{埤雅} 艾蒿。[时珍曰] 王安石字说云：艾可乂疾，久而弥善，故字从乂。陆佃埤雅云：博物志言削冰令圆，举而向日，以艾承其影则得火。则艾名冰台，其以此乎？医家用灸百病，故曰灸草。一灼谓之一壮，以壮人为法也。

‖集解‖

[别录曰] 艾叶生田野，三月三日采，暴干。[颂曰] 处处有之，以复道及四明者为佳，云此种灸百病尤胜。初春布地生苗，茎类高，叶背白，以苗短者为良。三月三日，五月五日，采叶暴干，陈久方可用。[时珍曰] 艾叶，本草不著土产，但云生田野。宋时以汤阴复道者为佳，四明者图形。近代惟汤阴者谓之北艾，四明者谓之海艾。自成化以来，则以蕲州者为胜，用充方物，天下重之，谓之蕲艾。相传他处艾灸酒坛不能透，蕲艾一灸则直透彻，为异也。此草多生山原。二月宿根生苗成丛，其茎直生，白色，高四五尺。其叶四布，状如蒿，分为五尖，桠上复有小尖，面青背白，有茸而柔厚。七八月叶间出穗如车前穗，细花，结实累累盈枝，中有细子，霜后始枯。皆以五月五日连茎刈取，暴干收叶。先君月池子讳言闻，尝著蕲艾传一卷。有赞云：产于山阳，采以端午。治病灸疾，功非小补。又宗懔荆楚岁时记云：五月五日鸡未鸣时，采艾似人形者揽而取之，收以灸病甚验。是日采艾为人，悬于户上，可禳毒气。其茎干之，染麻油引火点灸炷，滋润灸疮，至愈不疼。亦可代蓍策，及作烛心。

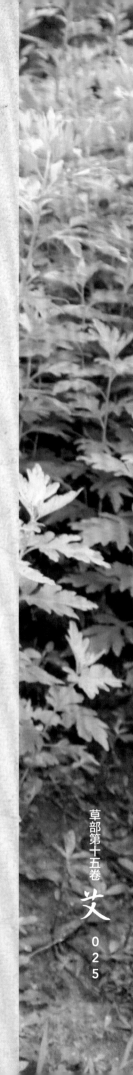

‖**修治**‖

[宗奭曰] 艾叶干捣，去青滓，取白，入石硫黄末少许，谓之硫黄艾，灸家用之。得米粉少许，可捣为末，入服食药用。[时珍曰] 凡用艾叶，须用陈久者，治令细软，谓之熟艾。若生艾灸火，则伤人肌脉。故孟子云：七年之病，求三年之艾。拣取净叶，扬去尘屑，入石臼内木杵捣熟，罗去渣滓，取白者再捣，至柔烂如绵为度。用时焙燥，则灸火得力。入妇人丸散，须以熟艾，用醋煮干，捣成饼子，烘干再捣为末用。或以糯糊和作饼，及酒炒者，皆不佳。洪氏容斋随笔云：艾难著力，若入白茯苓三五片同碾，即时可作细末，亦一异也。

‖**气味**‖

苦，微温，无毒。[恭曰] 生寒，熟热。[元素曰] 苦温，阴中之阳。[时珍曰]

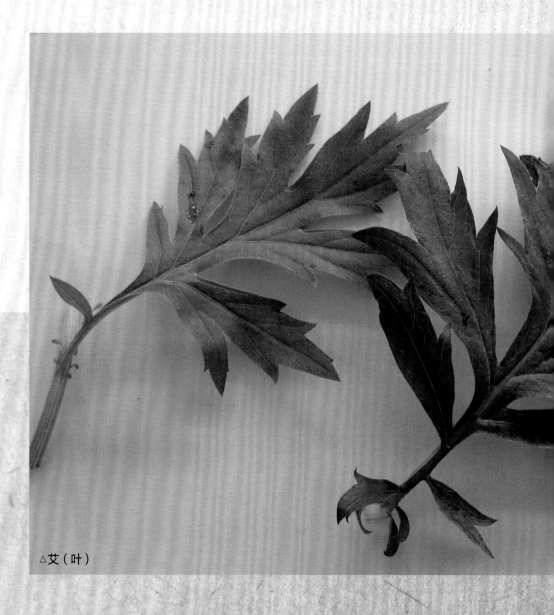

△艾（叶）

苦而辛，生温熟热，可升可降，阳也。入足太阴、厥阴、少阴之经。苦酒、香附为之使。

‖主治‖

灸百病。可作煎，止吐血下痢，下部䘌疮，妇人漏血，利阴气，生肌肉，辟风寒，使人有子。作煎勿令见风。别录。捣汁服，止伤血，杀蛔虫。弘景。主衄血下血，脓血痢，水煮及丸散任用。苏恭。止崩血、肠痔血，搨金疮，止腹痛，安胎。苦酒作煎，治癣甚良。捣汁饮，治心腹一切冷气鬼气。甄权。治带下，止霍乱转筋，痢后寒热。大明。治带脉为病，腹胀满，腰溶溶如坐水中。好古。温中逐冷除湿。时珍。

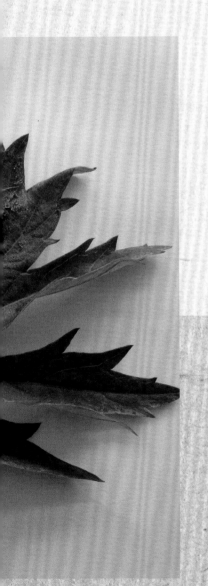

▽艾叶饮片

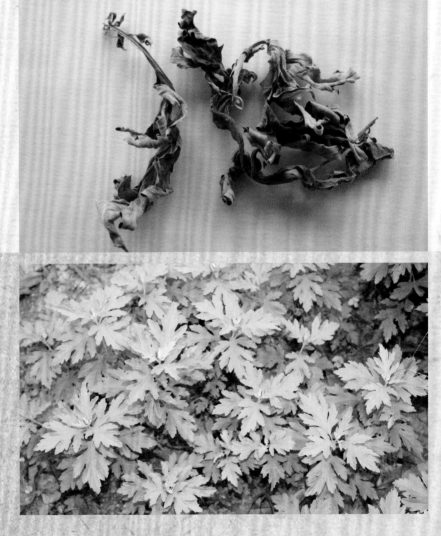

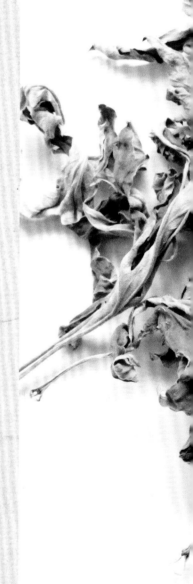

‖ 发明 ‖

[诜曰] 春月采嫩艾作菜食，或和面作馄饨如弹子，吞三五枚，以饭压之，治一切鬼恶气，长服止冷痢。又以嫩艾作干饼子，用生姜煎服，止泻痢及产后泻血，甚妙。[颂曰] 近世有单服艾者，或用蒸木瓜和丸，或作汤空腹饮，甚补虚羸；然亦有毒发则热气冲上，狂躁不能禁，至攻眼有疮出血者，诚不可妄服也。[震亨曰] 妇人无子，多由血少不能摄精。俗医谓子宫虚冷，投以辛热，或服艾叶。不知艾性至热，入火灸则气下行，入药服则气上行。本草止言其温，不言其热。世人喜温，率多服之，久久毒发，何尝归咎于艾哉！予考苏颂图经而因默有感焉。[时珍曰] 艾叶生则微苦太辛，熟则微辛太苦，生温熟热，纯阳也。可以取太阳真火，可以回垂绝元阳。服之则走三阴，而逐一切寒湿，转肃杀之气为融和。灸之则透诸经，而治百种病邪，起沉疴之人为康泰，其功亦大矣。苏恭言其生寒，苏颂言其有毒。一则见其能止诸血，一则见其热气上冲，遂谓其性寒有毒，误矣。盖不知血随气而行，气行则血散，热因久服致火上冲之故尔。夫药以治病，中病则止。若素有虚寒痼冷，妇人湿郁带漏之人，以艾和归、附诸药治其病，夫何不可？而乃妄意求嗣，服艾不辍，助以辛热，药性久偏，致使火躁，是谁之咎欤，于艾何尤？艾附丸治心腹少腹诸痛，调女人诸病，颇有深功。胶艾汤治虚痢，及妊娠产后下血，尤著奇效。老人丹田气弱，脐腹畏冷者，以熟艾入布袋兜其脐腹，妙不可言。寒湿脚气，亦宜以此夹入袜内。

‖ 附方 ‖

旧二十四，新二十七。**伤寒时气**温疫头痛，壮热脉盛。以干艾叶三升，水一斗，煮一升，顿服取汗。肘后方。**妊娠伤寒**壮热，赤斑变为黑斑，溺血。用艾叶如鸡子大，酒三升，煮二升半，分为二服。伤

艾 *Artemisia argyi* ITS2 条形码主导单倍型序列：

```
1    CGCATCGCGT CGCCCCCCAC AATTCTCCGC AAAGGGAACC TGTGTTTTGG GGGCGGATAT TGGTCTCCCG TGCTCATGGC
81   GTGGTTGGCC GAAATAGGAG TCCCTTCGAC GGACGCACGA ACTAGTGGTG GTCGTAAAAA CCCTCGTCTT TTGTTTCGTG
161  CCGTCAGTCG CAAGGGAAAC TCTTGGAAAA CCCCAACGTG TTGTCTCTTG ACGACGCTTC GACCG
```

寒类要。**妊娠风寒**卒中，不省人事，状如中风。用熟艾三两，米醋炒极热，以绢包熨脐下，良久即苏。妇人良方。**中风口㖞**以苇筒长五寸，一头刺入耳内，四面以面密封，不透风，一头以艾灸之七壮。患右灸左，患左灸右。胜金方。**中风口噤**熟艾灸承浆一穴，颊车二穴，各五壮。千金方。**中风掣痛**不仁不随。并以干艾斛许，揉团纳瓦甑中，并下塞诸孔，独留一目，以痛处著甑目，而烧艾熏之，一时即知矣。肘后方。**舌缩口噤**以生艾捣傅之。干艾浸湿亦可。圣济录。**咽喉肿痛**医方大成：同嫩艾捣汁，细咽之。经验方：用青艾和茎叶一握，同醋捣烂，傅于喉上。冬月取干艾亦得。李臣所传方也。**癫痫诸风**熟艾于阴囊下谷道正门当中间，随年岁灸之。斗门方。**鬼击中恶**卒然着人，如刀刺状，胸胁腹内疔刺切痛不可按，或即吐血、鼻中出血、下血，一名鬼排。以熟艾如鸡子大三枚，水五升，煎二升，顿服。肘后方。**小儿脐风**撮口。艾叶烧灰填脐中，以帛缚定效。或隔蒜灸之，候口中有艾气立愈。简便方。**狐惑虫蜃**病人齿无色，舌上白，或喜睡不知痛痒处，或下痢，宜急治下部。不晓此者，但攻其上，而下部生虫，食其肛，烂见五脏，便死也。烧艾于管中，熏下部令烟入，或少加雄黄更妙。蜃中烧烟亦可。肘后方。**头风久痛**蕲艾揉为丸，时时嗅之，以黄水出为度。青囊杂纂。**头风面疮**痒出黄水。艾二两，醋一升，砂锅煎取汁，每薄纸上贴之，一日一两上。御药院方。**心腹恶气**艾叶捣汁饮之。药性论。**脾胃冷痛**白艾末，沸汤服二钱。卫生易简方。**蛔虫心痛**如刺，口吐清水。白熟艾一升，水三升，煮一升服，吐虫出。或取生艾捣汁，五更食香脯一片，乃饮一升，当下虫出。肘后方。**口吐清水**干蕲艾煎汤啜之。怪证

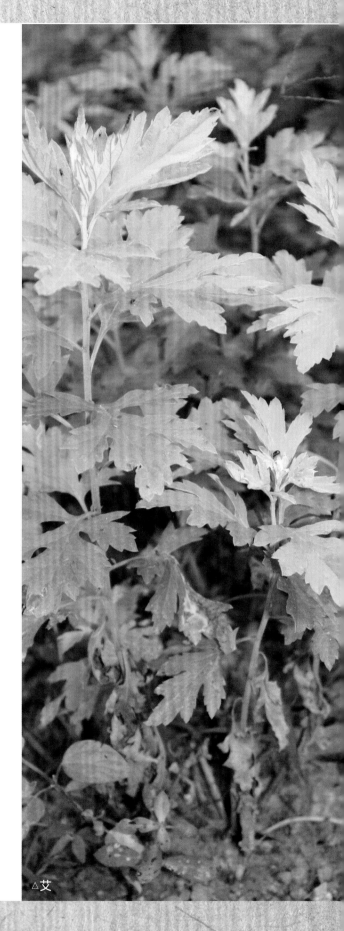

△艾

奇方。**霍乱吐下**不止。以艾一把，水三升，煮一升，顿服。外台秘要。**老小白痢**艾姜丸：用陈北艾四两，干姜炮三两，为末，醋煮仓米糊丸梧子大。每服七十丸，空心米饮下，甚有奇效。永类方。**诸痢久下**艾叶、陈皮等分，煎汤服之，亦可为末，酒煮烂饭和丸，每盐汤下二三十丸。圣济总录。**暴泄不止**陈艾一把，生姜一块，水煎热服。生生编。**粪后下血**艾叶、生姜煎浓汁，服三合。千金方。**野鸡痔病**先以槐柳汤洗过，以艾灸上七壮，取效。郎中王及乘骡入西川，数日病痔大作，如胡瓜贯于肠头，其热如火，忽至僵仆，无计。有主邮者云：须灸即瘥。乃用上法灸三五壮，忽觉一道热气入肠中，因大转泻，血秽并出，泻后遂失胡瓜所在矣。经验良方。**妊娠下血**张仲景曰：妇人有漏下者，有半产后下血不绝者，有妊娠下血者，并宜胶艾汤主之。阿胶二两，艾叶三两，芎藭、甘草各二两，当归、地黄各三两，芍药四两，水五升，清酒三升，煮取三升，乃纳胶令消尽，每温服一升，日三服。金匮要略。**妊娠胎动**或腰痛，或抢心，或下血不止，或倒产子死腹中。艾叶一鸡子大，酒四升，煮二升，分二服。肘后方。**胎动迫心**作痛。艾叶鸡子大，以头醋四升，煎二升，分温服。子母秘录。**妇人崩中**连日不止，熟艾鸡子大，阿胶炒为末半两，干姜一钱，水五盏，先煮艾姜至二盏半，倾出，入胶烊化，分三服，一日服尽。初虞世古今录验。**产后泻血**不止。干艾叶半两，炙熟老生姜半两，浓煎汤，一服止，妙。孟诜食疗本草。**产后腹痛**欲死，因感寒起者。陈蕲艾二斤，焙干，捣铺脐上，以绢覆住，熨斗熨之，待口中艾气出，则痛自止矣。杨诚经验方。**忽然吐血**一二口，或心衄，或内崩。熟艾三团，水五升，煮二升服。一方：烧灰水服二钱。千金方。**鼻血不止**艾灰吹之，亦可以艾叶煎服。圣惠方。**盗汗不止**熟艾二钱，白茯神三钱，乌梅三个，水一钟，煎八分，临卧温服。通妙真人方。**火眼肿痛**以艾烧烟起，用碗覆之，候烟尽，碗上刮煤下，以温水调化洗眼，

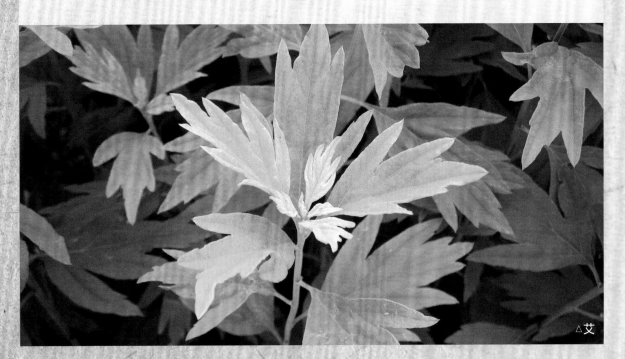

△艾

即瘥。更入黄连尤佳。斗门方。**面上皯䵟**艾灰、桑灰各三升，以水淋汁，再淋至三遍，以五色布纳于中，同煎，令可丸时，每以少许傅之，自烂脱，甚妙。外台秘要。**妇人面疮**名粉花疮。以定粉五钱，菜子油调泥碗内，用艾一二团，烧烟熏之，候烟尽，覆地上一夜，取出调搽，永无瘢痕，亦易生肉。谈野翁试验方。**身面疣目**艾火灸三壮即除。圣惠方。**鹅掌风病**蕲艾真者四五两，水四五碗，煮五六滚，入大口瓶内盛之，用麻布二层缚之，将手心放瓶上熏之，如冷再热，如神。陆氏积德堂方。**疥疮熏法**熟蕲艾一两，木鳖子三钱，雄黄二钱，硫黄一钱，为末，揉入艾中，分作四条。每以一条安阴阳瓦中，置被里烘熏，后服通圣散。医方摘要。**小儿疳疮**艾叶一两，水一升，煮取四合服。备急方。**小儿烂疮**艾叶烧灰傅之，良。子母秘录。**臁疮口冷**不合。熟艾烧烟熏之。经验方。**白癞风疮**干艾随多少，以浸曲酿酒如常法，日饮之，觉痹即瘥。肘后方。**疔疮肿毒**艾蒿一担烧灰，于竹筒中淋取汁，以一二合，和石灰如糊。先以针刺疮至痛，乃点药三遍，其根自拔。玉山韩光以此治人神验。贞观初，衢州徐使君访得此方。予用治三十余人，得效。孙真人千金方。**发背初起**未成，及诸热肿。以湿纸搨上，先干处是头，著艾灸之。不论壮数，痛者灸至不痛，不痛者灸至痛乃止。其毒即散，不散亦免内攻，神方也。李绛兵部手集。**痈疽不合**疮口冷滞。以北艾煎汤洗后，白胶熏之。直指方。**咽喉骨哽**用生艾蒿数升，水、酒共一斗，煮四升，细细饮之，当下。外台秘要。**误吞铜钱**艾蒿一把，水五升，煎一升，顿服便下。钱相公箧中方。**诸虫蛇伤**艾灸数壮甚良。集简方。**风虫牙痛**化蜡少许，摊纸上，铺艾，以箸卷成筒，烧烟，随左右熏鼻，吸烟令满口，呵气，即疼止肿消。靳季谦病此月余，一试即愈。普济方。

实

‖气味‖

苦、辛，暖，无毒。

‖主治‖

明目，疗一切鬼气。甄权。**壮阳**，助水脏腰膝，及暖子宫。大明。

‖发明‖

[诜曰] 艾子和干姜等分，为末，蜜丸梧子大。空心每服三十丸，以饭三五匙压之，日再服。治百恶气，其鬼神速走出。田野之人，与此甚相宜也。

‖附录‖

夏台 [别录] 有名未用曰味甘，主百疾，济绝气。[弘景曰] 此药神奇乃尔，不复识用，可恨也。[时珍曰] 艾名冰台，此名夏台，艾灸百病能回绝气，此主百病济绝气，恐是一物重出也，故附于艾后。

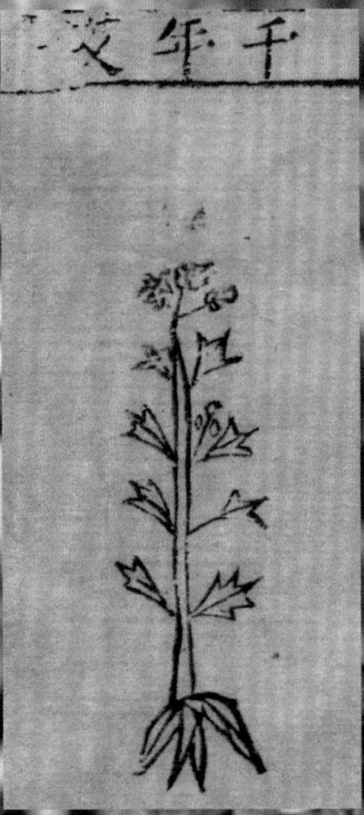

‖ 基原 ‖

据《纲目图鉴》《中华本草》《植物名实图考》等综合分析考证，本品为菊科植物芙蓉菊（千年艾）*Crossostephium chinense* (L.) Makino。分布于福建、广东、广西等地。

千年艾

《纲目》

‖ 集解 ‖

[时珍曰]千年艾出武当太和山中。小茎高尺许，其根如蓬蒿，其叶长寸余，无尖桠，面青背白。秋开黄花，如野菊而小，结实如青珠丹颗之状。三伏日采叶暴干。叶不似艾，而作艾香，搓之即碎，不似艾叶成茸也。羽流以充方物。

叶

‖ 气味 ‖

辛、微苦，温，无毒。

‖ 主治 ‖

男子虚寒，妇人血气诸痛，水煎服之。时珍。

‖ 基原 ‖

据《纲目图鉴》《药典图鉴》《中华本草》《大辞典》等综合分析考证，本品为菊科植物猪毛蒿（滨蒿）*Artemisia scoparia* Waldst. et Kit.、茵陈蒿 *A. capillaris* Thunb.。猪毛蒿分布几遍全国，茵陈蒿分布于华东、中南及辽宁、陕西、河北等地。《药典》收载茵陈药材为菊科植物滨蒿或茵陈蒿的干燥地上部分。春季幼苗高 6～10cm 时采收或秋季花蕾长成至花初开时采割，除去杂质和老茎，晒干。春季采收的习称"绵茵陈"，秋季采割的称"花茵陈"。

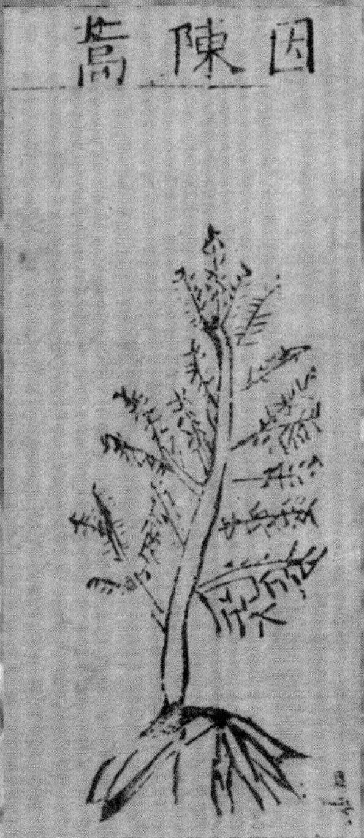

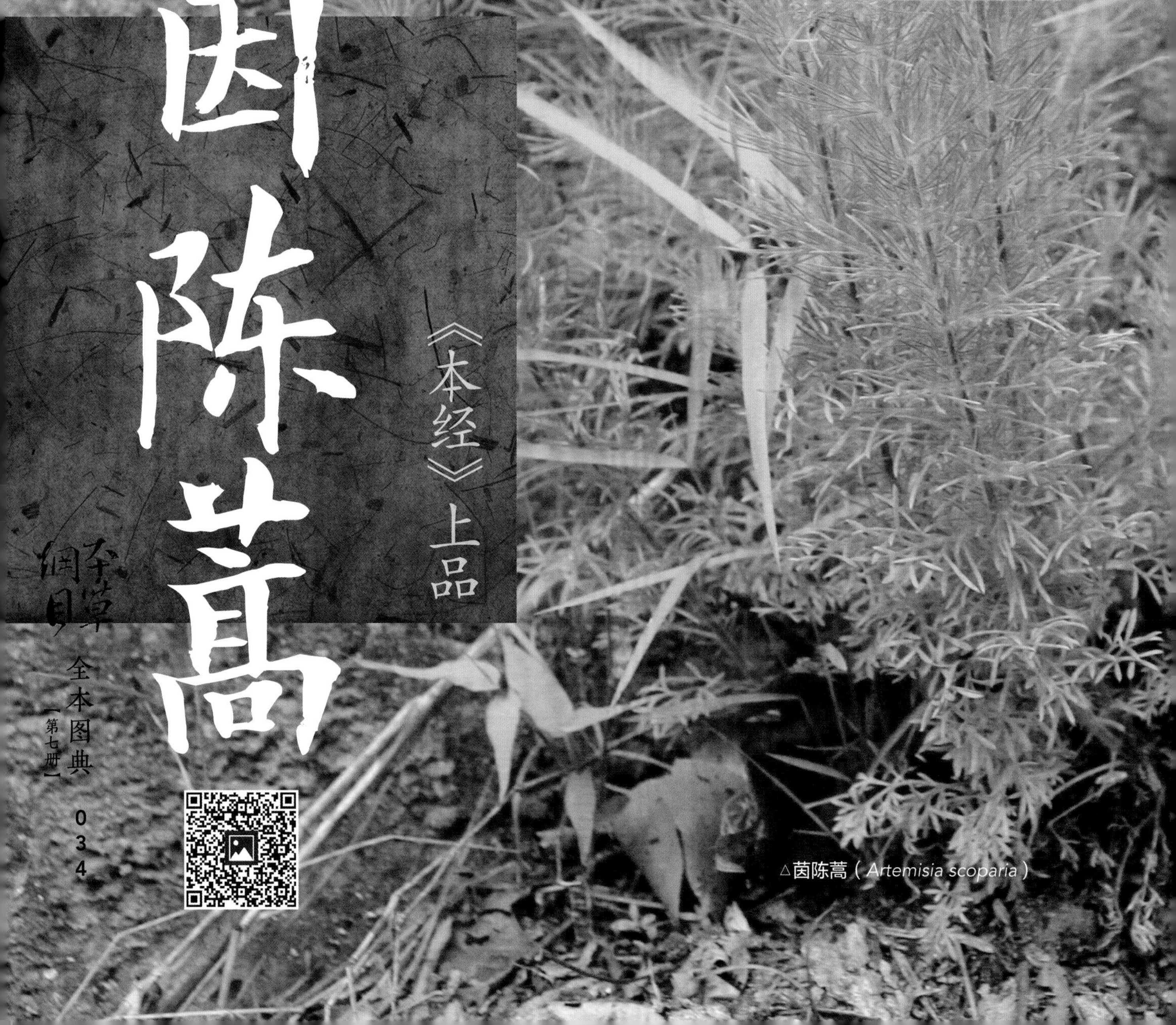

茵陈蒿

《本经》上品

纲目草

△茵陈蒿（*Artemisia scoparia*）

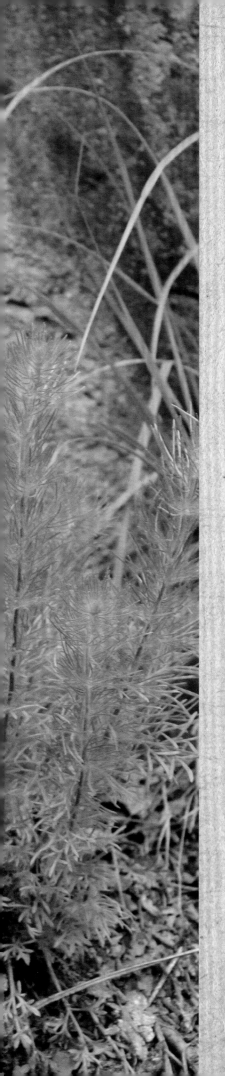

‖释名‖

[藏器曰] 此虽蒿类，经冬不死，更因旧苗而生，故名因陈，后加蒿字耳。[时珍曰] 按张揖广雅及吴普本草并作因尘，不知何义。

‖集解‖

[别录曰] 茵陈生太山及丘陵坡岸上，五月及立秋采，阴干。[弘景曰] 今处处有之，似蓬蒿而叶紧细。秋后茎枯，经冬不死，至春又生。[韩保升曰] 叶似青蒿而背白。[大明曰] 茵陈出和州及南山岭上，一名石茵陈。[颂曰] 近道皆有之，不及太山者佳。春初生苗，高三五寸，似蓬蒿而叶紧细，无花实，五月、七月采茎叶阴干，今谓之山茵陈。江宁府一种茵陈，叶大根粗，黄白色，至夏有花实。阶州一种白蒿，亦似青蒿而背白，本土皆以为茵陈入药。今南方医人用山茵陈，乃有数种。或著其说云：山茵陈，汴京及北地用者，如艾蒿，叶细而背白，其气亦如艾，味苦，干则色黑。江南所用者，茎叶都似家茵陈而大，高三四尺，气极芬香，味甘辛，俗又名龙脑薄荷。吴中所用，乃石香薷也，叶至细，色黄味辛，甚香烈，性温。若误作解脾药服，大令人烦。以本草论之，但有茵陈蒿，无山茵陈。注云：叶似蓬蒿而紧细。今汴京北地所用山茵陈是也。大体世方用山茵陈疗体痛，解伤寒发汗，行肢节滞气，化痰利膈，治劳倦最要。详本草正经，惟疗黄疸，利小便，与世方都不应。今试取汴京所用山茵陈为解肌发汗药，灼然少效；江南山茵陈疗伤寒脑痛绝胜。比见诸医议论，谓家茵陈亦能解肌下隔，去胸中烦。方家少用，但可研作饮服之。本草所无，自出俗方。茵陈蒿当别是一物，主疗自异，不得为山茵陈也。此说亦未可据。但以功较之，则江南者为胜；以经言之，则非本草所出。医方所用，更当考论尔。[敩曰] 凡使须用叶有八角者，阴干，去根细剉，勿令犯火。[时珍曰] 茵陈昔人多莳为蔬，故入药用山茵陈，所以别家茵陈也。洪舜俞老圃赋云，醋糟紫姜之掌，沐醯青陈之丝，是也。

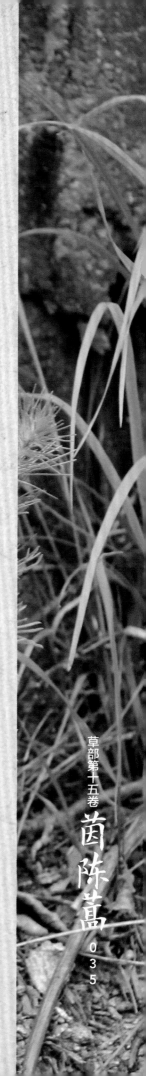

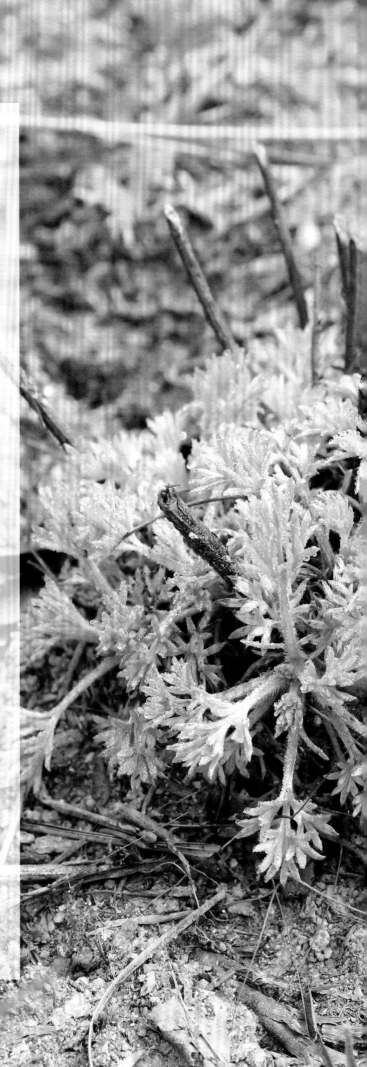

今淮扬人，二月二日犹采野茵陈苗，和粉面作茵陈饼食之。后人各据方士所传，遂致淆乱。今山茵陈二月生苗，其茎如艾。其叶如淡色青蒿而背白，叶歧紧细而扁整。九月开细花黄色，结实大如艾子，花实并与庵䕡花实相似，亦有无花实者。

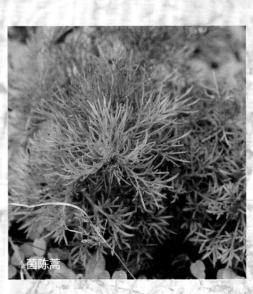

△茵陈蒿

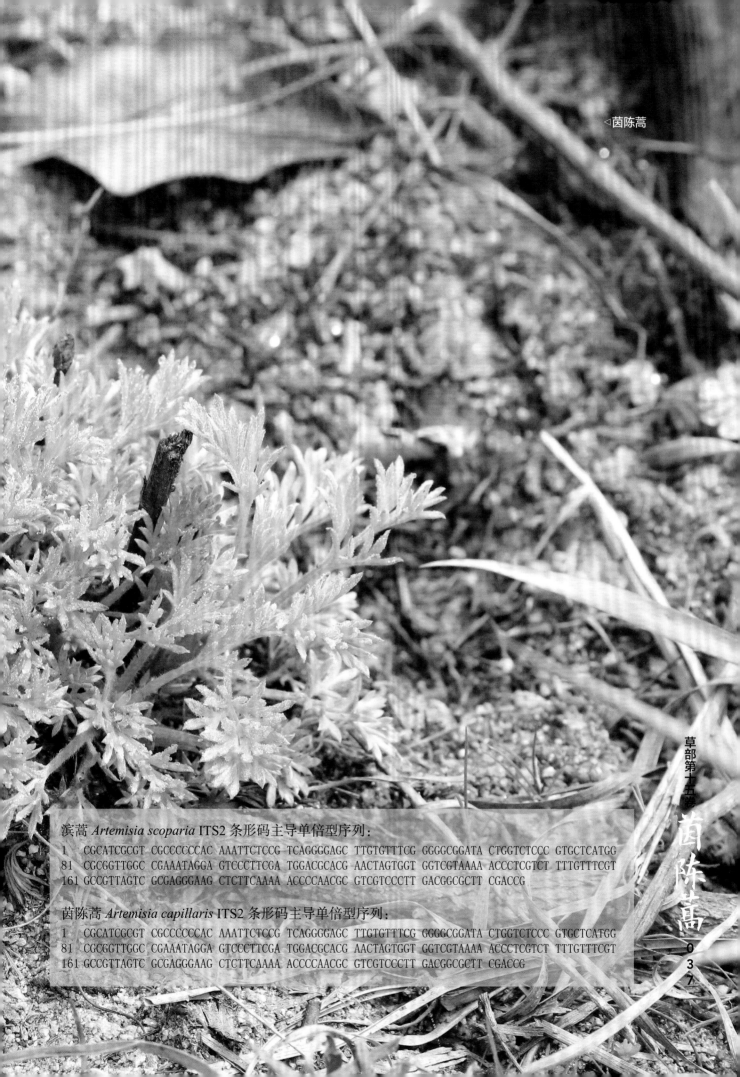

滨蒿 *Artemisia scoparia* ITS2 条形码主导单倍型序列：

1   CGCATCGCGT CGCCCCCCAC AAATTCTCCG TCAGGGGAGC TTGTGTTTCG GGGGCGGATA CTGGTCTCCC GTGCTCATGG
81   CGCGGTTGGC CGAAATAGGA GTCCCTTCGA TGGACGCACG AACTAGTGGT GGTCGTAAAA ACCCTCGTCT TTTGTTTCGT
161 GCCGTTAGTC GCGAGGGAAG CTCTTCAAAA ACCCCAACGC GTCGTCCCTT GACGGCGCTT CGACCG

茵陈蒿 *Artemisia capillaris* ITS2 条形码主导单倍型序列：

1   CGCATCGCGT CGCCCCCCAC AAATTCTCCG TCAGGGGAGC TTGTGTTTCG GGGGCGGATA CTGGTCTCCC GTGCTCATGG
81   CGCGGTTGGC CGAAATAGGA GTCCCTTCGA TGGACGCACG AACTAGTGGT GGTCGTAAAA ACCCTCGTCT TTTGTTTCGT
161 GCCGTTAGTC GCGAGGGAAG CTCTTCAAAA ACCCCAACGC GTCGTCCCTT GACGGCGCTT CGACCG

茎叶

‖气味‖

苦，平、微寒，无毒。[普曰] 神农、岐伯、雷公：苦，无毒。黄帝：辛，无毒。[权曰] 苦、辛，有小毒。[大明曰] 石茵陈苦，凉，无毒。伏硇砂。[张元素曰] 苦、甘，阴中微阳。入足太阳经。

‖主治‖

风湿寒热邪气，热结黄疸。久服轻身益气耐老。面白悦长年。白兔食之仙。本经。治通身发黄，小便不利，除头热，去伏瘕。别录。通关节，去滞热，伤寒用之。藏器。石茵陈：治天行时疾热狂，头痛头旋，风眼疼，瘴疟。女人癥瘕，并闪损乏绝。大明。

‖发明‖

[弘景曰] 仙经云：白蒿，白兔食之仙。而今茵陈乃云此，恐是误耳。[宗奭曰] 张仲景治伤寒热甚发黄，身面悉黄者，用之极效。一僧因伤寒后发汗不彻，有留热，面身皆黄，多热，期年不愈。医作食黄治不对，而食不减。予与此药，服五日病减三分之一，十日减三分之二，二十日病悉去。方用山茵陈、山栀子各三分，秦艽、升麻各四钱，为散。每用三钱，水四合，煎二合，去滓，食后温服，以知为度。此药以山茵陈为本，故书之。[王好古曰] 张仲景茵陈栀子大黄汤，治湿热也。栀子柏皮汤，治燥热也。如苗涝则湿黄，苗旱则燥黄。湿则泻之，燥则润之可也。此二药治阳黄也。韩祗和、李思训治阴黄，用茵陈附子汤。大抵以茵

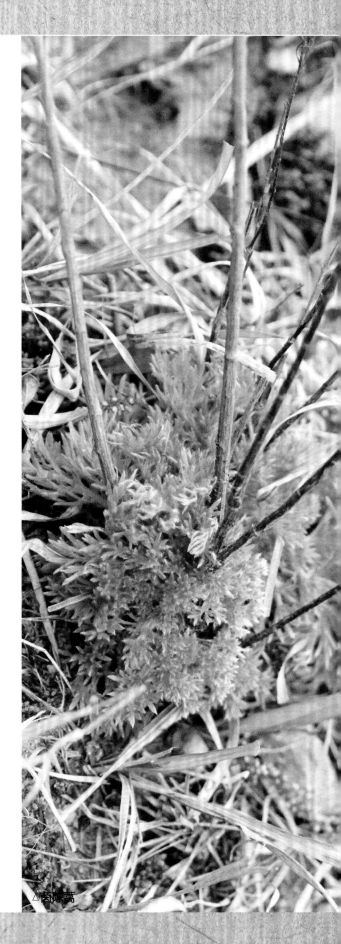

△茵陈蒿

陈为君主，而佐以大黄、附子，各随其寒热也。

‖附方‖

旧二，新六。**茵陈羹**除大热黄疸，伤寒头痛，风热瘴疟，利小便。以茵陈细切，煮羹食之。生食亦宜。食医心镜。**遍身风痒**生疮疥。用茵陈煮浓汁洗之，立瘥。千金方。**疬疡风病**茵陈蒿两握，水一斗五升，煮取七升。先以皂荚汤洗，次以此汤洗之，冷更作。隔日一洗，不然恐痛也。崔行功纂要。**风疾挛急**茵陈蒿一斤，秫米一石，曲三斤，和匀，如常法酿酒服之。圣济总录。**痫黄如金**好眠吐涎。茵陈蒿、白鲜皮等分，水二钟煎服，日二服。三十六黄方。**遍身黄疸**茵陈蒿一把，同生姜一块，捣烂，于胸前四肢，日日擦之。**男子酒疸**用茵陈蒿四根，栀子七个，大田螺一个，连壳捣烂，以百沸白酒一大盏，冲汁饮之，秘方也。**眼热赤肿**山茵陈、车前子等分。煎汤调茶调散，服数服。直指方。

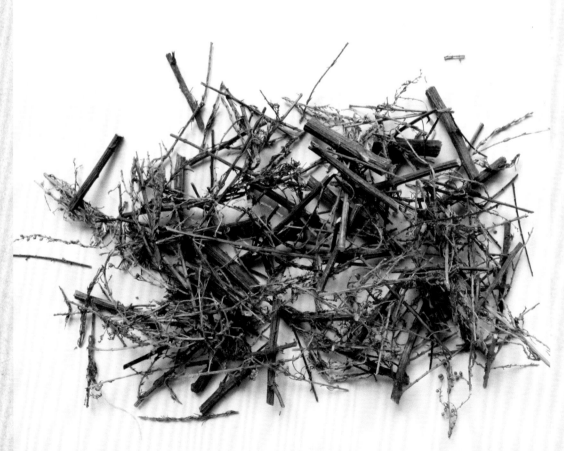

△茵陈蒿（花茵陈）饮片

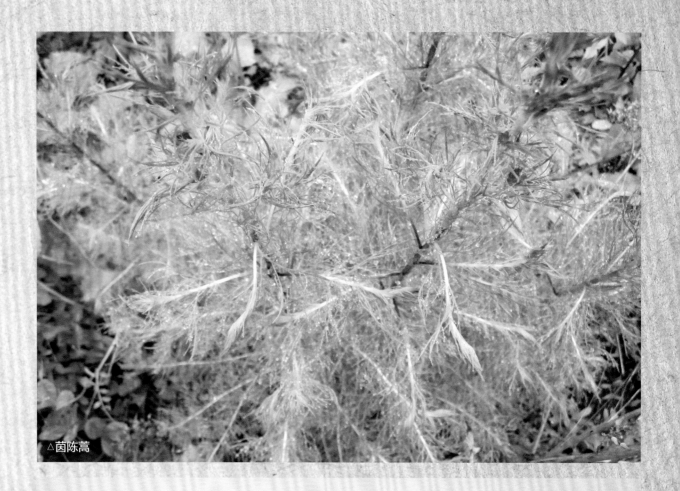

△茵陈蒿

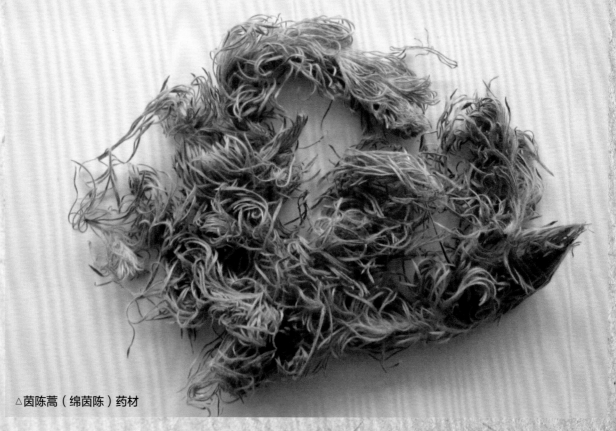

△茵陈蒿（绵茵陈）药材

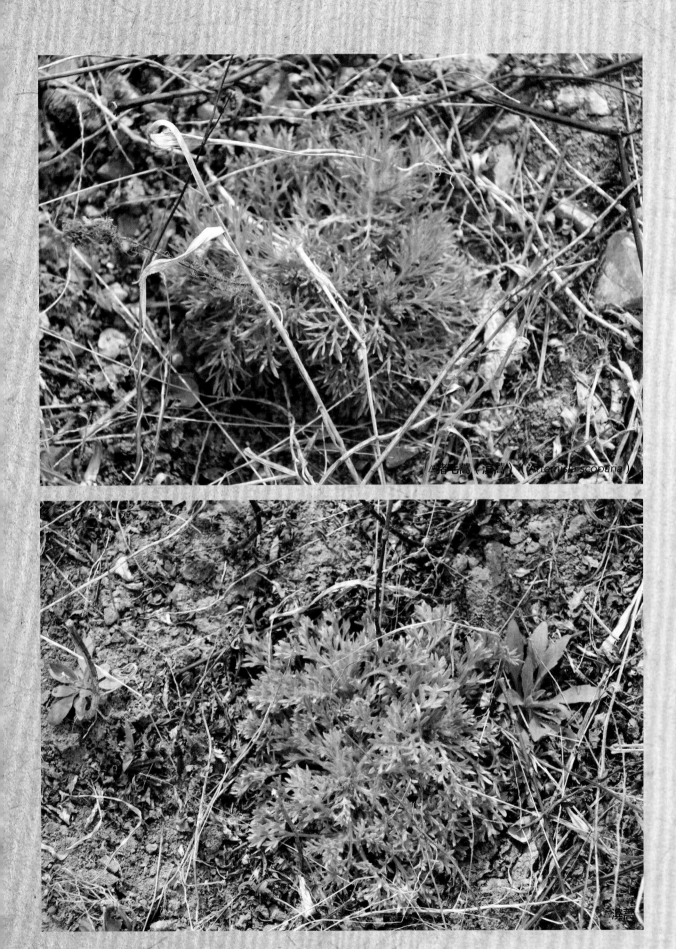

△猪毛蒿（滨蒿）（*Artemisia scoparia*）

△滨蒿

‖ 基原 ‖

《纲目图鉴》《纲目彩图》认为本品为菊科植物青蒿

Artemisia carvifolia Buch. -Ham.

蒿 草

青蒿

青蒿

《本经》下品

本草纲目全本图典【第七册】

042

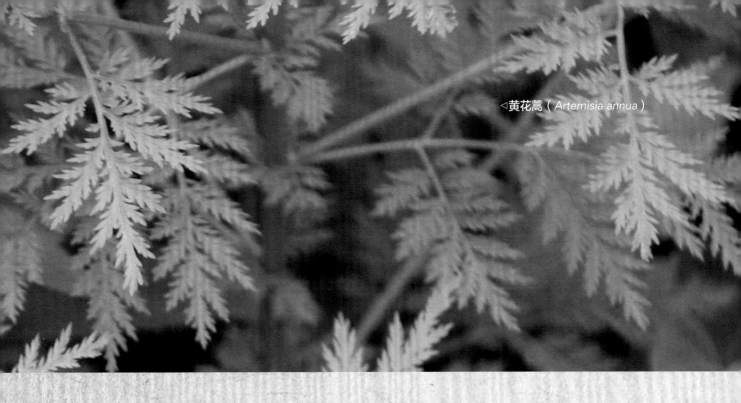

‖释名‖

草蒿本经**方溃**本经**菣**音牵，去声。**犰蒿**蜀本**香蒿**衍义。[保升曰]草蒿，江东人呼为犰蒿，为其气息似犰也。北人呼为青蒿。尔雅云：蒿，菣也。孙炎注云：荆楚之间，谓蒿为菣。郭璞注云：今人呼青蒿香中炙啖者为菣是也。[时珍曰]晏子云：蒿，草之高者也。按尔雅诸蒿，独菣得单称为蒿，岂以诸蒿叶背皆白，而此蒿独青，异于诸蒿故耶。

‖集解‖

[别录曰]青蒿生华阴川泽。[弘景曰]处处有之，即今青蒿，人亦取杂香菜食之。[保升曰]嫩时醋淹为菹，自然香。叶似茵陈蒿而背不白，高四尺许。四月、五月采，日干入药。诗云：呦呦鹿鸣，食野之蒿。即此蒿也。[颂曰]青蒿春生苗，叶极细，可食。至夏高四五尺。秋后开细淡黄花，花下便结子，如粟米大，八九月采子阴干。

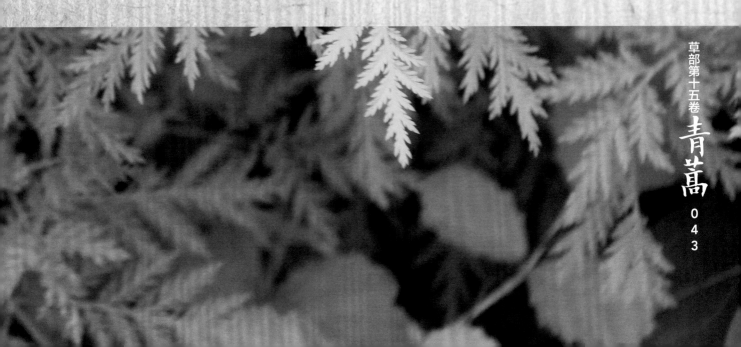

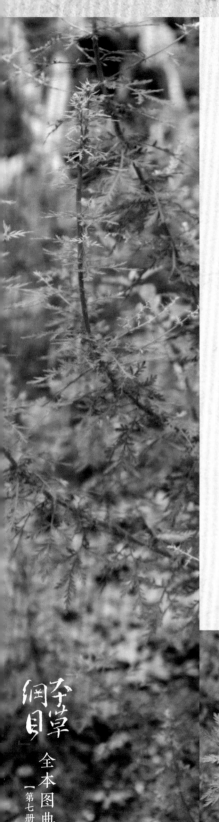

根茎子叶并入药用，干炙作饮香尤佳。
[宗奭曰] 青蒿得春最早，人剔以为蔬，根赤叶香。沈括梦溪笔谈云：青蒿一类，自有二种：一种黄色，一种青色。本草谓之青蒿，亦有所别也。陕西银绥之间，蒿丛中时有一两窠，迥然青色者，土人谓之香蒿。茎叶与常蒿一同，但常蒿色淡青，此蒿深青，如松桧之色。至深秋余蒿并黄，此蒿犹青，其气芬芳。恐古人所用，以深青者为胜。不然，诸蒿何尝不青？[时珍曰] 青蒿二月生苗，茎粗如指而肥软，茎叶色并深青。其叶微似茵陈，而面背俱青。其根白硬。七八月开细黄花颇香。结实大如麻子，中有细子。

‖ 修治 ‖

[敩曰] 凡使，惟中为妙，到膝即仰，到腰即俯。使子勿使叶，使根勿使茎，四件若同使，翻然成瘤疾。采得叶，用七岁儿七个溺，浸七日七夜，漉出晒干。

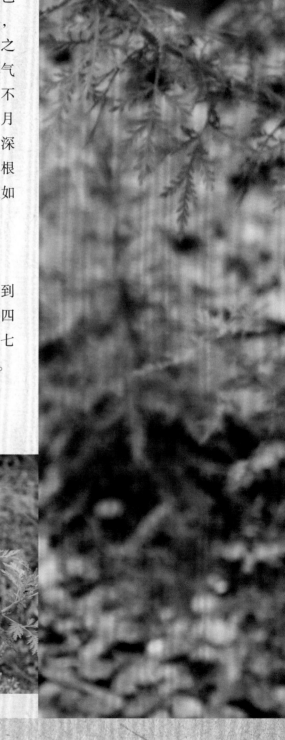

△黄花蒿

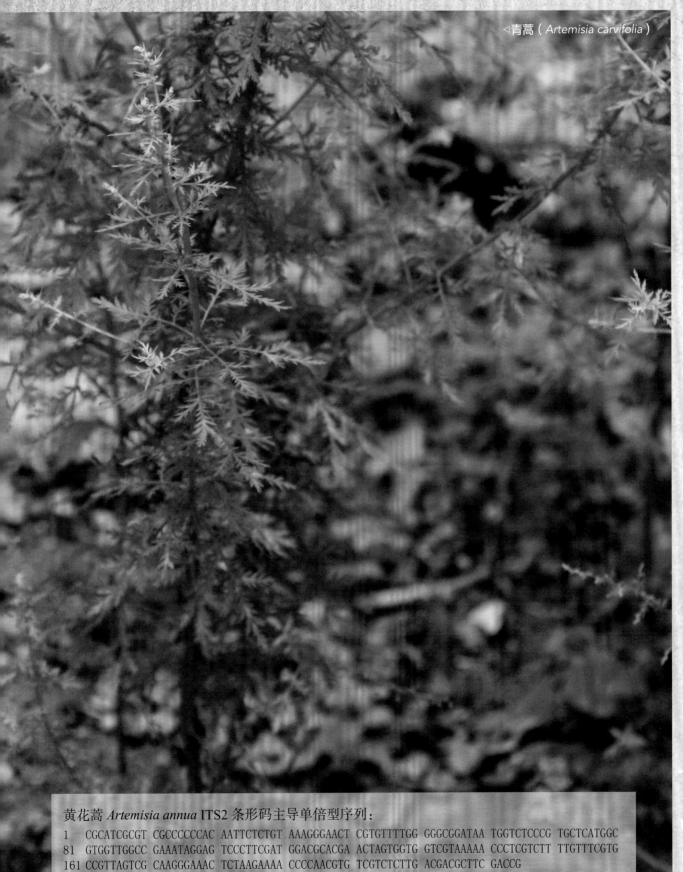

黄花蒿 *Artemisia annua* ITS2 条形码主导单倍型序列：

1   CGCATCGCGT CGCCCCCCAC AATTCTCTGT AAAGGGAACT CGTGTTTTGG GGGCGGATAA TGGTCTCCCG TGCTCATGGC
81 GTGGTTGGCC GAAATAGGAG TCCCTTCGAT GGACGCACGA ACTAGTGGTG GTCGTAAAAA CCCTCGTCTT TTGTTTCGTG
161 CCGTTAGTCG CAAGGGAAAC TCTAAGAAAA CCCCAACGTG TCGTCTCTTG ACGACGCTTC GACCG

叶、茎、根、子

‖气味‖

苦，寒，无毒。[时珍曰]伏硫黄。

‖主治‖

疥瘙痂痒恶疮，杀虱，治留热在骨节间，明目。本经。鬼气尸疰伏留，妇人血气，腹内满，及冷热久痢。秋冬用子，春夏用苗，并捣汁服。亦暴干为末，小便入酒和服。藏器。补中益气，轻身补劳，驻颜色，长毛发，令黑不老，兼去蒜发，杀风毒。心痛热黄，生捣汁服，并贴之。大明。治疟疾寒热。时珍。生捣傅金疮，止血止疼良。苏恭。烧灰隔纸淋汁，和石灰煎，治恶疮息肉黡瘢。孟诜。

‖发明‖

[颂曰]青蒿治骨蒸热劳为最，古方单用之。[时珍曰]青蒿得春木少阳之气最早，故所主之证，皆少阳、厥阴血分之病也。按月令通纂言伏内庚日，采青蒿悬于门庭内，可辟邪气。阴干为末，冬至、元旦各服二钱亦良。观此，则青蒿之治鬼疰伏尸，盖亦有所伏也。

‖附方‖

旧四，新十三。**男妇劳瘦**青蒿细剉，水三升，童子小便五升，同煎取一升半。去滓入器中煎成膏，丸如梧子大。每空心及卧时，温酒吞下二十丸。斗门方。**虚劳寒热**肢体倦疼，不拘男妇。八九月青蒿成实时采之，去枝梗，以童子小便浸三日，晒干为末。每服二钱，乌梅一个，煎汤服。灵苑方。**骨蒸鬼气**童子小便五大斗澄清，青蒿五斗，八九月拣带子者最好，细剉相和，纳大釜中，以猛火煎取三大斗，去滓，溉釜令净，再以微火煎可二大斗，入猪胆一枚，同煎一大斗半，去火待冷，以瓷器盛之。每欲服时，取甘草二三两，炙熟为末，以煎和捣千杵为丸。空腹粥饮下二十丸，渐增至三十丸止。崔元亮海上方。**骨蒸烦热**青蒿一握，猪胆汁一枚，杏仁四十个，去皮尖炒，以童子小便一大盏，煎五分，空心温服。十便良方。**虚劳盗汗**烦热口干。用青蒿一斤，取汁熬膏，入人参末、麦门冬末各一两，熬至可丸，丸如梧子大，每食后米饮服二十丸，名青蒿煎。圣济总录。**疟疾寒热**肘后方用青蒿一握，水二升，捣汁服之。仁存方：用五月五日天未明时采青蒿阴干四两，桂心一两，为末。未发前，酒服二钱。经验方：用端午日采青蒿叶阴干，桂心等分，为末。每服一钱，先寒用热酒，先热用冷酒，发日五更服之。切忌发物。**温疟痰甚**但热不寒。用青蒿二两，童子小便浸焙，黄丹半两，为末。每服二钱，白汤调下。仁存方。**赤白痢下**五月五日采青蒿、艾叶等分，同豆豉捣作饼，日干，名蒿豉丹。每用一饼，以水一盏半煎服。圣济总录。**鼻中衄血**青蒿捣汁服之，并塞鼻中，极验。卫生易简方。**酒痔便血**青蒿用叶不用茎，用茎不用叶，为末。粪前冷水，粪后水酒调服。永类钤方。**金疮扑损**肘后方：用青蒿捣封之，血止则愈。一方：用青蒿、麻叶、石灰等分，五月五日捣和晒干。临时为末，搽之。圣惠方。**牙齿肿痛**青蒿一握，煎水漱之。济急方。**毒蜂螫人**嚼青蒿封之即安。肘后方。**耳出浓汁**青蒿末，绵裹纳耳中。圣惠方。**鼻中息肉**青蒿灰、石灰等分，淋汁熬膏点之。圣济总录。

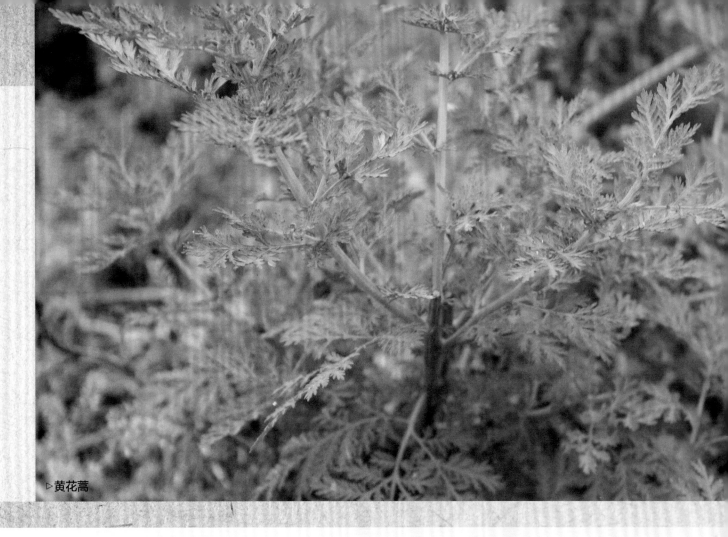
▷黄花蒿

子

‖气味‖

甘，冷，无毒。

‖主治‖

明目开胃，炒用。治劳瘦，壮健人小便浸用之。治恶疮疥癣风疹，煎水洗
之。大明。治鬼气，为末酒服方寸匕。孟诜。功同叶。时珍。

‖附方‖

新一。**积热眼涩**三月三日或五月五日，采青蒿花或子，阴干为末，每井华
水空心服二钱。久服明目，可夜看书，名青金散。十便良方。

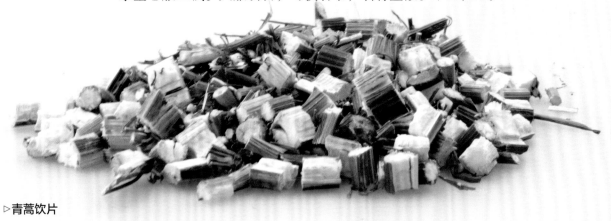
▷青蒿饮片

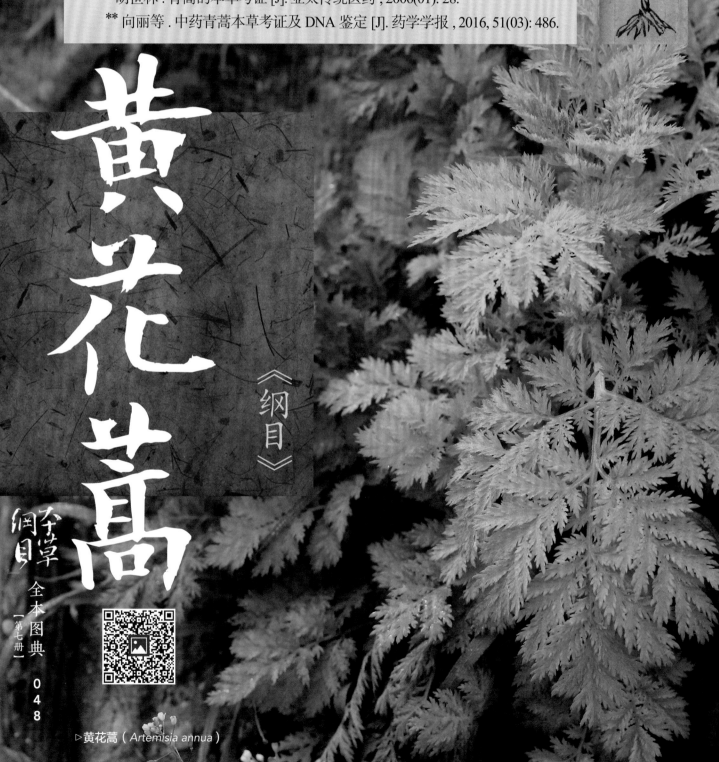

‖ **基原** ‖

据《纲目图鉴》《中药志》《纲目彩图》及相关考证＊等综合分析，本品为菊科植物黄花蒿 *Artemisia annua* L.。分布参见本卷"青蒿"项下。部分学者＊＊推断其应为菊科植物臭蒿 *A. hedinii* Ostenf. et Pauls.，分布于内蒙古、甘肃、青海、新疆、四川、贵州等地。《药典》四部收载青蒿药材为菊科植物黄花蒿的干燥地上部分；秋季花盛开时采割，除去老茎，阴干。

＊ 胡世林 . 青蒿的本草考证 [J]. 亚太传统医药，2006(01): 28.
＊＊ 向丽等 . 中药青蒿本草考证及 DNA 鉴定 [J]. 药学学报，2016, 51(03): 486.

蒿花黄

黄花蒿

《纲目》

▷黄花蒿（*Artemisia annua*）

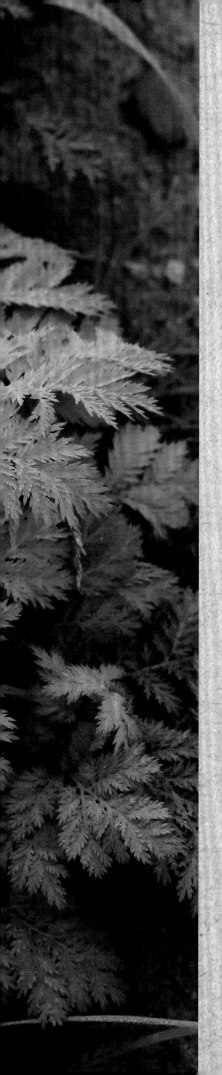

‖ **释名** ‖
臭蒿。

‖ **集解** ‖
[大明曰] 臭蒿一名草蒿。[时珍曰] 香蒿、臭蒿，通可名草蒿。此蒿与青蒿相似，但此蒿色绿带淡黄，气辛臭不可食，人家采以罨酱黄酒曲者是也。

叶

‖ **气味** ‖
辛、苦，凉，无毒。

‖ **主治** ‖
小儿风寒惊热。时珍。

子

‖ **气味** ‖
辛，凉，无毒。

‖ **主治** ‖
治劳，下气开胃，止盗汗及邪气鬼毒。大明。

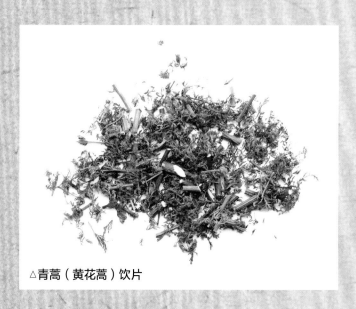

△青蒿（黄花蒿）饮片

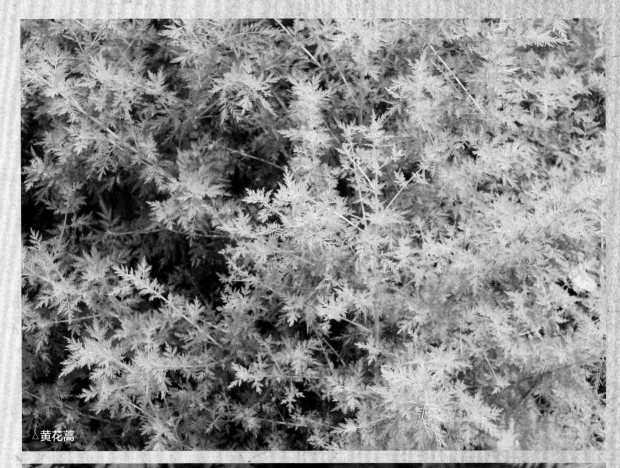

△黄花蒿

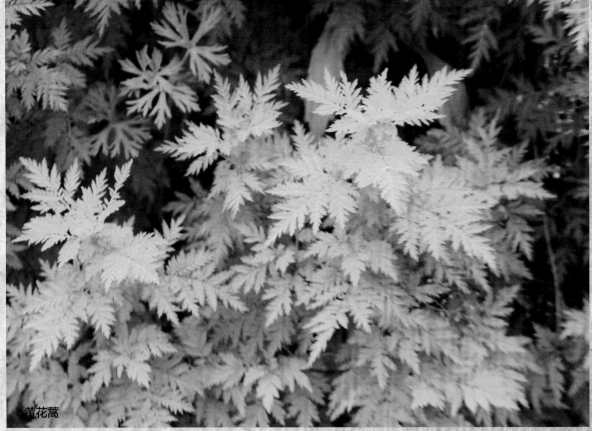

▷黄花蒿

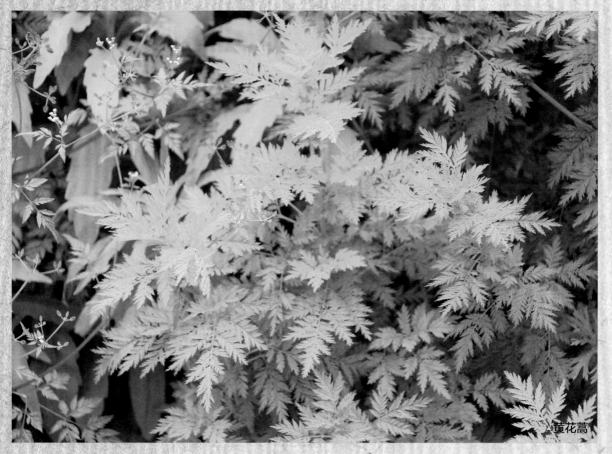

△黄花蒿

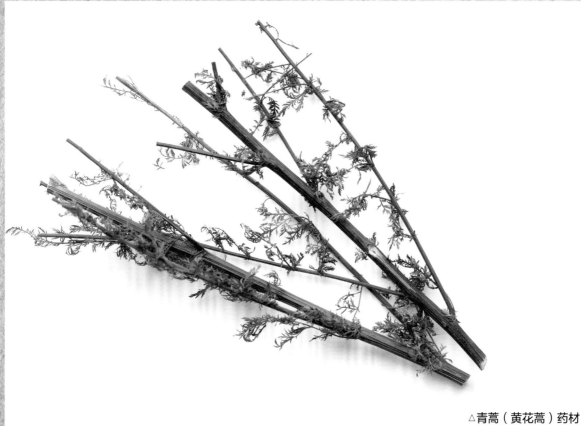

△青蒿（黄花蒿）药材

‖ 基原 ‖

据《纲目图鉴》《纲目彩图》等综合分析考证，本品为菊科植物蒌蒿 *Artemisia selengensis* Turcz.。分布于东北及河北、山西、江苏、四川等地。《中华本草》《大辞典》认为其为同属植物大籽蒿 *A. sieversiana* Ehrhart ex Willd.；分布于东北、华北、西南及西藏等地，山东、江苏等地有栽培。

白蒿

《本经》上品

李时珍
纲目 全本图典
[第七册]

▷蒌蒿（*Artemisia selengensis*）

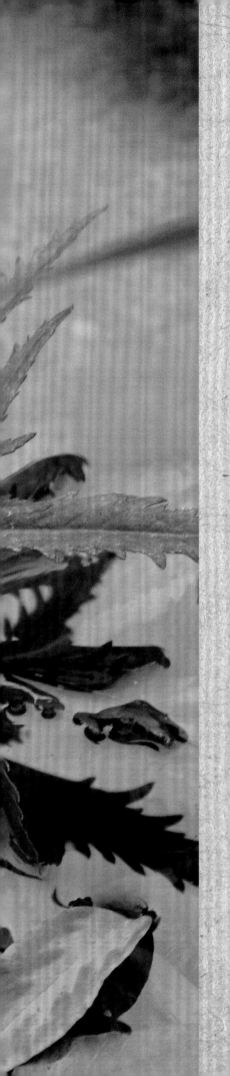

‖释名‖

蘩尔雅 由胡尔雅 蒌蒿食疗 蔏音商。[时珍曰] 白蒿有水陆二种，尔雅通谓之蘩，以其易蘩衍也。曰：蘩，皤蒿。即今陆生艾蒿也，辛熏不美。曰：蘩，由胡。即今水生蒌蒿也，辛香而美。曰：蘩之丑，秋为蒿。则通指水陆二种而言，谓其春时各有种名，至秋老则皆呼为蒿矣。曰蘒，曰萧，曰荻，皆老蒿之通名，象秋气肃赖之气。

‖集解‖

[别录曰] 白蒿生中山川泽，二月采。[弘景曰] 蒿类甚多，而俗中不闻呼白蒿者。方药家既不用，皆无复识之。[恭曰] 尔雅：皤蒿。即白蒿也，所在有之。叶颇似细艾，上有白毛错涩，粗于青蒿。从初生至秋，白于众蒿。[禹锡曰] 蓬蒿可以为茹。故诗笺云，以豆荐蘩菹也。陆玑诗疏云：凡艾白色为皤。今白蒿先诸草发生，香美可食，生蒸皆宜。[颂曰] 此草古人以为菹。今人但食蒌蒿，不复食此。或疑白蒿即蒌蒿，而孟诜食疗又别著蒌蒿条，所说不同，明是二物，乃知古今食品之异也。又今阶州以白蒿为茵陈，其苗叶亦相似，然以入药，恐不可用也。[时珍曰] 白蒿处处有之，有水陆二种。本草所用，盖取水生者，故曰生中山川泽，不曰山谷平地也。二种形状相似，但陆生辛熏，不及水生者香美尔。诗云：呦呦鹿鸣，食野之苹。苹即陆生皤蒿，俗呼艾蒿是矣。鹿食九种解毒之草，白蒿其一也。诗云：于以采蘩，于沼于沚。左传云：蘋蘩蕴藻之菜，可以荐于鬼神，羞于王公。并指水生白蒿而言，则本草白蒿之为蒌蒿无疑矣。郑樵通志谓苹为蒌蒿，非矣。鹿乃山兽，蒌乃水蒿。陆玑诗疏谓苹为牛尾蒿，亦非矣。牛尾蒿色青不白，细叶直上，状如牛尾也。蒌蒿生陂泽中，二月发苗，叶似嫩艾而歧细，面青背白。其茎或赤或白，其根白脆。采其根茎，生熟菹曝皆可食，盖嘉蔬也。景差大招云：吴酸蒿蒌不沾薄。谓吴人善调酸，瀹蒌蒿为齑，不沾不薄而甘美，此正指水生者也。

苗根

‖气味‖

甘，平，无毒。[思邈曰]辛，平。[时珍曰]发疮疥。

‖主治‖

五脏邪气，风寒湿痹，补中益气，长毛发令黑，疗心悬，少食常饥。久服轻身，耳目聪明不老。本经。生挼，醋淹为菹食，甚益人。捣汁服，去热黄及心痛。曝为末，米饮空心服一匙，治夏月暴水痢。烧灰淋汁煎，治淋沥疾。孟诜。利膈开胃，杀河豚鱼毒。时珍。

‖发明‖

[弘景曰]服食家七禽散云，白兔食白蒿仙，与庵茼同法耳。[时珍曰]本经列白蒿于上品，有功无毒，而古今方家不知用，岂不得服之之诀欤？

‖附方‖

旧一。**恶疮癞疾**但是恶疾遍体，面目有疮者，皆可服之。用白艾蒿十束如升大，煮取汁，以曲及米一如酿酒法，候熟稍服之。梅师方。

子

‖气味‖

缺。

‖主治‖

鬼气。为末，酒服之，良。孟诜。

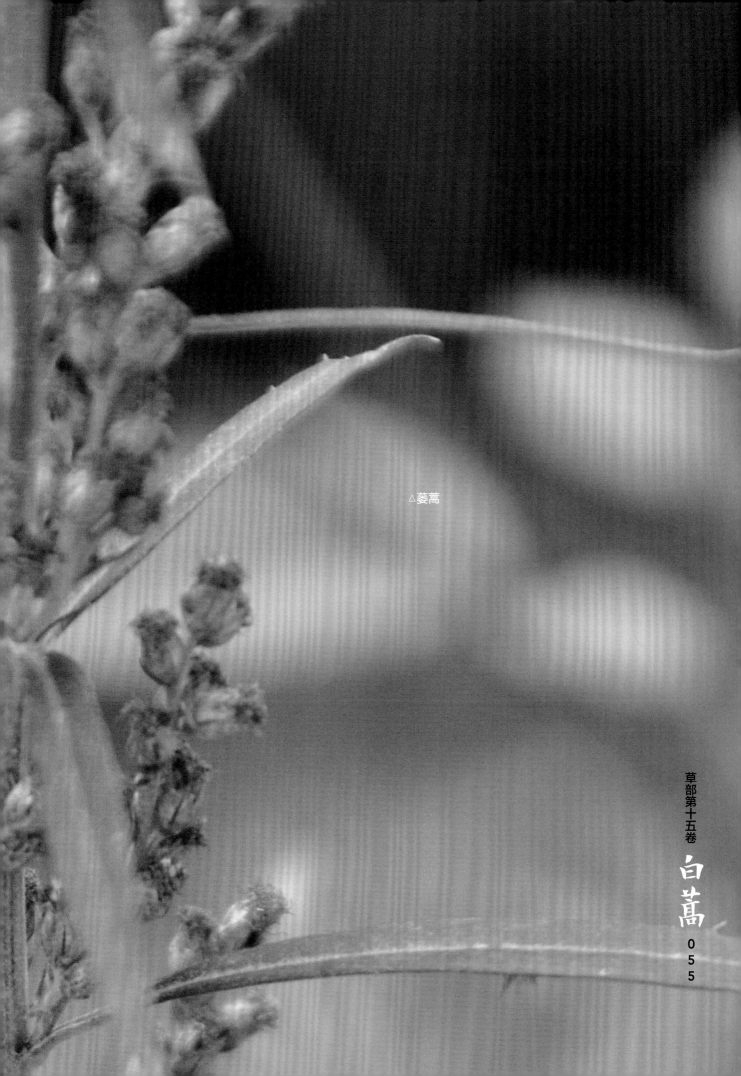

△蒌蒿

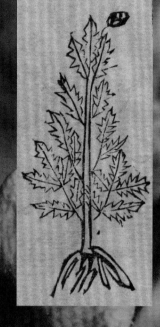

‖ **基原** ‖

据《纲目图鉴》《纲目彩图》《大辞典》等综合分析考证，本品为紫葳科植物角蒿 *Incarvillea sinensis* Lam.。分布于东北及内蒙古、河北、陕西、宁夏、河南等地。

角蒿

《唐本草》

‖集解‖

[恭曰] 角蒿似白蒿，花如瞿麦，红赤可爱，子似王不留行，黑色作角，七月、八月采。[保升曰] 叶似蛇床、青蒿，子角似蔓菁，青黑而细，秋熟，所在皆有之。[宗奭曰] 茎叶如青蒿，开淡红紫花，大约径三四分。花罢结角，长二寸许，微弯。[敩曰] 凡使，勿用红蒿并邪蒿，二味真似角蒿，只是此香而角短尔。采得，于槐砧上细剉用之。

‖气味‖

辛、苦，有小毒。

‖主治‖

干湿蟨诸恶疮有虫者。唐本。治口齿疮绝胜。宗奭。

‖附方‖

旧二，新一。**齿龈宣露**多是疳也。角蒿烧灰，夜涂上。切忌油腻、沙糖、干枣。外台秘要。**口疮不瘥**入胸中并生者。不拘大人小儿，以角蒿灰涂之，有汁吐去，一宿效。千金方。**月蚀耳疮**用蒿灰掺之良。集简方。

▽角蒿

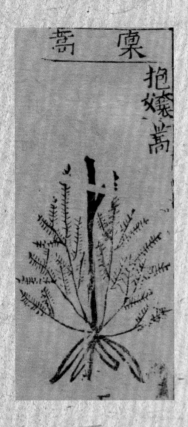

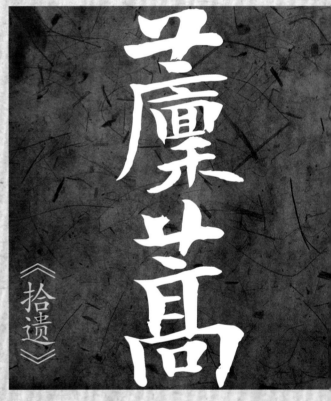

《拾遗》

‖释名‖

莪蒿 尔雅 萝蒿同上 抱娘蒿 [时珍曰] 陆农师云：藘之为言高也。莪，亦峨也。莪科高也。可以覆蚕，故谓之萝。抱根丛生，故曰抱娘。

‖集解‖

[时珍曰] 藘蒿生高岗，似小蓟，宿根先于百草。尔雅云：莪，萝。是也。诗·小雅云：菁菁者莪。陆玑注云：即莪蒿也。生泽国渐洳处。叶似斜蒿而细科，二月生。茎、叶可食，又可蒸，香美颇似蒌蒿。但味带麻，不似蒌蒿甘香。

‖气味‖

辛，温，无毒。

‖主治‖

破血下气，煮食之。藏器。

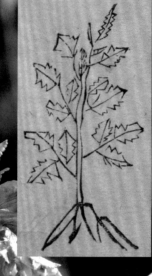

蒿先馬

据《中华本草》《纲目图鉴》《纲目彩图》《大辞典》
等综合分析考证，本品为玄参科植物返顾马先蒿 *Pedicularis resupinata* L. 或其近缘植物。分布于东北及内蒙古、河北、山西、陕西、山东等地。

马先蒿

《本经》中品

孕苡草
纲目 全本图典
［第七册］

060

▷马先蒿花

▷返顾马先蒿（*Pedicularis resupinata*）

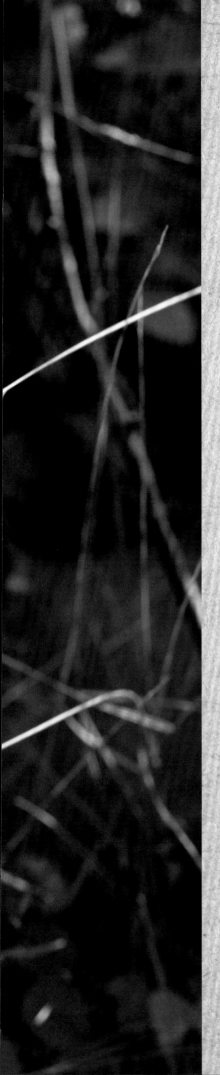

‖释名‖

马新蒿唐本马矢蒿本经练石草别录烂石草同上虎麻。[时珍曰] 蒿气如马矢，故名。马先，乃马矢字讹也。马新，又马先之讹也。[弘景曰] 练石草，一名烂石草，即马矢蒿。今方药不复用之。

‖集解‖

[别录曰] 马先蒿、练石草，并生南阳川泽。[恭曰] 叶大如茺蔚，花红白色。二月、八月采茎叶，阴干用。八月、九月实熟，俗谓之虎麻是也。一名马新蒿，所在有之。茺蔚苗短小，其子夏中熟。二物初生，极相似也。[禹锡曰] 按尔雅云：蔚，牡菣。注云，即蒿之无子者。诗云：匪莪伊蔚。陆玑云：牡蒿也。二月始生，七月开花，似胡麻花而紫，亦八月生角，似小豆角，锐而长。一名马新蒿。是也。[颂曰] 郭璞以牡菣为无子，而陆玑云有子，二说小异。今当用有子者为正。[时珍曰] 别录牡蒿、马先蒿，原是二条。陆玑所谓有子者，乃马先蒿，而复引无子之牡蒿释之，误矣。牡蒿详见本条。

‖气味‖

苦，平，无毒。[别录曰] 练石草，寒。

‖主治‖

寒热鬼疰，中风湿痹，女子带下病，无子。本经。
练石草：治五癃，破石淋、膀胱中结气，利水道小便。别录。恶疮。弘景。

‖附方‖

旧一。**大疯癞疾**骨肉疽败，眉须堕落，身体痒痛。以马先蒿，一名马矢蒿，一名烂石草，炒捣末。每服方寸匕，食前温酒下，一日三服，一年都瘥。肘后方。

‖ 基原 ‖

据《纲目图鉴》《纲目彩图》《大辞典》等综合分析考证，本品为阴地蕨科植物阴地蕨 *Botrychium ternatum* (Thunb.) Sw.。分布于陕西、湖北、湖南、江西、安徽、广西等地。

阴地蕨

宋《图经》

阴地蕨

本草纲目 全本图典 [第七册]

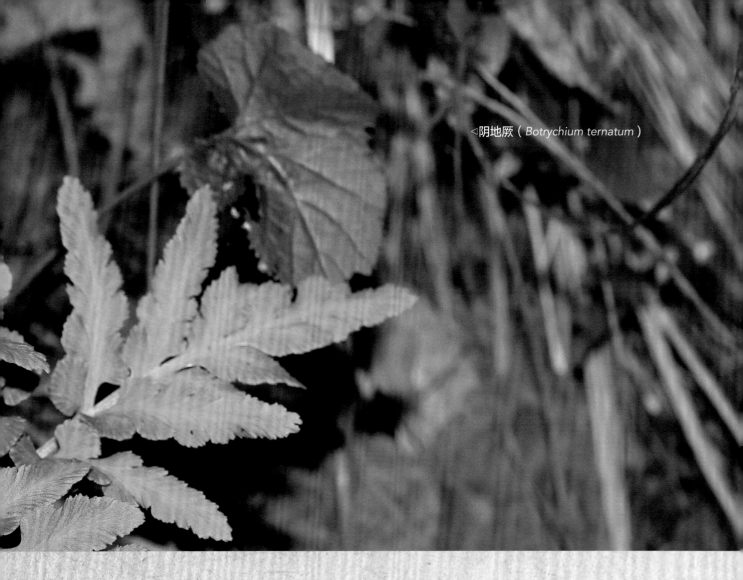

◁阴地厥（*Botrychium ternatum*）

‖ **集解** ‖

[颂曰] 生邓州顺阳县内乡山谷。叶似青蒿，茎青紫色，花作小穗，微黄，根似细辛。七月采根用。[时珍曰] 江浙亦有之。外家采制丹砂、硫黄。

根苗

‖ **气味** ‖

甘、苦，微寒，无毒。

‖ **主治** ‖

肿毒风热。苏颂。

‖ **附方** ‖

新一。**男妇吐血后**，胸膈虚热。阴地厥、紫河车、贯众、甘草各半两。每服三钱，水煎服。圣济总录。

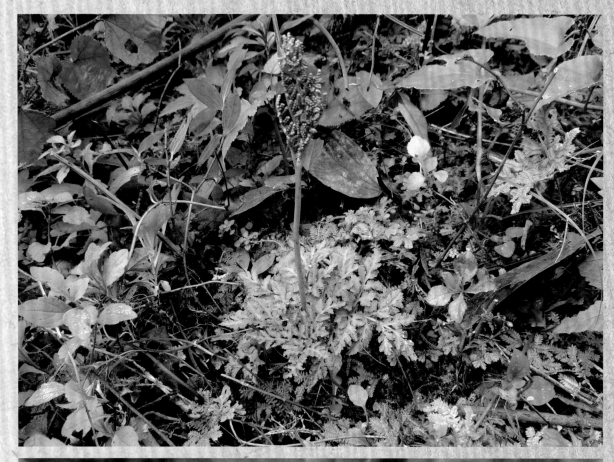

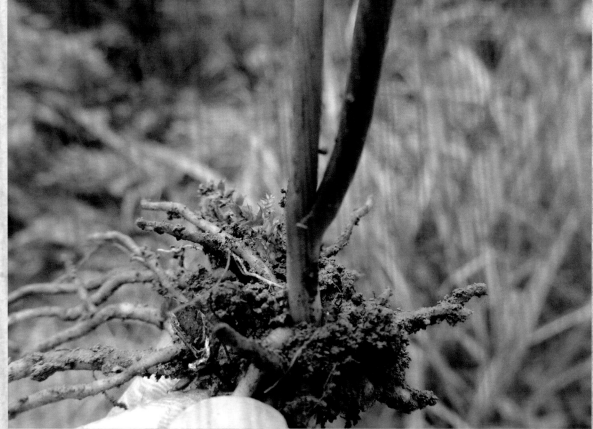

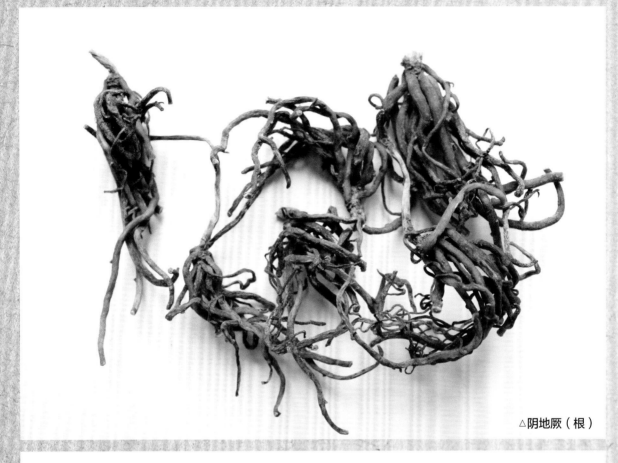

△阴地蕨（根）

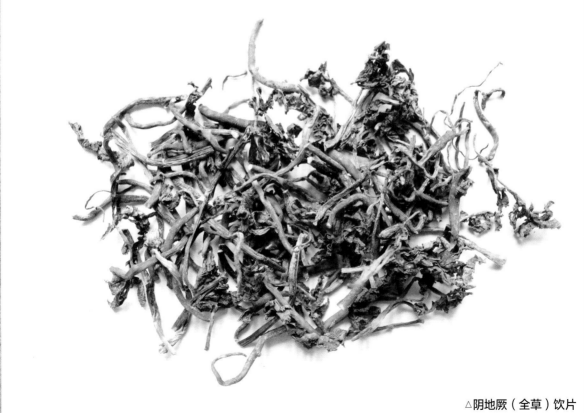

△阴地蕨（全草）饮片

‖ 基原 ‖

据《纲目图鉴》《中华本草》《纲目彩图》等综合分析考证，本品为菊科植物牡蒿 *Artemisia japonica* Thunb.。广布于我国南北各地。

牡蒿

《别录》下品

▷牡蒿（*Artemisia japonica*）

‖释名‖

齐头蒿。[时珍曰]尔雅：蔚，牡蒿。蒿之无子者。则牡之名以此也。诸蒿叶皆尖，此蒿叶独夥而秃，故有齐头之名。

‖集解‖

[别录曰]牡蒿生田野，五月、八月采。[弘景曰]方药不复用。[恭曰]齐头蒿也，所在有之。叶似防风，细薄而无光泽。[时珍曰]齐头蒿三四月生苗，其叶扁而本狭，末夥有秃歧。嫩时可茹。鹿食九草，此其一也。秋开细黄花，结实大如车前实，而内子微细不可见，故人以为无子也。

苗

‖气味‖

苦，微甘，温，无毒。

‖主治‖

充肌肤，益气，令人暴肥。不可久服，血脉满盛。别录。擂汁服，治阴肿。时珍。

‖附方‖

新一。疟疾寒热齐头蒿根、滴滴金根各一把，擂生酒一钟，未发前服。以滓傅寸口，男左女右。二日便止。海上名方。

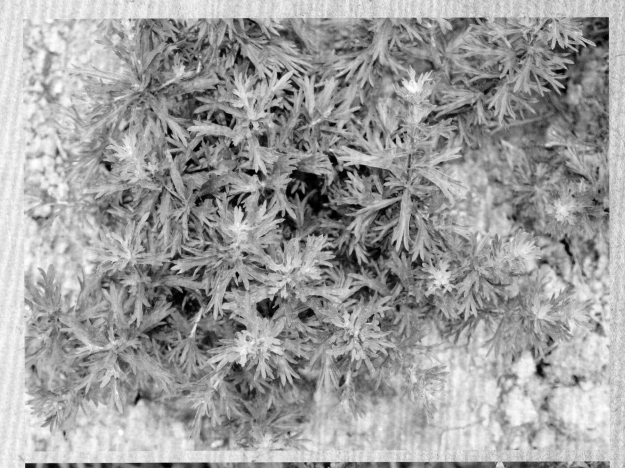

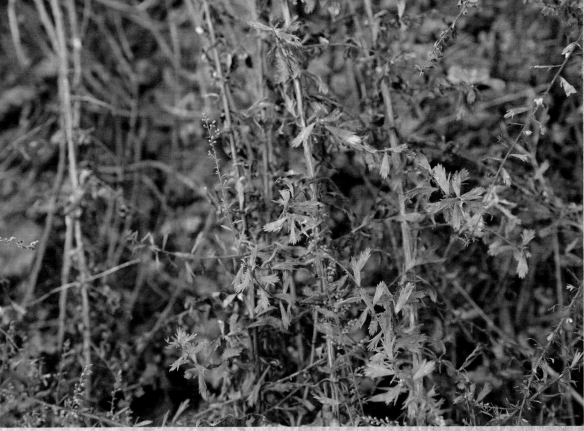

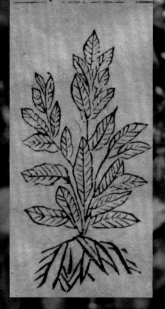
草牛九

‖基原‖
《纲目图鉴》认为本品为菊科植物密毛奇蒿 *Artemisia anomala* S. Moore var. *tomentella* Hand. -Mazz.，分布于华中、华北和华南等地。《纲目彩图》及日本《国译本草纲目》认为本品为菊科植物柳叶蒿（九牛草）*A. integrifolia* L.，分布于华北及东北等地。

九牛草

宋《图经》

‖集解‖
[颂曰] 生筠州山冈上。二月生苗，独茎，高一尺。叶似艾叶，圆而长，背有白毛，面青。五月采苗用。[时珍曰] 陈嘉谟本草蒙筌以此为蕲艾，谬矣。

苗

‖气味‖
微苦，有小毒。

‖主治‖
解风劳，治身体痛。与甘草同煎服，不入众药用。他本均作苏颂。

△密毛奇蒿（*Artemisia anomala*）

‖ 基原 ‖

据《纲目图鉴》《药典图鉴》《中药志》及相关考证 * 等
综合分析，本品为唇形科植物益母草 *Leonurus japonicus* Houtt.。
分布于全国各地。《中华本草》《大辞典》认为还包括同属植
物细叶益母草 *L. sibiricus* L.，分布于内蒙古、山西、河北、陕西、
甘肃等地。《药典》收载益母草药材为唇形科植物益母草的新
鲜或干燥地上部分。鲜品春季幼苗期至初夏花前期采割；干品
夏季茎叶茂盛、花未开或初开时采割，晒干，或切段晒干。收
载茺蔚子药材为唇形科植物益母草的干燥成熟果实；秋季果实
成熟时采割地上部分，晒干，打下果实，除去杂质。

* 武喜红等.《本草纲目》中唇形科药物基源考证 [J]. 西部
中医药，2014，27(02)：44.

茺蔚母益

茺蔚

《本经》上品

李时珍
纲目

全本图典

[第七册]

070

▷益母草（*Leonurus japonicus*）

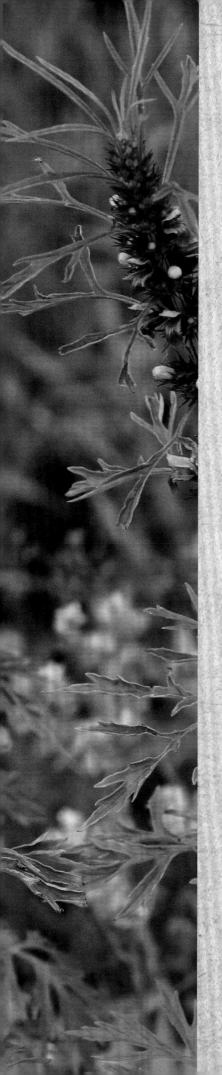

‖释名‖

益母本经**益明**本经**贞蔚**别录**萑**尔雅。音推。**野天麻**会编**猪麻**纲目**火枚**本经**郁臭草**图经**苦低草**图经**夏枯草**外台**土质汗**纲目。[时珍曰] 此草及子皆充盛密蔚，故名茺蔚。其功宜于妇人及明目益精，故有益母之称。其茎方类麻，故谓之野天麻。俗呼为猪麻，猪喜食之也。夏至后即枯，故亦有夏枯之名。近效方谓之土质汗。林亿云：质汗出西番，乃热血合诸药煎成，治金疮折伤。益母亦可作煎，治折伤，故名为土质汗也。[禹锡曰] 尔雅：萑，蓷。注云：今茺蔚也。又名益母。刘歆云：蓷，臭秽也。臭秽，即茺蔚也。陆玑云：蓷，益母也。故曾子见之感思。

‖集解‖

[别录曰] 茺蔚生海滨池泽，五月采。[弘景曰] 今处处有之。叶如荏，方茎，子形细长，有三棱。方用亦稀。[颂曰] 今园圃及田野极多。郭璞注尔雅云：叶似荏，方茎白华，华生节间。节节生花，实似鸡冠子，黑色，茎作四方棱，五月采。又云九月采实，医方稀有用实者。[宗奭曰] 茺蔚初春生时，亦可浸洗，淘去苦水，煮作菜食。凌冬不凋悴也。[时珍曰] 茺蔚近水湿处甚繁。春初生苗如嫩蒿，入夏长三四尺，茎方如黄麻茎。其叶如艾叶而背青，一梗三叶，叶有尖歧。寸许一节，节节生穗，丛簇抱茎。四五月间，穗内开小花，红紫色，亦有微白色者。每萼内有细子四粒，粒大如茼蒿子，有三棱，褐色，药肆往往以作巨胜子货之。其草生时有臭气，夏至后即枯，其根白色。苏颂图经谓其叶似荏，其子黑色，似鸡冠子，九月采实，寇宗奭衍义谓其凌冬不凋者，皆误传也。此草有白花、紫花二种，茎叶子穗皆一样。但白者能入气分，红者能入血分，别而用之可也。按闺阁事宜云：白花者为益母，紫花者为野天麻。返魂丹注云：紫花者为益母，白花者不是。陈藏器本草云：茺蔚生田野间，人呼为郁臭草。天麻生平泽，似马鞭草，节节生紫花，花中

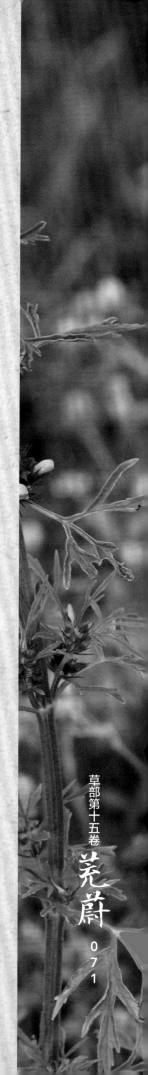

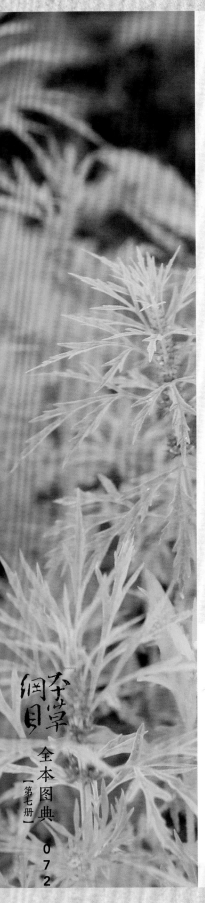

有子，如青葙子。孙思邈千金方云：天麻草、茎如火麻，冬生苗，夏着赤花，如鼠尾花。此皆似以茺蔚、天麻为二物，盖不知其是一物二种。凡物花皆有赤白，如牡丹、芍药、菊花之类是矣。又按郭璞尔雅注云：萑音推，即茺蔚，又名益母。叶似荏，白华，华生节间。又云：蓷音推，方茎，叶长而锐，有穗，穗间有花紫缥色，可以为饮，江东呼为牛蓣。据此则是萑、蓷名本相同，但以花色分别之，其为一物无疑矣。宋人重修本草，以天麻草误注天麻，尤为谬失。陈藏器本草又有錾菜，云生江南阴地，似益母，方茎对节白花，主产后血病。此即茺蔚之白花者，故其功主血病亦相同。

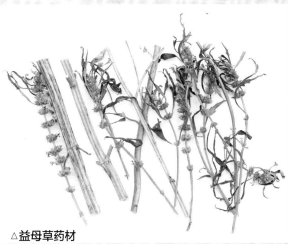

△益母草药材

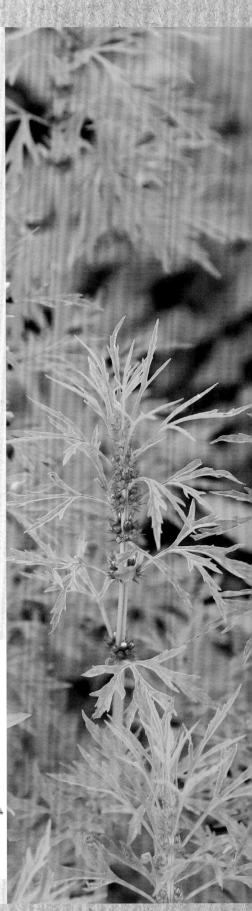

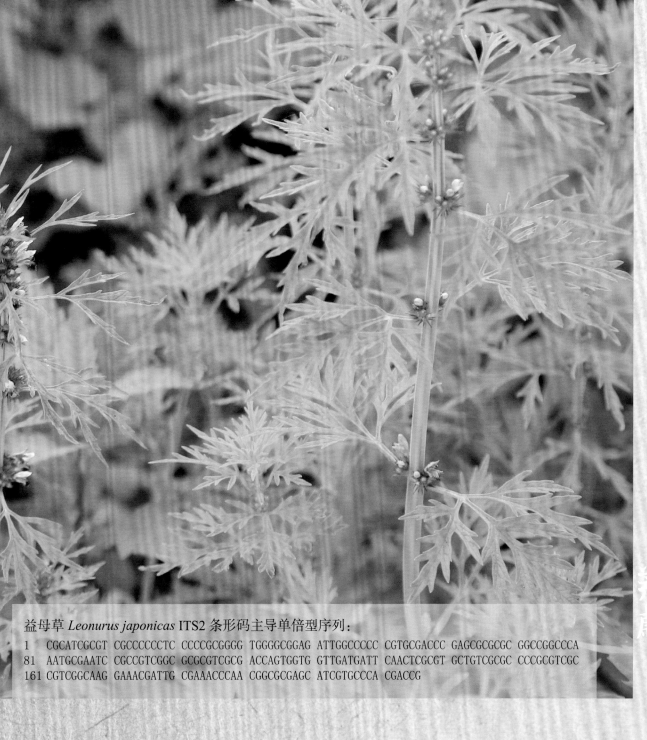

▽细叶益母草（*Leonurus sibiricus*）

益母草 *Leonurus japonicas* ITS2 条形码主导单倍型序列：

```
1    CGCATCGCGT CGCCCCCCTC CCCCGCGGGG TGGGGCGGAG ATTGGCCCCC CGTGCGACCC GAGCGCGCGC GGCCGGCCCA
81   AATGCGAATC CGCCGTCGGC GCGCGTCGCG ACCAGTGGTG GTTGATGATT CAACTCGCGT GCTGTCGCGC CCCGCGTCGC
161  CGTCGGCAAG GAAACGATTG CGAAACCCAA CGGCGCGAGC ATCGTGCCCA CGACCG
```

子

‖修治‖

[时珍曰] 凡用，微炒香，亦或蒸熟，烈日曝燥，春簸去壳，取仁用。

‖气味‖

辛、甘，微温，无毒。[别录曰] 甘，微寒。[时珍曰] 甘、辛，温。灰制硫黄。

‖主治‖

明目益精，除水气，久服轻身。本经。疗血逆大热，头痛心烦。别录。产后血胀。大明。春仁生食，补中益气，通血脉，填精髓，止渴润肺。吴瑞。治风解热，顺气活血，养肝益心，安魂定魄，调女人经脉，崩中带下，产后胎前诸病。久服令人有子。时珍。

‖发明‖

[震亨曰] 茺蔚子活血行气，有补阴之功，故名益母。凡胎前产后所恃者，血气也。胎

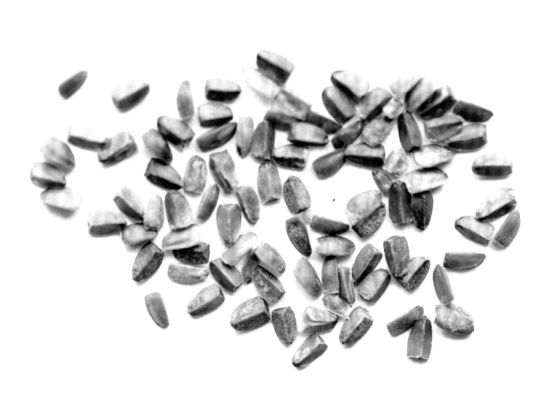

△茺蔚子药材

前无滞，产后无虚，以其行中有补也。[时珍曰]
茺蔚子味甘微辛，气温，阴中之阳，手、足厥阴
经药也。白花者入气分，紫花者入血分。治妇女
经脉不调，胎产一切血气诸病，妙品也，而医方
鲜知用。时珍常以之同四物、香附诸药治人，获
效甚多。盖包络生血，肝藏血。此物能活血补
阴，故能明目益精，调经，治女人诸病也。东垣
李氏言瞳子散大者，禁用茺蔚子，为其辛温主
散，能助火也。当归虽辛温，而兼苦甘，能和
血，故不禁之。愚谓目得血而能视，茺蔚行血甚
捷，瞳子散大，血不足也，故禁之，非助火也。
血滞病目则宜之，故曰明目。

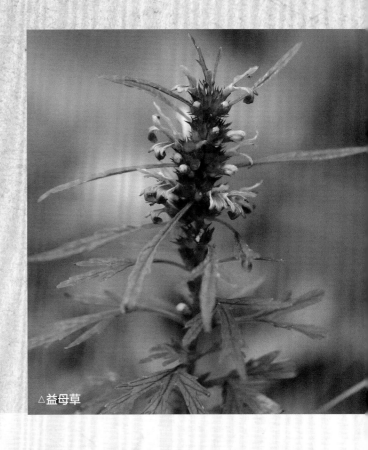

△益母草

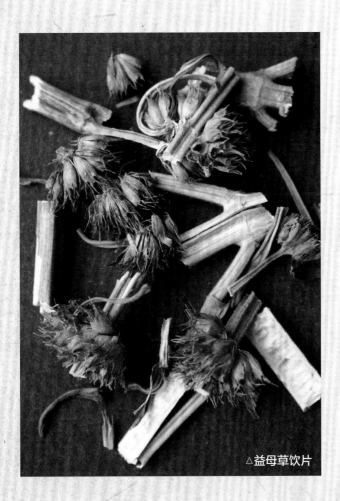

△益母草饮片

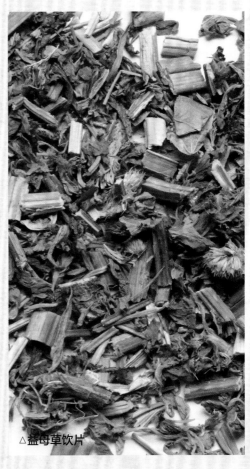

△益母草饮片

茎

[大明曰] 苗、叶、根同功。

‖气味‖

[藏器曰] 寒。[时珍曰] 茎、叶：味辛、微苦。花：味微苦、甘。根：味甘。并无毒。[镜源曰] 制硫黄、雌黄、砒石。

‖主治‖

瘾疹痒，可作浴汤。本经。捣汁服，主浮肿，下水，消恶毒疔肿、乳痈丹游等毒，并傅之。又服汁，主子死腹中，及产后血胀闷。滴汁入耳中，主聤耳。捣傅蛇虺毒。苏恭。入面药，令人光泽，治粉刺。藏器。活血破血，调经解毒，治胎漏产难，胎衣不下，血运血风血痛，崩中漏下，尿血泻血，疳痢痔疾，打扑内损瘀血，大便小便不通。时珍。

‖发明‖

[时珍曰] 益母草之根、茎、花、叶、实，并皆入药，可同用。若治手、足厥阴血分风热，明目益精，调女人经脉，则单用茺蔚子为良。若治肿毒疮疡，消水行血，妇人胎产诸病，则宜并用为良。盖其根茎花叶专于行，而子则行中有补故也。

‖附方‖

旧十四，新七。**济阴返魂丹**[昝殷产宝曰] 此方，乃吉安文江高师禹，备礼求于名医所得者，其效神妙，活人甚多，能治妇人胎前产后诸疾危证。用野天麻，又名益母，又名火枚，又名负担，即茺蔚子也。叶似艾叶，茎类火麻，方梗凹面，四五六月节节开花，红紫色如蓼花，南北随处皆有，白花者不中。于端午、小暑，或六月六日，花正开时，连根收采阴干，用叶及花子。忌铁器，以石器碾为细末，炼蜜丸如弹子大，随证嚼服用汤使。其根烧存性为末，酒服，功与黑神散不相上下。其药不限丸数，以病愈为度。或丸如梧子大，每服五七十丸。又可捣汁滤净，熬膏服之。胎前脐腹痛，或作声者，米饮下。胎前产后，脐腹刺痛，胎动不安，下血不止，当归汤下。产后，以童子小便化下一丸，能安魂定魄，血气自然调顺，诸病不生。又能破血痛，养脉息，调经络，并温酒下。胎衣不下，及横生不顺，死胎不下，经日胀满，心闷心

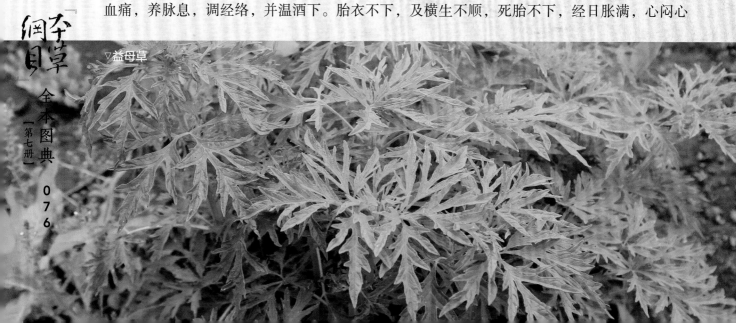

▽益母草

痛，并用炒盐汤下。产后血运，眼黑血热，口渴烦闷，如见鬼神，狂言不省人事，以童子小便和酒化下。产后结成血块，脐腹奔痛，时发寒热，有冷汗，或面垢颜赤，五心烦热，并用童子小便、酒下，或薄荷自然汁下。产后恶露不尽，结滞刺痛，上冲心胸满闷，童子小便、酒下。产后泻血水，以枣汤下。产后痢疾，米汤下。产后血崩漏下，糯米汤下。产后赤白带下，煎胶艾汤下。月水不调，温酒下。产后中风，牙关紧急，半身不遂，失音不语，童便酒下。产后气喘咳嗽，胸膈不利，恶心吐酸水，面目浮肿，两胁疼痛，举动失力，温酒下。产后月内咳嗽，自汗发热，久则变为骨蒸，童便、酒下。产后鼻衄，舌黑口干，童便酒下。产后两太阳穴痛，呵欠心忪，气短羸瘦，不思饮食，血风身热，手足顽麻，百节疼痛，并米饮化下。产后大小便不通，烦躁口苦者，薄荷汤下。妇人久无子息，温酒下。**益母膏**近效方：治产妇诸疾，及折伤内损有瘀血，每天阴则痛，神方也。三月采益母草一名负担，一名夏枯草，连根叶茎花洗择令净，于箔上摊暴水干，以竹刀切长五寸，勿用铁刀，置于大锅中，以水浸过二三寸，煎煮，候草烂水减三之二，漉去草，取汁约五六斗，入盆中澄半日，以绵滤去浊滓，以清汁入釜中，慢火煎取一斗，如稀饧状，瓷瓶封收。每取梨大，暖酒和服，日再服。或和羹粥亦可。如远行，即更炼至可丸收之。服至七日，则疼渐平复也。产妇恶露不尽及血运，一二服便瘥。其药无忌。又能治风，益心力。外台秘要。**女人难产**益母草捣汁七大合，煎减半，顿服立止。无新者，以干者一大握，水七合，煎服。韦宙独行方。**胎死腹中**益母草捣熟，以暖水少许，和绞取汁，顿服之。韦宙独行方。**产后血运心气欲绝**。益母草研汁，服一盏，绝妙。子母秘录。**产后血闭不下**者。益母草汁一小盏，入酒一合，温服。圣惠方。**带下赤白**益母草花开时采，捣为末。每服二钱，食前温汤下。集验方。**小便尿血**益母草捣汁，服一升立差。此苏澄方也。外台秘要。**赤白杂痢**困重者。益母草日干，陈盐梅烧存性，等分为末。每服三钱，白痢干姜汤、赤痢甘草汤下。名二灵散。卫生家宝方。**小儿疳痢**垂死者。益母草嫩叶，同米煮粥食之，取足，以瘥为度，甚佳。饮汁亦可。广利方。**痔疾下血**益母草叶，捣汁饮之。食医心镜。**一切痈疮**妇人妒乳乳痈，小儿头疮，及浸淫黄烂热疮，疥疽阴蚀。并用天麻草切五升，以水一斗半，煮一斗，分数次洗之以杀痒。千金。**急慢疔疮**圣惠方：用益母草捣封之，仍绞五合服，即消。医方大成：用益母草四月连花采之，烧存性。先以小尖刀十字划开疔根，令血出。次绕根开破，捻出血，拭干。以稻草心蘸药捻入疮口，令到底。良久当有紫血出，捻令血净，再捻药入，见红血乃止。一日夜捻药三五度。重者二日根烂出，轻者一日出。有疮根胀起，即是根出，以针挑之。出后仍傅药生肌易愈。忌风寒房室酒肉一切毒物。**疔毒已破**益母草捣敷甚妙。斗门方。**勒乳成痈**益母为末，水调涂乳上，一宿自瘥。生捣亦得。圣惠方。**喉闭肿痛**益母草捣烂，新汲水一碗，绞浓汁顿饮，随吐愈。冬月用根。卫生易简方。**聤耳出汁**茺蔚茎叶汁滴之。圣惠方。**粉刺黑斑**闺阁事宜云：五月五日收带根天麻紫花者，晒干烧灰。以商陆根捣自然汁，加酸醋和搜灰作饼，炭火煅过收之。半年方用，入面药，甚能润肌。[苏颂曰]唐天后炼益母草泽面法：五月五日采根苗具者，勿令着土，暴干捣罗，以面水和成团，如鸡子大，再暴干。仍作一炉，四旁开窍，上下置火，安药中央。大火烧一炊久，即去大火，留小火养之，勿令火绝。经一伏时出之，瓷器中研治，筛再研，三日收用，如澡豆法，日用。一方：每十两，加滑石一两，胭脂一钱。**马咬成疮**苦低草，切细，和醋炒涂之。孙真人方。**新生小儿**益母草五两，煎水浴之，不生疮疥。简要济众。

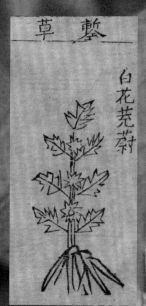

草蔨

白花茺蔚

‖ 基原 ‖

据《纲目彩图》《纲目图鉴》《汇编》等综合分析考证，本品为唇形科植物錾菜 *Leonurus pseudomacranthus* Kitag.。分布于东北、华北及中部地区等。《中华本草》《大辞典》认为还包括同属植物大花錾菜 *L. macranthus* Maxim.，分布于吉林、辽宁、河北等地。

錾菜

音惭。《拾遗》

△錾菜（*Leonurus pseudomacranthus*）

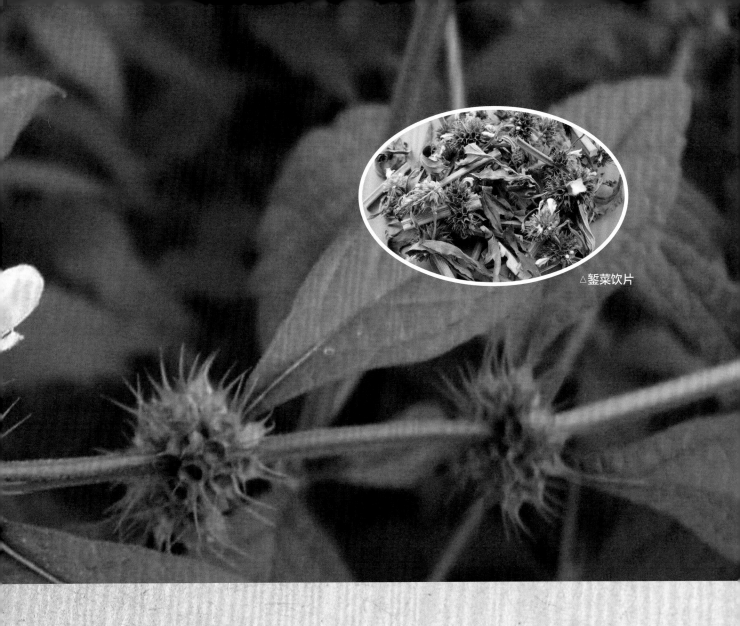

△錾菜饮片

‖集解‖

[藏器曰] 錾菜生江南阴地，似益母，方茎对节，白花。[时珍曰] 此即益母之白花者，乃尔雅所谓萑是也。其紫花者，尔雅所谓蓷是也。萑、蓷皆同一音，乃一物二种。故此条亦主血病，与益母功同。郭璞独指白花者为益母，昝殷谓白花者非益母，皆欠详审。嫩苗可食，故谓之菜。寇宗奭言茺蔚嫩苗可煮食，正合此也。

苗

‖气味‖

辛，平，无毒。

‖主治‖

破血，产后腹痛，煮汁服。藏器。

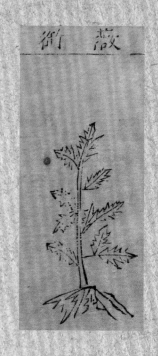

衔薇

‖ 基原 ‖

据《纲目彩图》《纲目图鉴》等综合分析考证，本品为菊科植物大头橐吾 *Ligularia japonica* (Thunb.) Less.。分布于福建、浙江、湖北、广东、台湾等地。

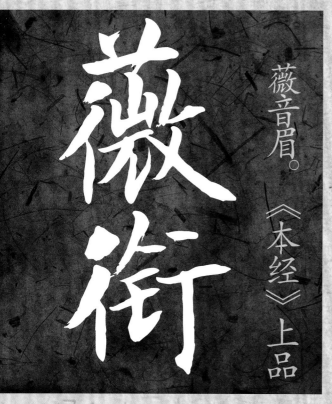

薇衔

薇音眉。《本经》上品

李时珍 纲目 全本图典 [第七册]

李时珍 纲目 全本图典

080

‖ 释名 ‖

糜衔本经**鹿衔**唐本**吴风草**唐本**无心**吴普**无颠**吴普**承膏**别录**承肌**吴普。[恭曰] 南人谓之吴风草。一名鹿衔草，言鹿有疾，衔此草即瘥也。[时珍曰] 据苏说，则薇衔、糜衔当作麋衔也。鹿、麋一类也。按郦道元水经注云：魏兴锡山多生薇衔草，有风不偃，无风独摇。则吴风亦当作无风，乃通。[藏器曰] 一名无心草，非草之无心者，方药少用。

‖ 集解 ‖

[别录曰] 薇衔生汉中川泽及冤句、邯郸。七月采茎叶，阴干。[恭曰] 此草丛生，似茺蔚及白头翁，其叶有毛，赤茎。又有大小二种：楚人谓大者为大吴风草，小者为小吴风草。[保升曰] 叶似茺蔚，丛生有毛，其花黄色，其根赤黑色。

茎叶

‖气味‖

苦，平，无毒。[别录曰] 微寒。[之才曰] 得秦皮良。

‖主治‖

风湿痹节痛，惊痫吐舌，悸气贼风，鼠瘘痈肿。本经。暴癥，逐水，疗痿躄。久服轻身明目。别录。妇人服之，绝产无子。藏器。煎水，洗癜疽甲疽恶疮。时珍。出外科精义。

‖发明‖

[时珍曰] 麋衔乃素问所用治风病自汗药，而后世不知用之，诚缺略也。素问黄帝曰：有病身热懈惰，汗出如浴，恶风少气，此为何病？岐伯曰：病名酒风。治之以泽泻、术各三五分，麋衔五分，合以三指撮为后饭。后饭者，先服药也。

‖附方‖

新二。**年深恶疮**无心草根、钓苓根、狼毒、白丁香各五钱，麝香一字，为末掺之。又方：无心草根、干姜各二钱，钓苓根三钱，为末掺之。并外科精义。**小儿破伤**风病，拘急口噤。没心草半两，白附子炮二钱半，为末。每服一字，薄荷酒灌下。圣济录。

‖附录‖

无心草宋图经 [颂曰] 生秦州及商州，凤翔各县皆出之。三月开花，五月结实，六七月采根苗，阴干用。性温，无毒。主积血，逐气块，益筋节，补虚损，润颜色，疗㵋泄腹痛。[时珍曰] 麋衔一名无心草，此草功用与之相近，其图形亦相近，恐即一物也，故附之俟访考焉。鼠耳草亦名无心，与此不同。

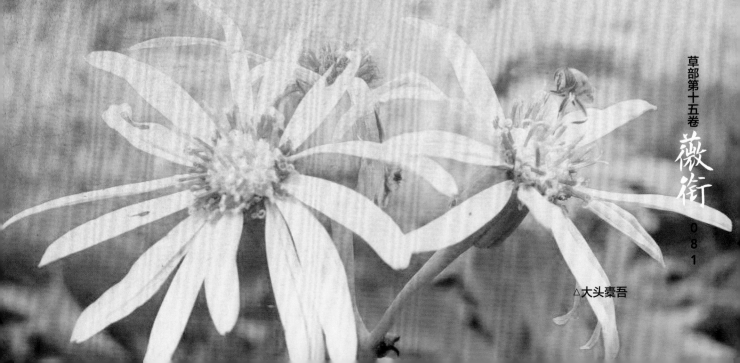

△大头橐吾

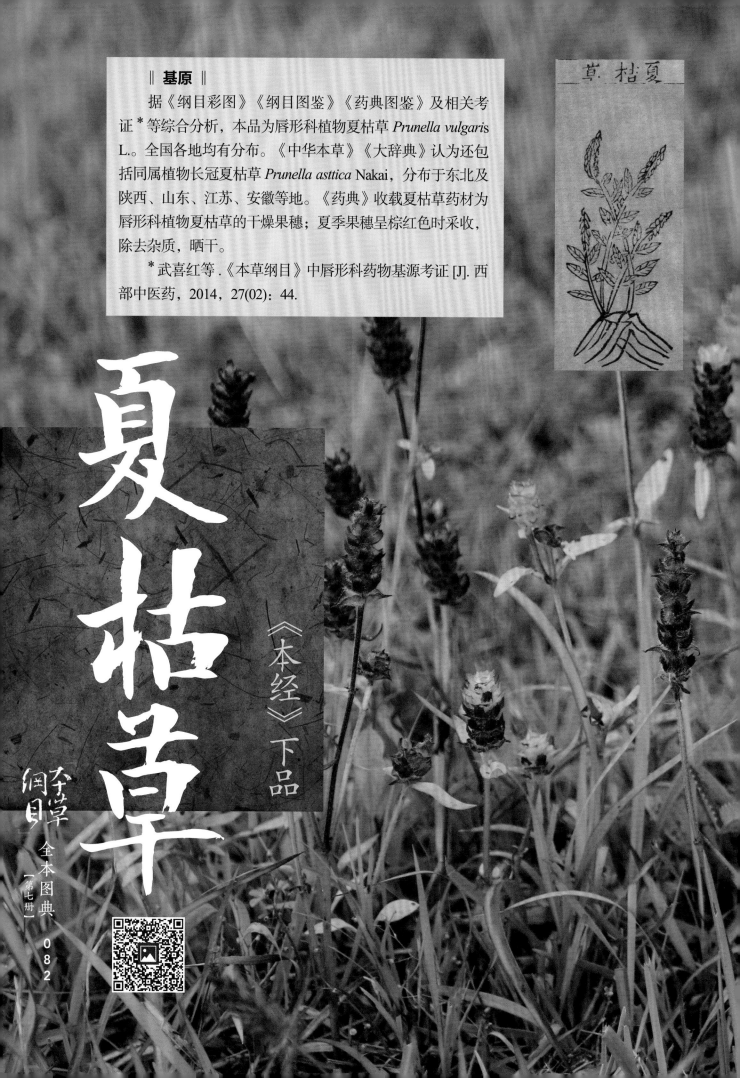

夏枯草
《本经》下品

‖ 基原 ‖

据《纲目彩图》《纲目图鉴》《药典图鉴》及相关考证*等综合分析，本品为唇形科植物夏枯草 *Prunella vulgaris* L.。全国各地均有分布。《中华本草》《大辞典》认为还包括同属植物长冠夏枯草 *Prunella asttica* Nakai，分布于东北及陕西、山东、江苏、安徽等地。《药典》收载夏枯草药材为唇形科植物夏枯草的干燥果穗；夏季果穗呈棕红色时采收，除去杂质，晒干。

*武喜红等.《本草纲目》中唇形科药物基源考证 [J]. 西部中医药，2014，27(02)：44.

草枯夏

纲目草
全本图典
[第七册]
082

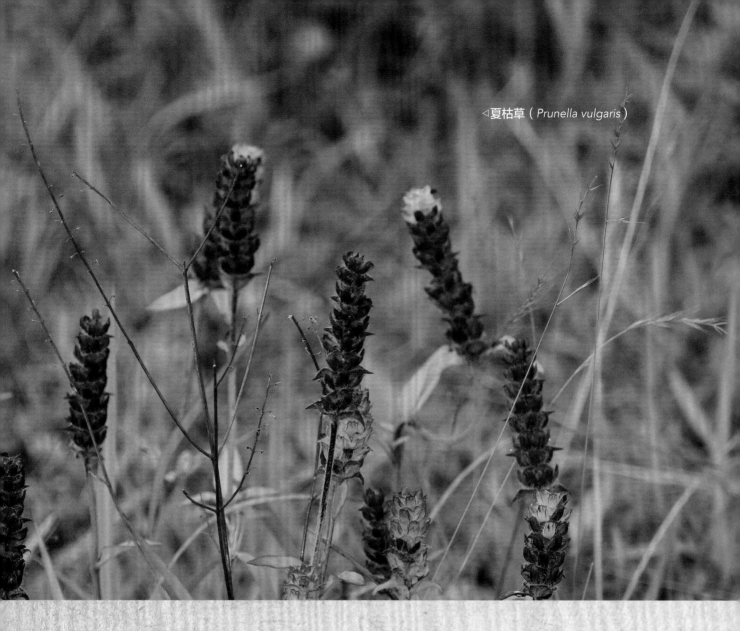

◁夏枯草（*Prunella vulgaris*）

‖ **释名** ‖

夕句 本经 **乃东** 本经 **燕面** 别录 **铁色草**。[震亨曰] 此草夏至后即枯。盖禀纯阳之气，得阴气则枯，故有是名。

‖ **集解** ‖

[别录曰] 夏枯草生蜀郡川谷，四月采。[恭曰] 处处有之，生平泽。冬至后生，叶似旋覆。三月、四月开花，作穗紫白色，似丹参花，结子亦作穗。五月便枯，四月采之。[时珍曰] 原野间甚多，苗高一二尺许，其茎微方。叶对节生，似旋覆叶而长大，有细齿，背白多纹。茎端作穗，长一二寸，穗中开淡紫小花，一穗有细子四粒。丹溪云无子，亦欠察矣。嫩苗瀹过，浸去苦味，油盐拌之可食。

‖ 正误 ‖

[宗奭曰] 今谓之臭郁。自秋便生，经冬不悴，春开白花，夏结子。[震亨曰] 臭郁草有臭味，即芜蔚是也；夏枯草无臭味，明是两物。俱生于春。夏枯先枯而无子，郁臭后枯而结子。

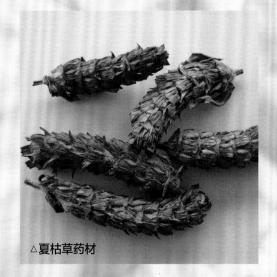

△夏枯草药材

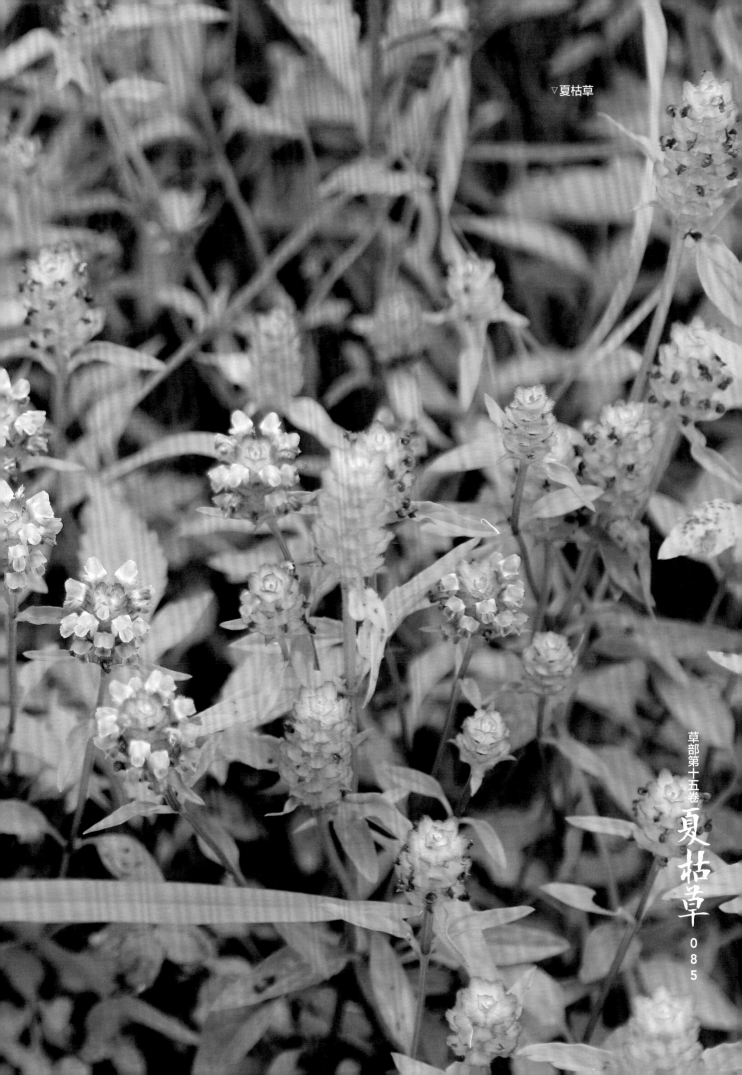

▽夏枯草

茎叶

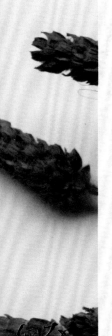

‖气味‖

苦、辛，寒，无毒。[之才曰] 土瓜为之使。伏汞砂。

‖主治‖

寒热瘰疬鼠瘘头疮，破癥，散瘿结气，脚结湿痹，轻身。本经。

‖发明‖

[震亨曰] 本草言夏枯草大治瘰疬，散结气。有补养厥阴血脉之功，而不言及。观其退寒热，虚者可使；若实者以行散之药佐之，外以艾灸，亦渐取效。[时珍曰] 黎居士易简方，夏枯草治目疼，用沙糖水浸一夜用，取其能解内热、缓肝火也。楼全善云：夏枯草治目珠疼至夜则甚者，神效。或用苦寒药点之反甚者，亦神效。盖目珠连目本，即系也，属厥阴之经。夜甚及点苦寒药反甚者，夜与寒亦阴故也。夏枯禀纯阳之气，补厥阴血脉，故治此如神，以阳治阴也。一男子至夜目珠疼，连眉棱骨，及头半边肿痛。用黄连膏点之反甚，诸药不效。灸厥阴、少阳，疼随止，半日又作。月余，以夏枯草二两，香附二两，甘草四钱，为末。每服一钱半，清茶调服。下咽则疼减半，至四五服良愈矣。

‖附方‖

旧一，新六。**明目补肝**肝虚目睛痛，冷泪不止，筋脉痛，羞明怕日。夏枯草半两，香附子一两，为末。每服一钱，腊茶汤调下。简要济众。**赤白带下**夏枯草，花开时采，阴干为末。每服二钱，米饮下，食前。徐氏家传方。**血崩不止**夏枯草为末，每服方寸匕，米饮调下。圣惠方。**产后血运**心气欲绝者。夏枯草捣绞汁服一盏，大妙。徐氏家传方。**仆伤金疮**夏枯草口嚼烂，罨上即愈。卫生易简。**汗斑白点**夏枯草煎浓汁，日日洗之。乾坤生意。**瘰疬马刀**不问已溃未溃，或日久成漏。用夏枯草六两，水二钟，煎七分，食远温服。虚甚者，则煎汁熬膏服。并涂患处，兼以十全大补汤加香附、贝母、远志尤善。此物生血，乃治瘰疬之圣药也。其草易得，其功甚多。薛己外科经验方。

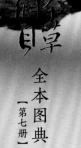

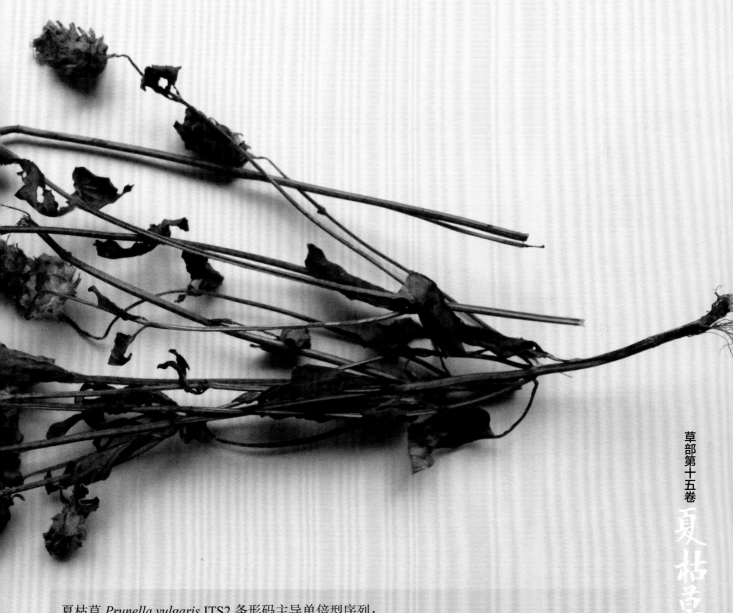

▽夏枯草（植株）

夏枯草 *Prunella vulgaris* ITS2 条形码主导单倍型序列：

```
1    CGCATCGCGT CGCCCCACCT CACCGCGCAC GAACGTGCCG GCGAGTGGGG CGGATATTGG CCCCCCGTGC GCCTCGGCGT
81   GCGGTCGGCC CAAATGCGAT CCCTCGGCGA CTCGTGTCGC GACTAGTGGT GGTTGAACCT CAATCTCTCA ATCGTCGTGC
161  TCCCGCGTCG TCTGCAAGGG CATCAATGAA CGACCCAACG GTGTCGGTGC CGCACGGCGC CCCACCTTCG ACCG
```

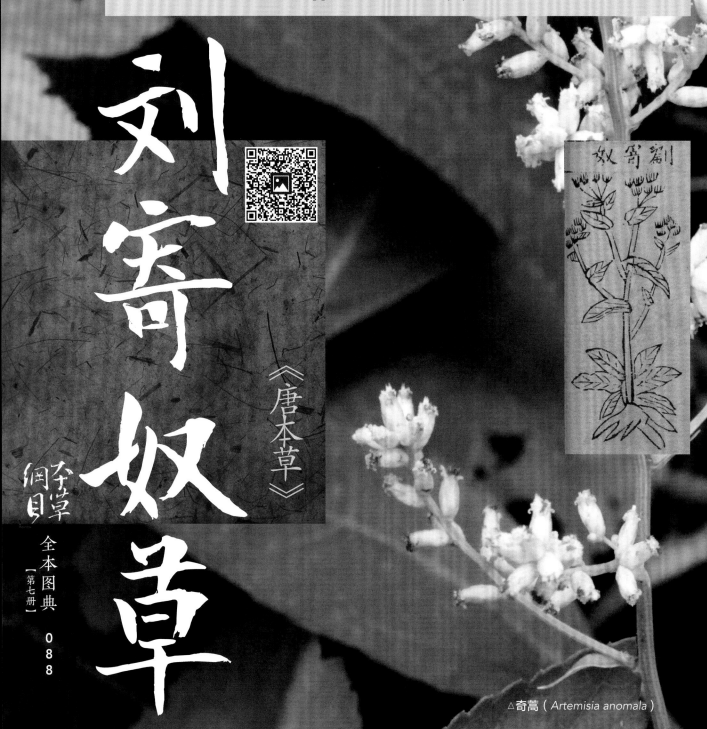

|| 基原 ||

《纲目彩图》《纲目图鉴》《中华本草》认为本品为菊科植物奇蒿 *Artemisia anomala* S. Moore，分布于我国中部至南部各地；又名南刘寄奴，为广西、江西、福建、安徽、上海等地所使用。另外，有学者*认为其为紫菀属植物三脉叶马兰 *Aster ageratoides* Turcz. 等。《中药志》认为刘寄奴从古至今均为多种植物，自《新修本草》始以奇蒿为正品确有依据，至于北刘寄奴的原植物阴行草 *Siphonostegia chinensis* Benth. 作为刘寄奴用本草书上并无记载。《植物志》记载广东、广西民间以白苞蒿 *A. lactiflora* Wall. ex DC. 作"刘寄奴"（奇蒿）的代用品。《药典》四部收载刘寄奴药材为菊科植物奇蒿或白苞蒿的干燥地上部分。《药典》收载北刘寄奴药材为玄参科植物阴行草的干燥全草；秋季采收，除去杂质，晒干。

* 何铸. 中药刘寄奴的考证 [J]. 中药材科技，1981(04)：42.

刘寄奴草

《唐本草》

△奇蒿（*Artemisia anomala*）

‖释名‖

金寄奴 大明 **乌藤菜** 纲目。[时珍曰] 按李延寿南史云：宋高祖刘裕，小字寄奴。微时伐荻新州，遇一大蛇，射之。明日往，闻杵臼声。寻之，见童子数人皆青衣，于榛林中捣药。问其故。答曰：我主为刘寄奴所射，今合药傅之。裕曰：神何不杀之？曰：寄奴王者，不可杀也。裕叱之，童子皆散，乃收药而反。每遇金疮傅之即愈。人因称此草为刘寄奴草。郑樵通志云：江南人因汉时谓刘为卯金刀，乃呼刘为金。是以又有金寄奴之名。江东人谓之乌藤菜云。

‖集解‖

[恭曰] 刘寄奴草生江南。茎似艾蒿，长三四尺，叶似山兰草而尖长，一茎直上有穗，叶互生，其子似稗而细。[保升曰] 今出越州，蒿之类也。高四五尺，叶似菊，其花白色，其实黄白色作穗，夏月收苗干之。[颂曰] 今河中府、孟州、汉中、滁州亦有之。春生苗，茎似艾蒿，上有四棱，高二三尺以来。叶青似柳，四月开碎小黄白花，形如瓦松，七月结实似黍而细，根淡紫色似莴苣。六月、七月采苗及花子通用。[时珍曰] 刘寄奴一茎直上。叶似苍术，尖长糙涩，面深背淡。九月茎端分开数枝，一枝攒簇十朵小花，白瓣黄蕊，如小菊花状。花罢有白絮，如苦荬花之絮。其子细长，亦如苦荬子。所云实如黍稗者，似与此不同，其叶亦非蒿类。

子 苗同

‖修治‖

[敩曰] 凡采得，去茎叶，只用实。以布拭去薄壳令净，拌酒蒸，从巳至申，暴干用。[时珍曰] 茎、叶、花、子皆可用。

‖气味‖

苦，温，无毒。

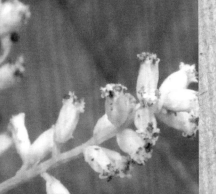

‖主治‖

破血下胀。多服令人下痢。苏恭。下血止痛，治产后余疾，止金疮血，极效。别录。心腹痛，下气，水胀血气，通妇人经脉癥结，止霍乱水泻。大明。小儿尿血，新者研末服。时珍。

‖附方‖

旧一，新七。**大小便血**刘寄奴为末，茶调空心服二钱，即止。集简方。**折伤瘀血**在腹内者。刘寄奴、骨碎补、延胡索各一两，水二升，煎七合，入酒及童子小便各一合，顿温服之。千金方。**血气胀满**刘寄奴穗实为末，每服三钱，酒煎服。不可过多，令人吐利。此破血之仙药也。卫生易简方。**霍乱成痢**刘寄奴草煎汁饮。圣济总录。**汤火伤灼**刘寄奴捣末，先以糯米浆鸡翎扫上，后乃掺末。并不痛，亦无痕，大验之方。凡汤火伤，先以盐末掺之，护肉不坏，后乃掺药为妙。本事方。**风入疮口**肿痛。刘寄奴为末，掺之即止。圣惠方。**小儿夜啼**刘寄奴半两，地龙炒一分，甘草一寸，水煎，灌少许。圣济总录。**赤白下痢**阴阳交带，不问赤白。刘寄奴、乌梅、白姜等分，水煎服。赤加梅，白加姜。艾元英如宜方。

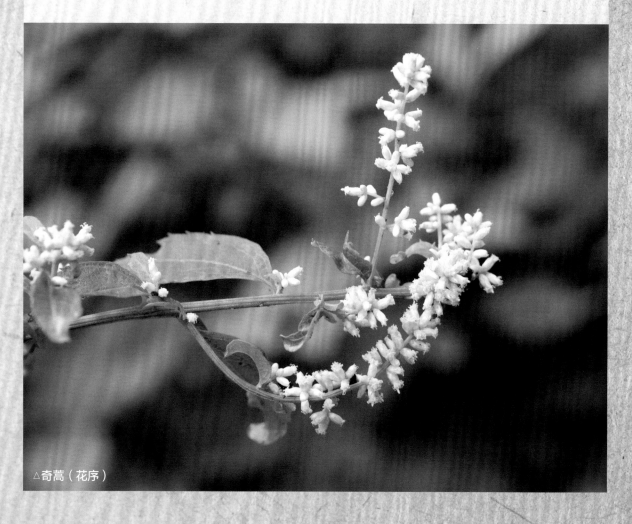

△奇蒿（花序）

阴行草 *Siphonostegia chinensis* ITS2 条形码主导单倍型序列：

```
1   CGCATCGCGT CGCCCCCCCC ACTTATTCCC TACGGGGATC GGTCGGCGAG GGGCGGAAAA TGGCCTCCCG TGCGCATCGA
81  CGTGCGGCCG GCCCAAATGC GATCCCGCGG TGACTCACGT CACGACCAGT GGTGGTTGAA CTCTCAACTC GCGTGCTGTC
161 GTGGCGGGTG ATGTGTCGCC GTGTGGGGTT CAAAAGTAGA CCCAACGGCA CGAGGTGCTC GTGCCTTCGA ACG
```

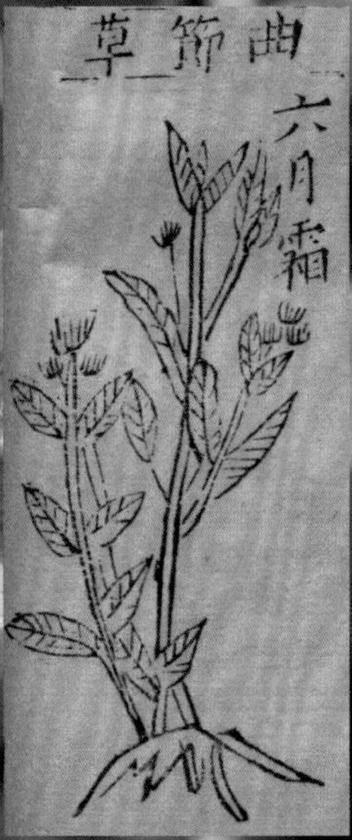

基原

《纲目彩图》《植物名实图考》《中华本草》认为本品为茜草科植物白马骨 *Serissa serissoides* (DC.) Druce 或六月雪 *S. japonica* (Thunb.) Thunb.，均分布于我国中部及南部。《纲目图鉴》认为本品为爵床科植物九头狮子草（六月霜）*Peristrophe japonica* (Thunb.) Bremek.，分布于长江以南地区。

曲节草

宋《图经》

草節曲
六月霜

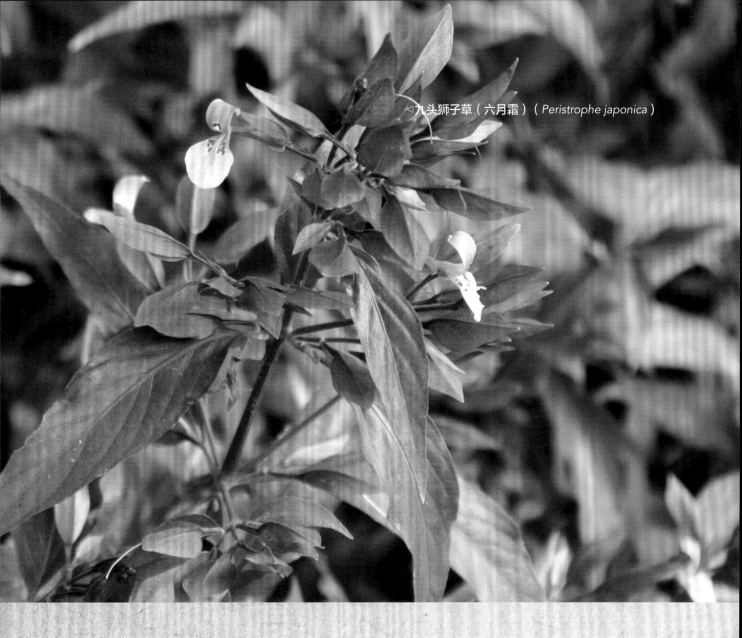

‖释名‖

六月凌音令。图经六月霜纲目绿豆青图经蛇蓝。[时珍曰]此草性寒，故有凌、霜、绿豆之名。

‖集解‖

[颂曰]曲节草生均州。四月生苗，茎方色青有节，叶似刘寄奴而青软，七八月着花似薄荷，结子无用。五月、六月采茎叶，阴干。

茎叶

‖气味‖

甘，平，无毒。

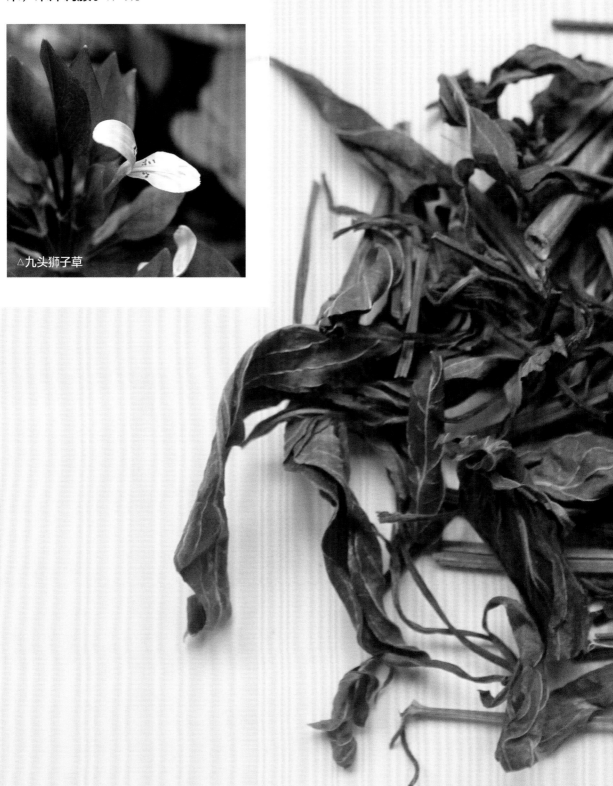

‖主治‖

发背疮，消痈肿，拔毒。同甘草作
末，米汁调服。苏颂。

△九头狮子草

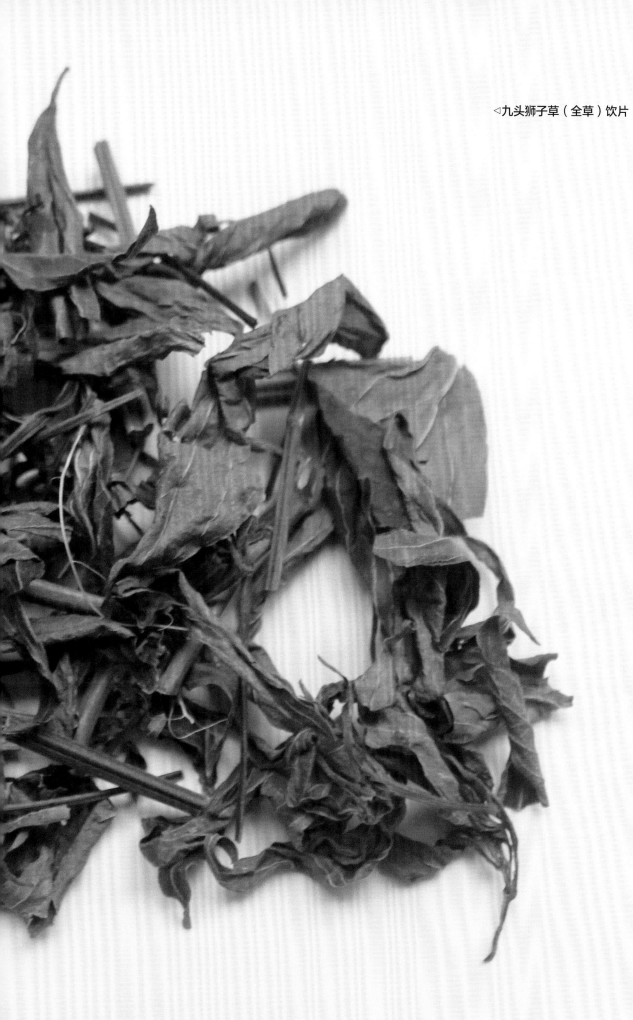

◁九头狮子草（全草）饮片

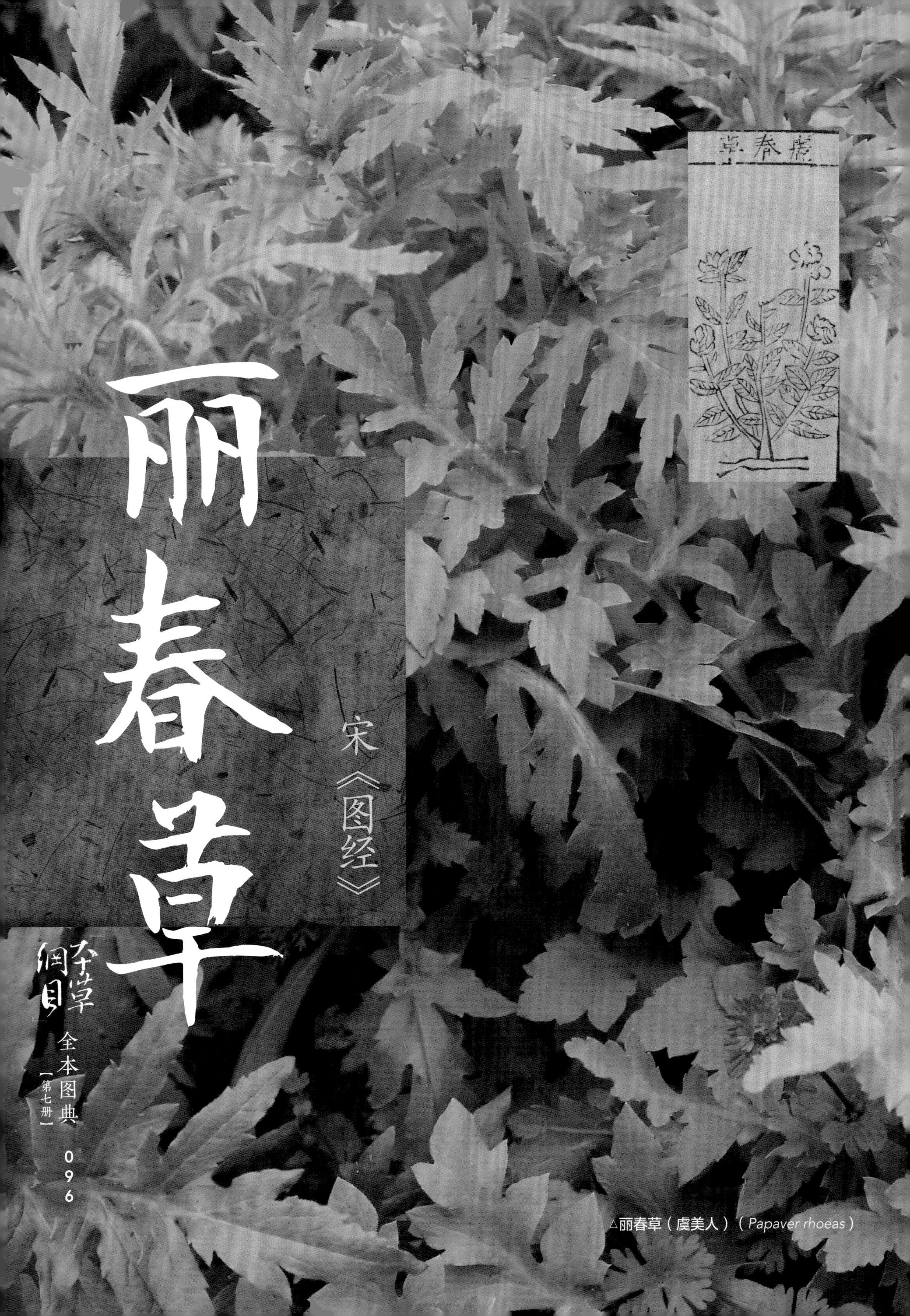

草春麗

丽春草

宋《图经》

△丽春草（虞美人）（*Papaver rhoeas*）

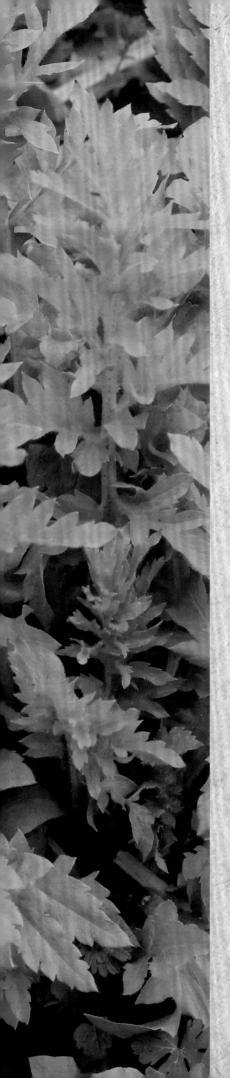

‖释名‖

仙女蒿图经**定参草**。[颂曰]丽春草生檀嵎山川谷，檀嵎山在高密界。河南淮阳郡、颍川及谯郡、汝南郡等，并呼为龙羊草。河北近山、邺郡、汲郡，并名丛兰艾。上党紫团山亦有，名定参草，又名仙女蒿。今所在有之。甚疗痫黄，人莫能知。[时珍曰]此草有殊功，而不著其形状。今罂粟亦名丽春草，九仙子亦名仙女娇，与此同名，恐非一物也。当俟博访。

花及根

‖气味‖

缺。

‖主治‖

痫黄黄疸。苏颂。

‖发明‖

[颂曰]唐天宝中，颍川郡杨正进方，名医皆用有效。其方云：丽春草疗因时患伤热，变成阴黄，遍身壮热，小便黄赤，眼如金色，面又青黑，心头气痛，绕心如刺，头旋欲倒，兼胁下有痃气，及黄疸等，经用有验。其药春三月采花，阴干一升，捣散。每平明空腹取三方寸匕，和生麻油一盏顿服，日一服，隔五日再进，以知为度。其根疗黄疸，捣汁一盏，空腹顿服，须臾即利三两行，其疾立已。一剂不能痊愈，隔七日更一剂，永瘥。忌酒面猪鱼蒜粉酪等。

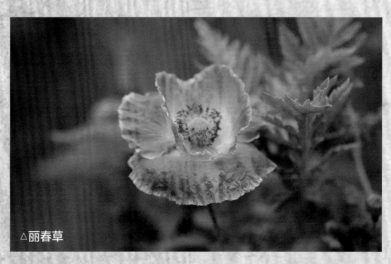

△丽春草

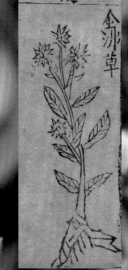

基原

　　据《纲目图鉴》《中华本草》等综合分析考证，本品为菊科植物旋覆花 *Inula japonica* Thunb.。广布于东北、华北、华东、华中及广西等地。《纲目彩图》《药典图鉴》《中药图鉴》认为还包括同属植物欧亚旋覆花 *I. britannica* L.，分布于东北、华北及陕西、甘肃等地。《药典》收载旋覆花药材为菊科植物旋覆花或欧亚旋覆花的干燥头状花序；夏、秋二季花开放时采收，除去杂质，阴干或晒干。收载金沸草药材为菊科植物条叶旋覆花 *I. linariifolia* Turcz. 或旋覆花的干燥地上部分；夏、秋二季采割，晒干。

旋覆花

《本经》下品

李时珍

纲目草

全本图典

［第七册］

△旋覆花（ *Inula japonica* ）

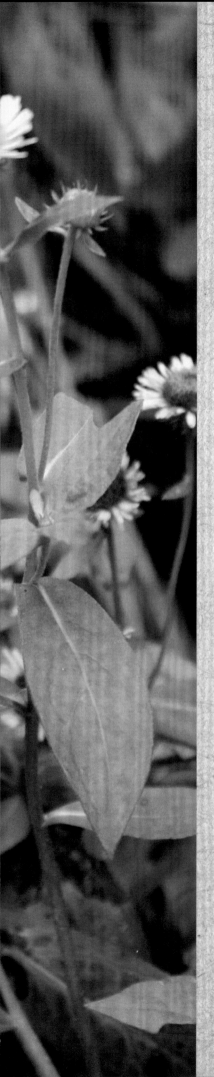

‖释名‖

金沸草本经**金钱花**纲目**滴滴金**纲目**盗庚**尔雅**夏菊**纲目**戴椹**别录。[宗奭曰] 花缘繁茂，圆而覆下，故曰旋覆。[时珍曰] 诸名皆因花状而命也。尔雅云：覆，盗庚也。盖庚者金也，谓其夏开黄花，盗窃金气也。西阳杂俎云：金钱花一名毗尸沙，自梁武帝时始进入中国。

‖集解‖

[别录曰] 旋覆生平泽川谷。五月采花，日干，二十日成。[弘景曰] 出近道下湿地，似菊花而大。别有旋葍根，出河南，北国亦有，形似芎䓖，惟合旋葍膏用之，余无所用，非此。旋覆花根也。[保升曰] 叶似水苏，花黄如菊，六月至九月采花。[颂曰] 今所在皆有。二月以后生苗，多近水旁，大似红蓝而无刺，长一二尺以来，叶如柳，茎细。六月开花如菊花，小铜钱大，深黄色。上党田野人呼为金钱花，七八月采花。今近道人家园圃所莳金钱花，花叶并同，极易繁盛，恐即旋覆也。[宗奭曰] 旋覆叶如大菊，又如艾蒿。秋开花大如梧桐子，花淡黄色，其香过于菊。别有旋花，乃鼓子花，非此花也。见本条。[时珍曰] 花状如金钱菊。水泽边生者，花小瓣单；人家栽者，花大蕊簇，盖壤瘠使然。其根细白。俗传露水滴下即生，故易繁，盖亦不然。

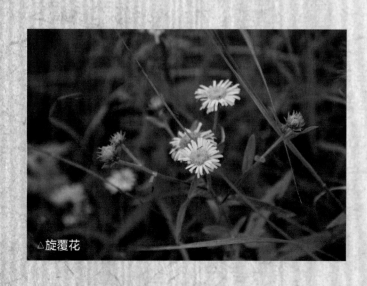

△旋覆花

花

‖修治‖

[斅曰] 采得花，去蕊并壳皮及蒂子，蒸之，从巳至午，晒干用。

‖气味‖

咸，温，有小毒。[别录曰] 甘，微温，冷利。[权曰] 甘，无毒。[大明曰] 无毒。[宗奭曰] 苦、甘、辛。

‖主治‖

结气胁下满，惊悸，除水，去五脏间寒热，补中下气。本经。消胸上痰结，唾如胶漆，心胸痰水，膀胱留饮，风气湿痹，皮间死肉，目中眵䁾，利大肠，通血脉，益色泽。别录。主水肿，逐大腹，开胃，止呕逆不下食。甄权。行痰水，去头目风。宗奭。消坚软痞，治噫气。好古。

‖发明‖

[颂曰] 张仲景治伤寒汗下后，心下痞坚，噫气不除，有七物旋覆代赭汤；杂治妇人，有三物旋覆汤。胡洽居士治痰饮在两胁胀满，有旋覆花丸，用之尤多。成无己曰：硬则气坚，旋覆之咸，以软痞坚也。[震亨曰] 寇宗奭言其行痰水去头目风，亦走散之

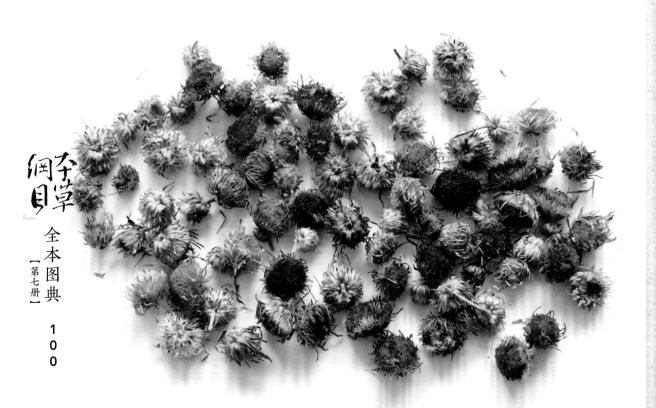

▽旋覆花饮片

药。病人涉虚者，不宜多服，冷利大肠，宜戒之。[时珍曰]旋覆乃手太阴肺、手阳明大肠药也。所治诸病，其功只在行水下气通血脉尔。李卫公言嗅其花能损目。唐慎微本草误以为旋花根方收附此下，今改正之。

‖附方‖

旧一，新三。**中风壅滞**旋覆花，洗净焙研，炼蜜丸梧子大。夜卧以茶汤下五丸至七丸、十丸。经验方。**半产漏下**虚寒相抟，其脉弦芤。旋覆花汤：用旋覆花三两，葱十四茎，新绛少许，水三升，煮一升，顿服。金匮要略。**月蚀耳疮**旋覆花烧研，羊脂和涂之。集简方。**小儿眉癣**小儿眉毛眼睫，因癣退不生。用野油花即旋覆花、赤箭即天麻苗、防风等分，为末。洗净，以油调涂之。总微论。

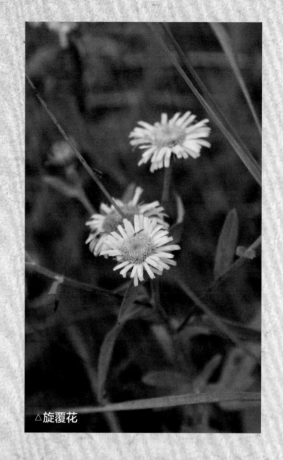

△旋覆花

▽旋覆花

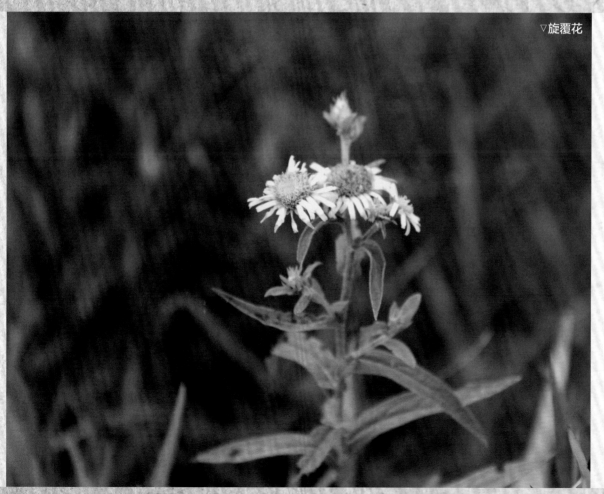

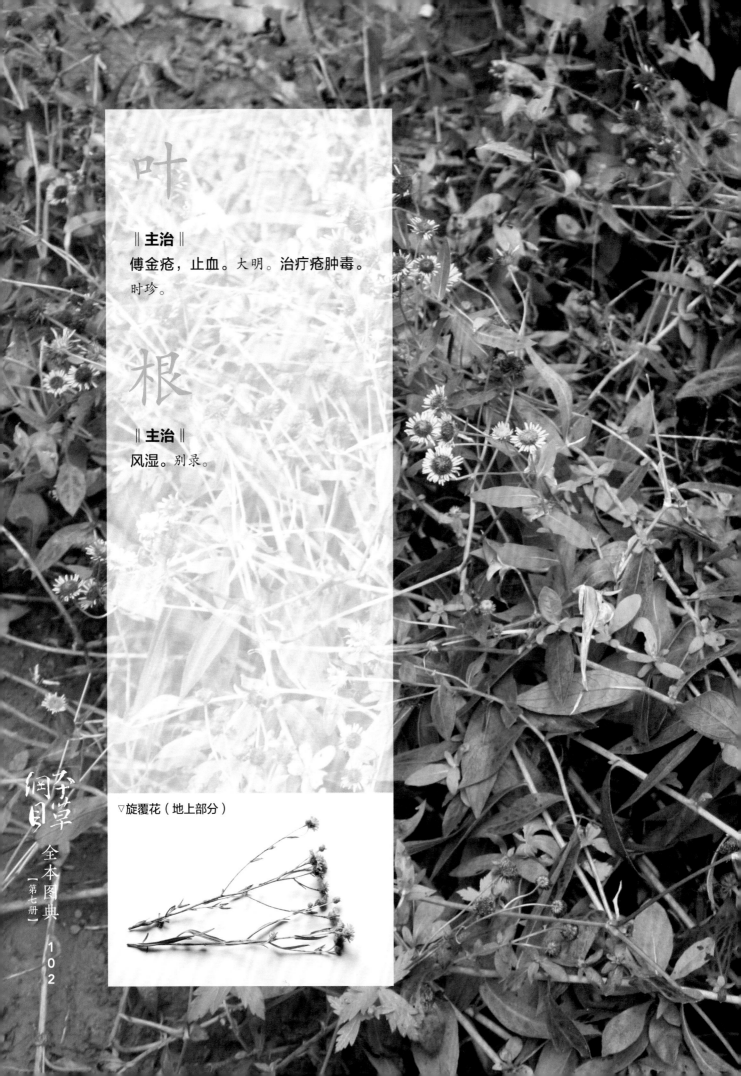

叶

‖**主治**‖

傅金疮，止血。大明。治疗疮肿毒。
时珍。

根

‖**主治**‖

风湿。别录。

▽旋覆花（地上部分）

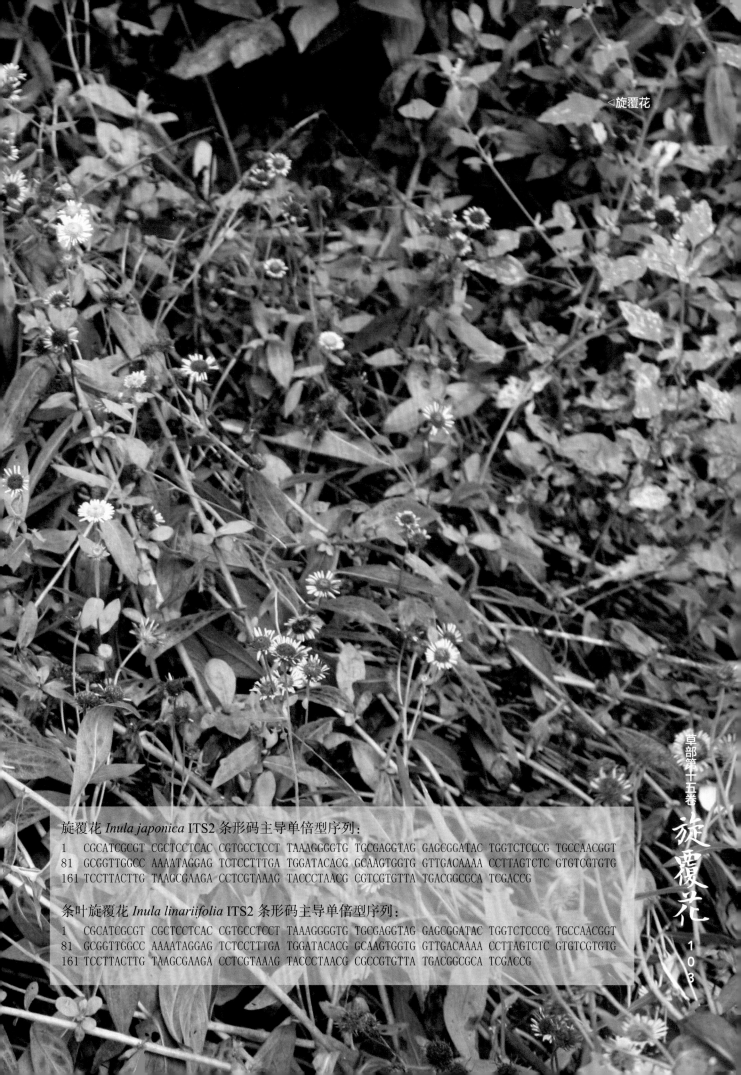

◁旋覆花

旋覆花 *Inula japonica* ITS2 条形码主导单倍型序列：

1　CGCATCGCGT CGCTCCTCAC CGTGCCTCCT TAAAGGGGTG TGCGAGGTAG GAGCGGATAC TGGTCTCCCG TGCCAACGGT
81　GCGGTTGGCC AAAATAGGAG TCTCCTTTGA TGGATACACG GCAAGTGGTG GTTGACAAAA CCTTAGTCTC GTGTCGTGTG
161　TCCTTACTTG TAAGCGAAGA CCTCGTAAAG TACCCTAACG CGTCGTGTTA TGACGGCGCA TCGACCG

条叶旋覆花 *Inula linariifolia* ITS2 条形码主导单倍型序列：

1　CGCATCGCGT CGCTCCTCAC CGTGCCTCCT TAAAGGGGTG TGCGAGGTAG GAGCGGATAC TGGTCTCCCG TGCCAACGGT
81　GCGGTTGGCC AAAATAGGAG TCTCCTTTGA TGGATACACG GCAAGTGGTG GTTGACAAAA CCTTAGTCTC GTGTCGTGTG
161　TCCTTACTTG TAAGCGAAGA CCTCGTAAAG TACCCTAACG CGCCGTGTTA TGACGGCGCA TCGACCG

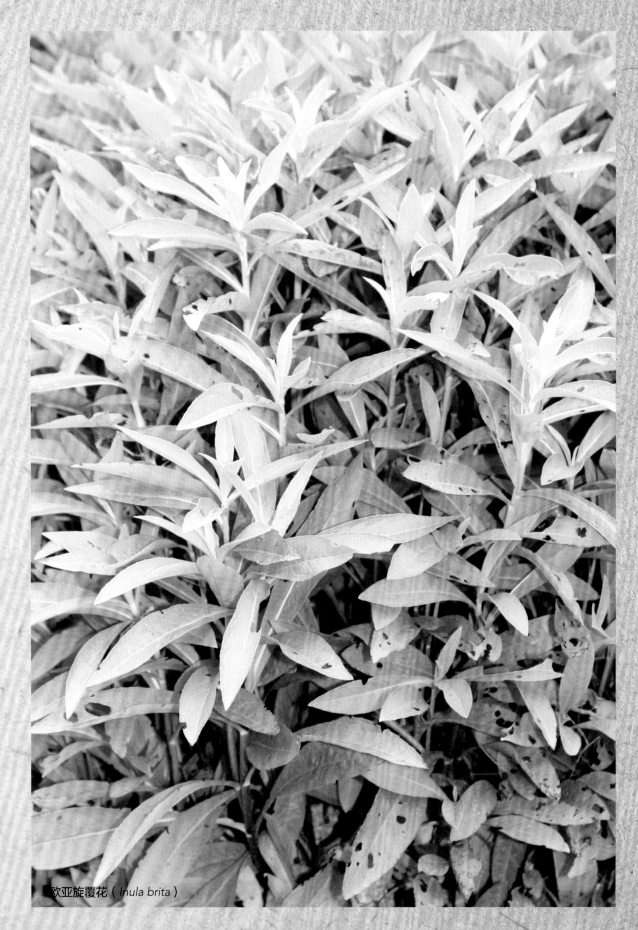

欧亚旋覆花（*Inula brita*）

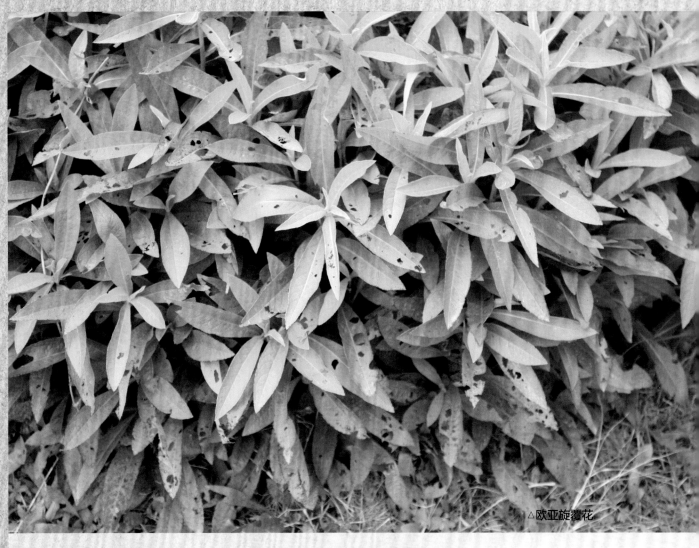

△欧亚旋覆花

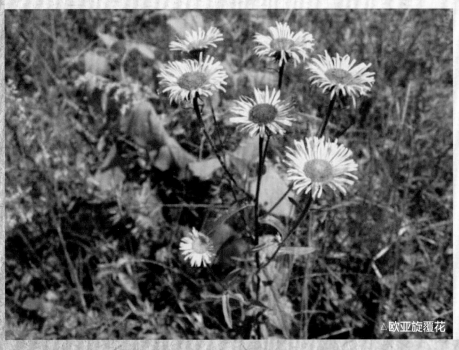

△欧亚旋覆花

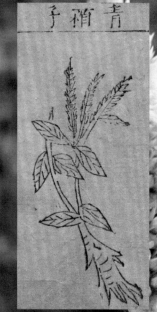

据《中华本草》《纲目图鉴》《纲目彩图》《中药图鉴》等综合分析考证，本品为苋科植物青葙 *Celosia argentea* L.。全国大部分地区均有分布。《药典》收载青葙子药材为苋科植物青葙的干燥成熟种子；秋季果实成熟时采割植株或摘取果穗，晒干，收集种子，除去杂质。

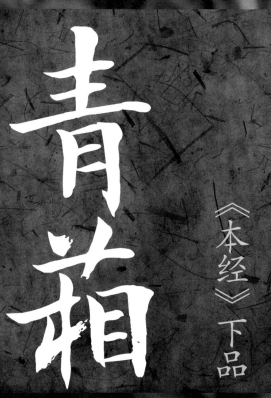

青葙

《本经》下品

李时珍
纲目

全本图典

第七册

106

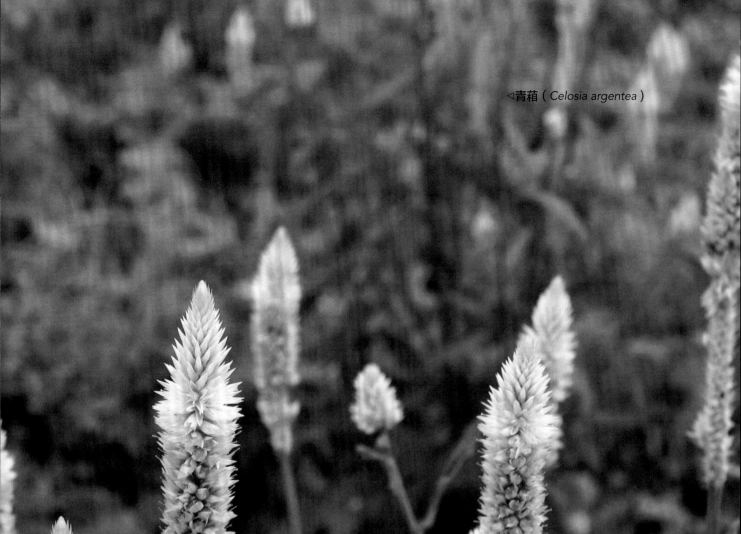

‖ 释名 ‖

草蒿本经**萋蒿**本经**昆仑草**唐本**野鸡冠**纲目**子名草决明**本经。[时珍曰]青葙名义未详。胡麻叶亦名青蘘，此草又多生于胡麻地中，与之同名，岂以其相似而然耶？青葙亦名草蒿，其功相似，而名亦相同，何哉？其子明目，与决明子同功，故有草决明之名。其花叶似鸡冠，嫩苗似苋，故谓之鸡冠苋。郑樵通志言俗名牛尾蒿者，误矣。

‖ 集解 ‖

[别录曰]青葙生平谷道旁。三月采茎叶，阴干。五月六月采子。[弘景曰]处处有之。似麦栅花，其子甚细。别有草蒿，或作草藁，主疗殊相类，形名又相似可疑，而实两种也。[恭曰]此草苗高尺余，叶细软，花紫白色，实作角，子黑而扁光，似苋实而大，生下湿地，四月、五月采，荆襄人名为昆仑草。[颂曰]今江淮州郡近道亦有

之。二月生青苗，长三四尺。叶阔似柳而软。茎似蒿，青红色。六月、七月内生花，上红下白。子黑光而扁，似莨菪。根亦似蒿根而白，直下独茎生根。六月、八月采子。[时珍曰]青葙生田野间，嫩苗似苋可食，长则高三四尺。苗叶花实与鸡冠花一样无别。但鸡冠花穗或有大而扁或团者，此则梢间出花穗，尖长四五寸，状如兔尾，水红色，亦有黄白色者。子在穗中，与鸡冠子及苋子一样难辨。苏恭言其结角，误矣。萧炳言黄花者名陶朱术，与陈藏器所说不同。又有天灵草，亦此类也，并附于下。

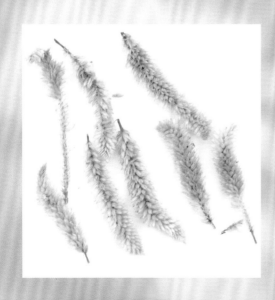

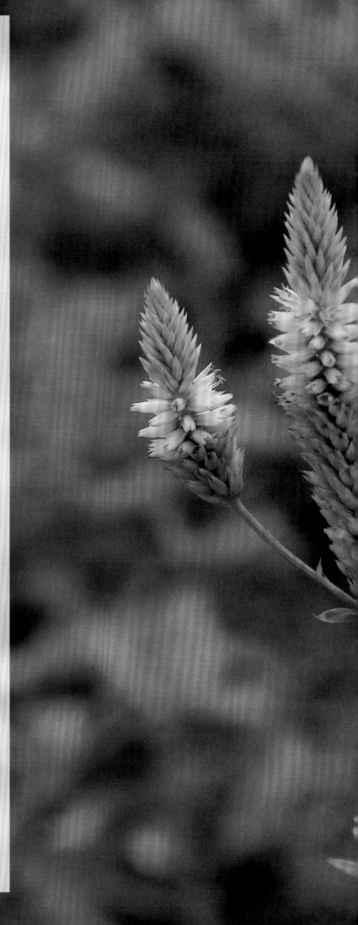

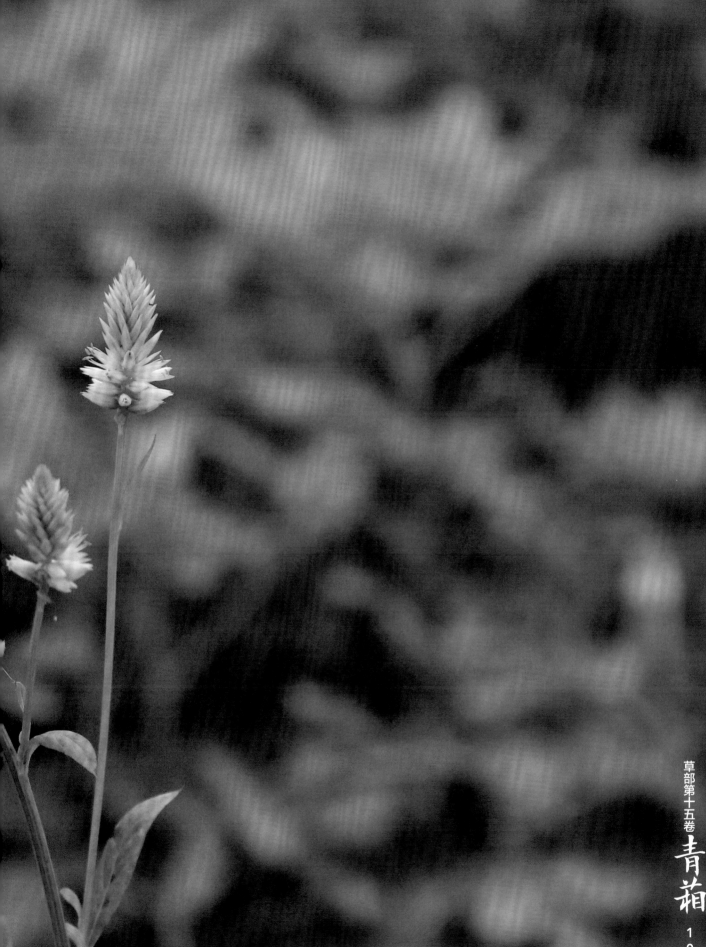

茎叶

‖ **修治** ‖

[敩曰] 凡用先烧铁杵臼，乃捣用之。

‖ **气味** ‖

苦，微寒，无毒。

‖ **主治** ‖

邪气，皮肤中热，风瘙身痒，杀三虫。本经。恶疮疥虱痔蚀，下部䘌疮。
别录。捣汁服，大疗温疟。苏恭。止金疮血。大明。

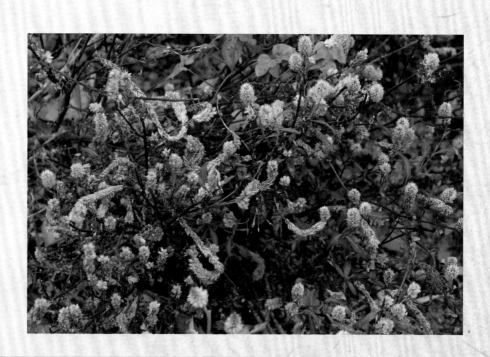

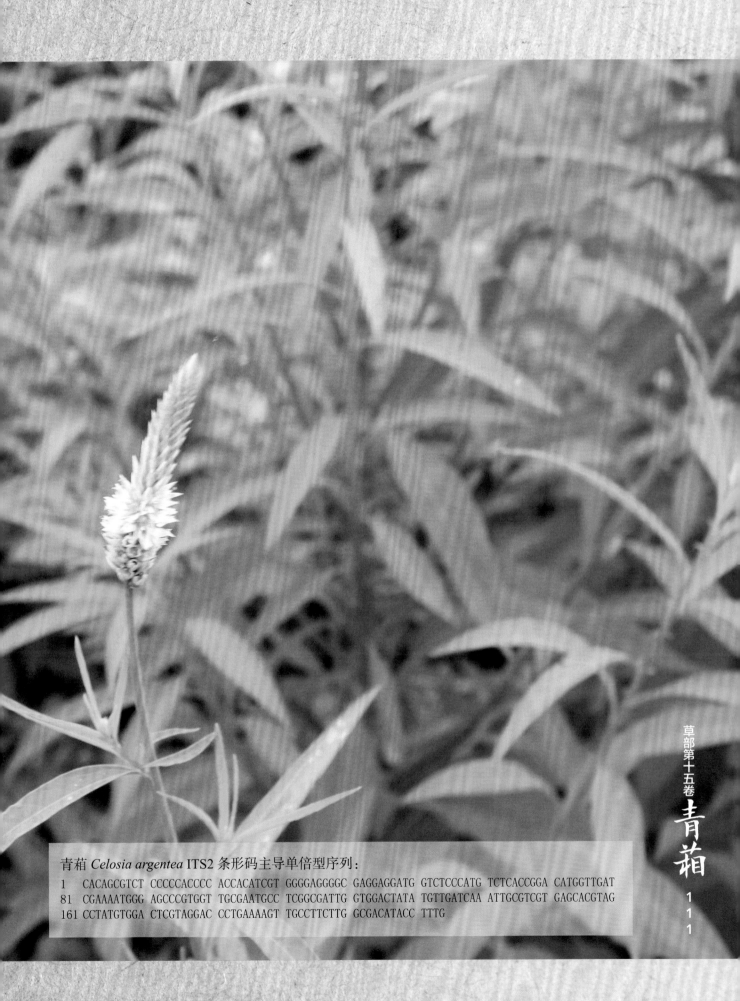

青葙 *Celosia argentea* ITS2 条形码主导单倍型序列：

```
1   CACAGCGTCT CCCCCACCCC ACCACATCGT GGGGAGGGGC GAGGAGGATG GTCTCCCATG TCTCACCGGA CATGGTTGAT
81  CGAAAATGGG AGCCCGTGGT TGCGAATGCC TCGGCGATTG GTGGACTATA TGTTGATCAA ATTGCGTCGT GAGCACGTAG
161 CCTATGTGGA CTCGTAGGAC CCTGAAAAGT TGCCTTCTTG GCGACATACC TTTG
```

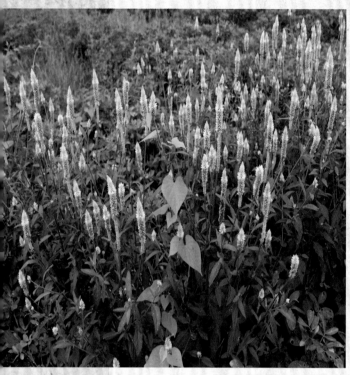
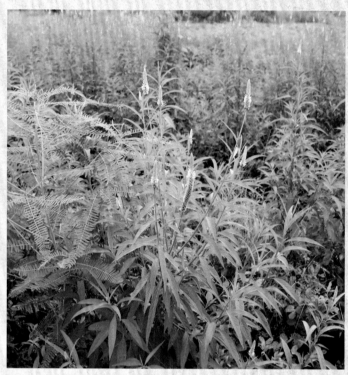

子

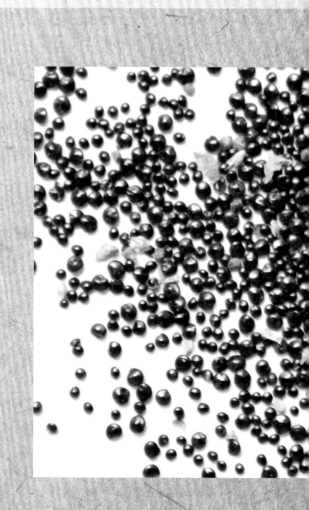

‖气味‖

苦，微寒，无毒。[权曰] 苦，平。

‖主治‖

唇口青。本经。治五脏邪气，益脑髓，镇肝，明耳目，坚筋骨，去风寒湿痹。大明。治肝脏热毒冲眼，赤障青盲翳肿，恶疮疥疮。甄权。

‖发明‖

[炳曰] 理眼，有青葙子丸。[宗奭曰] 青葙子，经中不言治眼，惟药性论、日华子始言治肝明目。今人多用治眼，殊与经意不相当。[时珍曰] 青葙子治眼，与决明子、苋实同功。本经虽不言治眼，而云一名草决明，主唇口青，则其明目之功可知

矣。目者肝之窍，唇口青者足厥阴经之证，古方除热亦多用之，青葙子之为厥阴药，又可知矣。况用之治目，往往有验，尤可征。据魏略云：初平中有青牛先生，常服青葙子丸，年百余岁，如五六十者。

‖附方‖

旧一。**鼻衄不止眩冒欲死**。青葙子汁三合，灌入鼻中。贞元广利方。

‖附录‖

桃朱术 [炳曰] 青葙一种花黄者，名陶朱术，苗相似。[藏器曰] 桃朱术生园中，细如芹，花紫，子作角。以镜向旁敲之，则子自发。五月五日乃收子，带之令妇人为夫所爱。

雁来红 [时珍曰] 茎叶穗子并与鸡冠同。其叶九月鲜红，望之如花，故名。吴人呼为老少年。一种六月叶红者，名十样锦。

天灵草 [时珍曰] 按土宿真君本草云：状如鸡冠花，叶亦如之，折之有液如乳，生江湖荆南陂池间。五月取汁，可制雄、硫，煮雌炼砂。

思莫子 [敦曰] 思莫子、鼠细子，二件真似青葙子，只是味不同。思莫子味疸，煎之有涩。

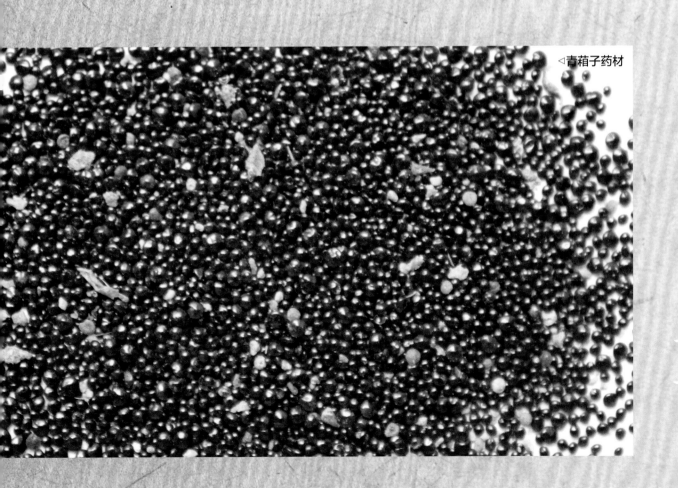

◁青葙子药材

鸡冠

宋《嘉祐》

‖ 基原 ‖

据《纲目图鉴》《药典图鉴》《纲目彩图》《中华本草》等综合分析考证，本品为苋科植物鸡冠花 Celosia cristata L.。我国南北各地均有栽培。《药典》收载鸡冠花药材为苋科植物鸡冠花的干燥花序；秋季花盛开时采收，晒干。

花冠鸡

▷鸡冠（*Celosia cristata*）

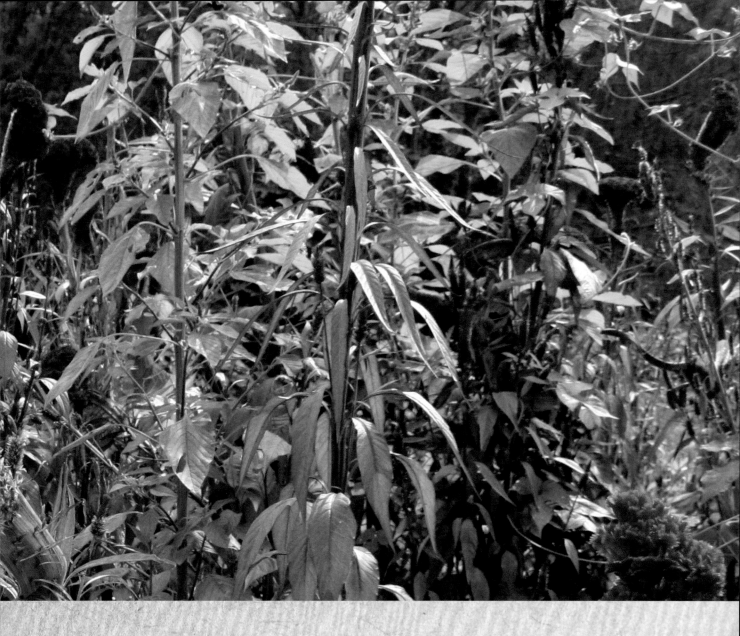

释名

[时珍曰] 以花状命名。

集解

[时珍曰] 鸡冠处处有之。三月生苗，入夏高者五六尺，矬者才数寸。其叶青柔，颇似白苋菜而窄，梢有赤脉。其茎赤色，或圆或扁，有筋起。六七月梢间开花，有红、白、黄三色。其穗圆长而尖者，俨如青葙之穗；扁卷而平者，俨如雄鸡之冠。花大有围一二尺者，层层卷出可爱。子在穗中，黑细光滑，与苋实一样。其穗如秕麦状。花最耐久，霜后始焉。

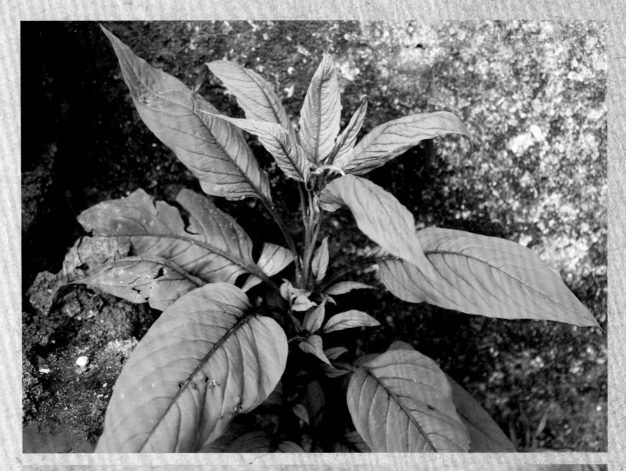

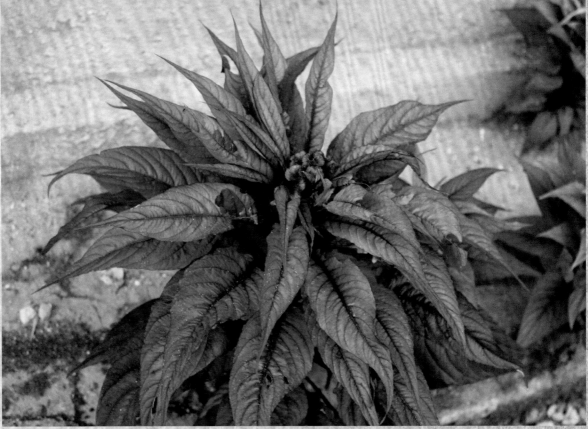

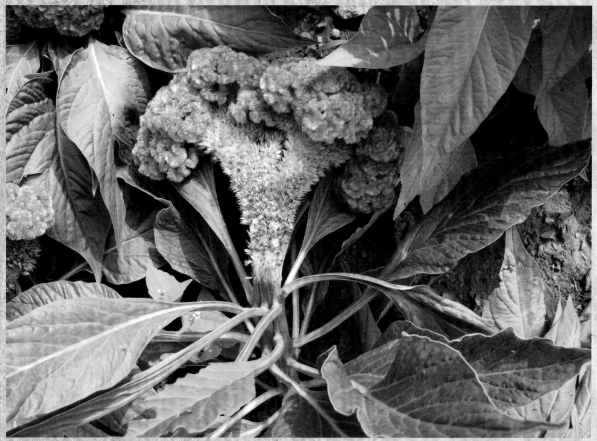

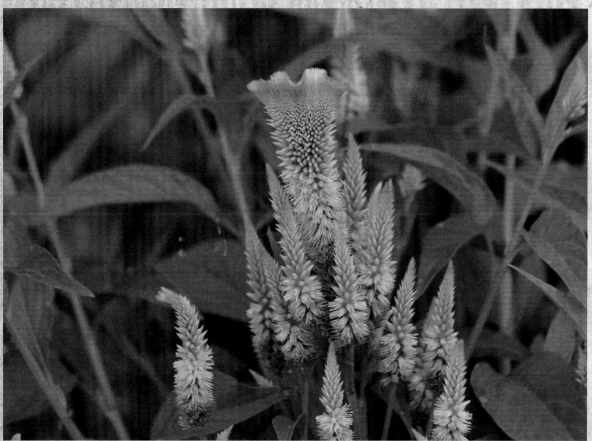

苗

‖气味‖

甘，凉，无毒。

‖主治‖

疮痔及血病。时珍。

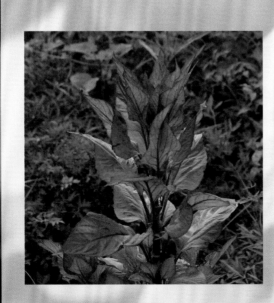

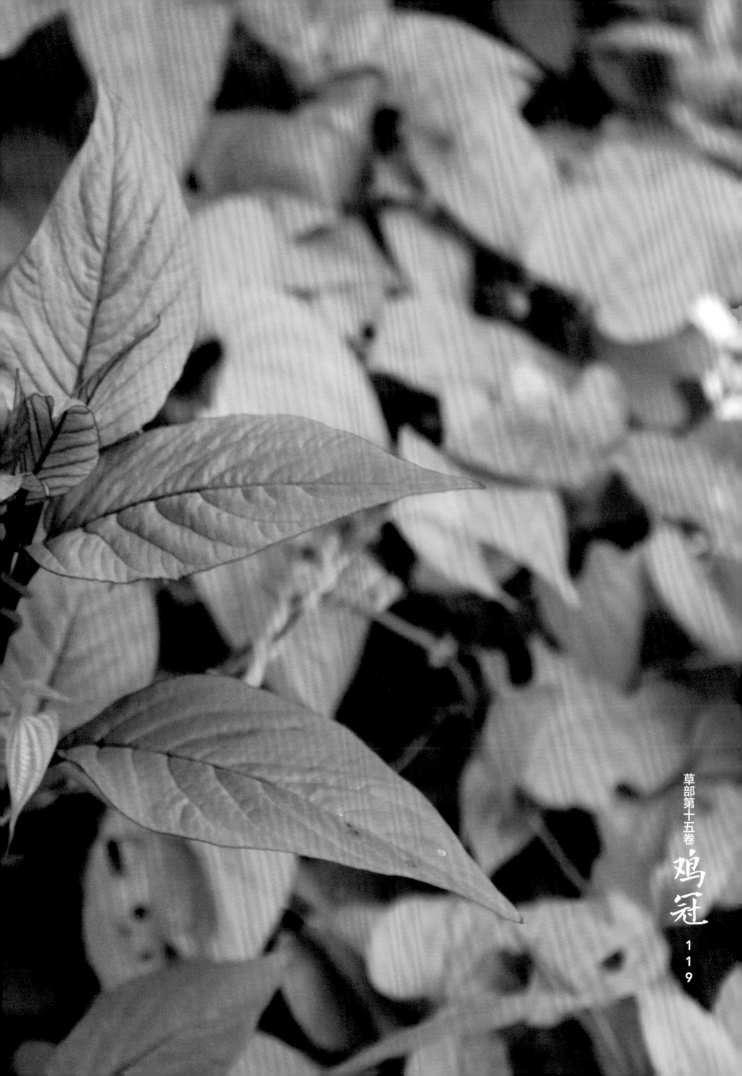

草部第十五卷 鸡冠 119

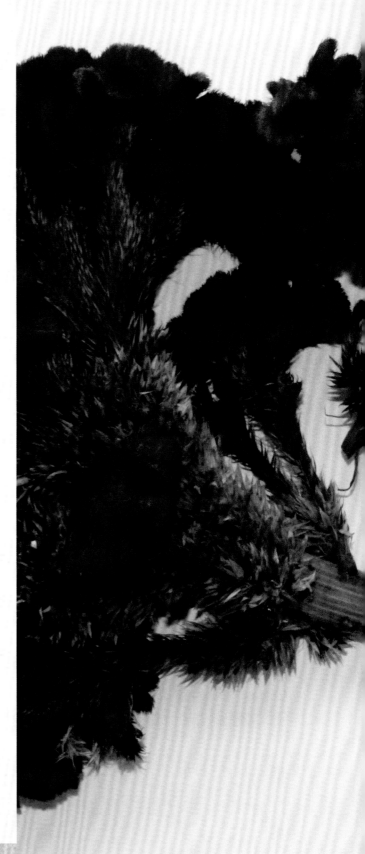

子

‖**气味**‖

甘，凉，无毒。

‖**主治**‖

止肠风泻血，赤白痢。藏器。崩中带下，入药炒用。大明。

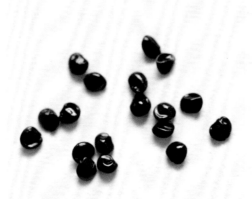

△鸡冠子药材

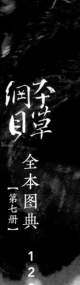

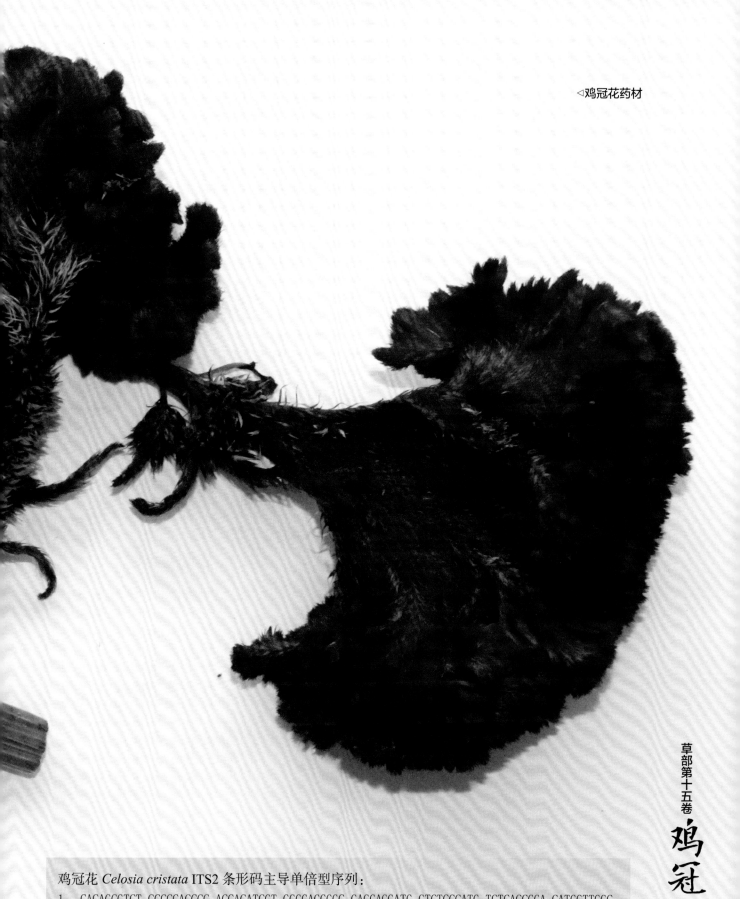

鸡冠花 *Celosia cristata* ITS2 条形码主导单倍型序列：

```
1   CACAGCGTCT CCCCCACCCC ACCACATCGT GGGGAGGGGC GAGGAGGATG GTCTCCCATG TCTCACCGGA CATGGTTGGC
81  CGAAAATGGG AGCCCGTGGT TGCGAATGCC TCGGCGATTG GTGGACTATA TGTTGATCAA ATTGCGTCGT GAGCACGTAG
161 CCTATGTGGA CTTGTAGGAC CCTGAAAAGT TGCCTTCTTG GCGACATACC TTTG
```

花

‖ 气味 ‖

同上。

‖ 主治 ‖

痔漏下血，赤白下痢，崩中赤白带下，分赤白用。时珍。

‖ 附方 ‖

新十。**吐血不止**白鸡冠花，醋浸煮七次，为末。每服二钱，热酒下。经验方。**结阴便血**鸡冠花、椿根白皮等分，为末，炼蜜丸梧子大。每服三十丸，黄芪汤下，日二服。圣济总录。**粪后下血**白鸡冠花并子炒，煎服。圣惠方。

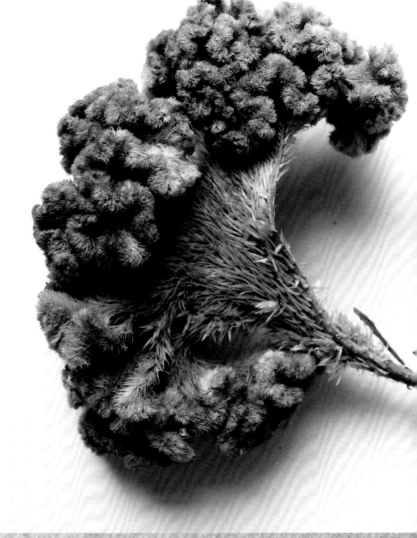

△鸡冠花药材

五痔肛肿久不愈，变成瘘疮。用鸡冠花、凤眼草各一两，水二碗，煎汤频洗。卫生宝鉴。**下血脱肛**白鸡冠花、防风等分，为末，糊丸梧子大，空心米饮每服七十丸。一方：白鸡冠花炒、棕榈灰、羌活一两，为末。每服二钱，米饮下。永类钤方。**经水不止**红鸡冠花一味，晒干为末。每服二钱，空心酒调下。忌鱼腥猪肉。孙氏集效方。**产后血痛**白鸡冠花，酒煎服之。李楼奇方。**妇人白带**白鸡冠花晒干为末，每旦空心酒服三钱。赤带用红者。孙氏集效方。**白带沙淋**白鸡冠花、苦壶卢等分，烧存性，空心火酒服之。摘玄。**赤白下痢**鸡冠花煎酒服。赤用红，白用白。集简方。

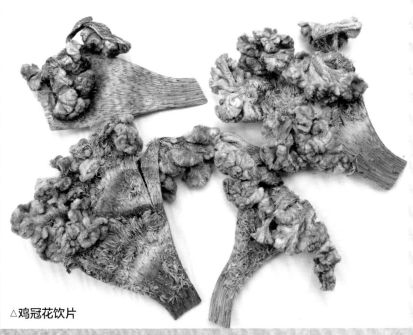

△鸡冠花饮片

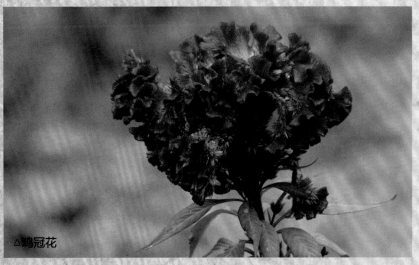

△鸡冠花

红蓝花

宋《开宝》

‖ **基原** ‖

据《纲目彩图》《纲目图鉴》《药典图鉴》《中药图鉴》等综合分析考证，本品为菊科植物红花 *Carthamus tinctorius* L.。东北、华北、西北及浙江、山东、贵州等地均有栽培。《药典》收载红花药材为菊科植物红花的干燥花；夏季花由黄变红时采摘，阴干或晒干。

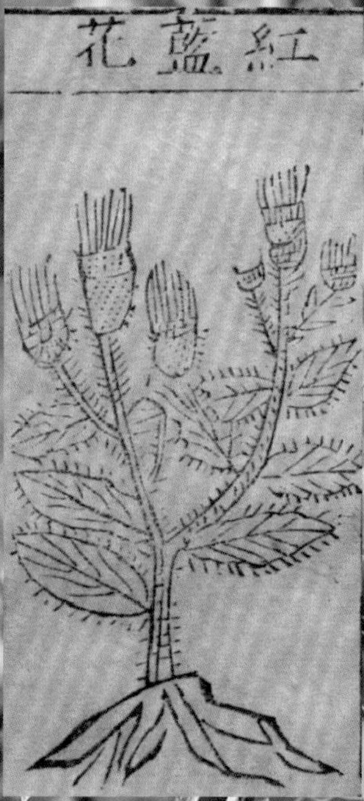

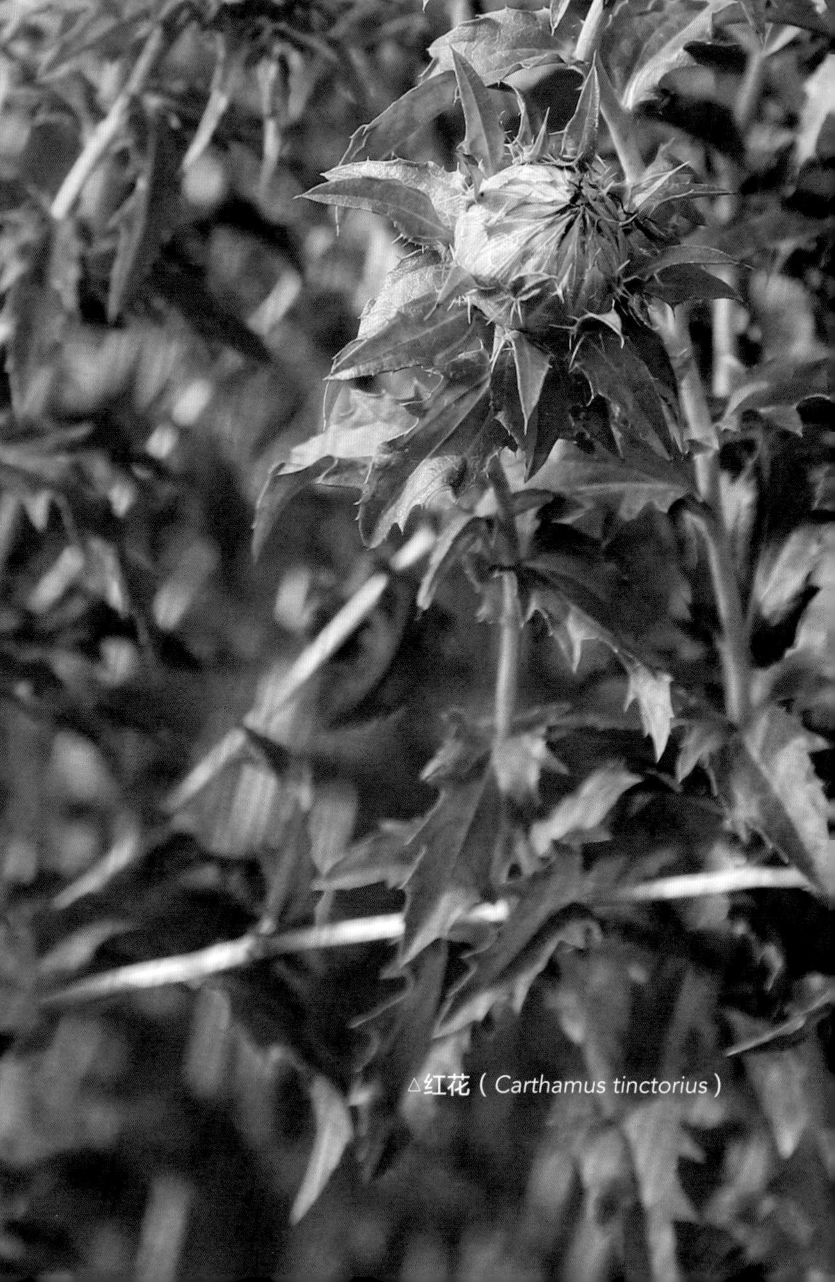

△红花（*Carthamus tinctorius*）

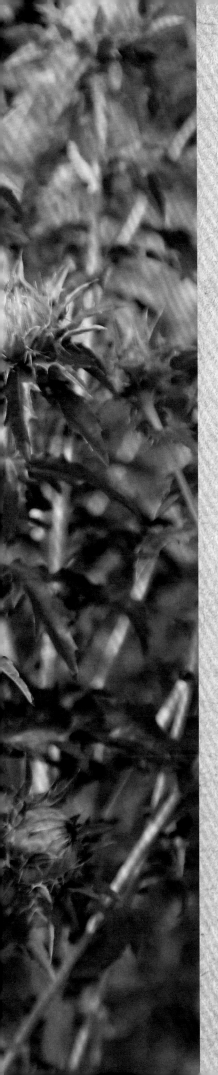

‖释名‖

红花开宝黄蓝。[颂曰]其花红色，叶颇似蓝，故有蓝名。

‖集解‖

[志曰]红蓝花即红花也，生梁汉及西域。博物志云：张骞得种于西域。今魏地亦种之。[颂曰]今处处有之。人家场圃所种，冬月布子于熟地，至春生苗，夏乃有花。花下作梂猬多刺，花出梂上。圃人乘露采之，采已复出，至尽而罢。梂中结实，白颗如小豆大。其花暴干，以染真红，又作胭脂。[时珍曰]红花二月、八月、十二月皆可以下种，雨后布子，如种麻法。初生嫩叶、苗亦可食。其叶如小蓟叶。至五月开花，如大蓟花而红色。侵晨采花捣熟，以水淘，布袋绞去黄汁又捣，以酸粟米泔清又淘，又绞袋去汁，以青蒿覆一宿，晒干，或捏成薄饼，阴干收之。入药搓碎用。其子五月收采，淘净捣碎煎汁，入醋拌蔬食，极肥美。又可为车脂及烛。

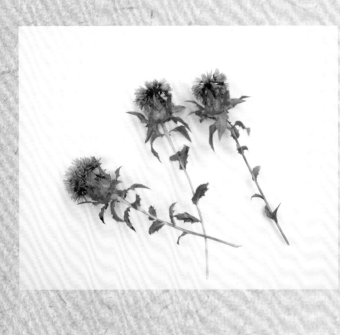

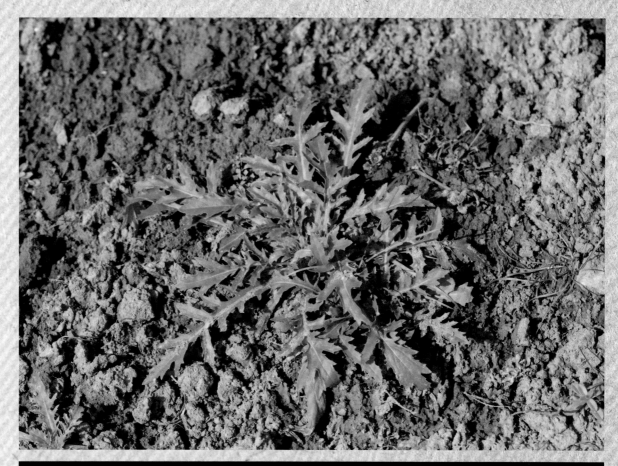

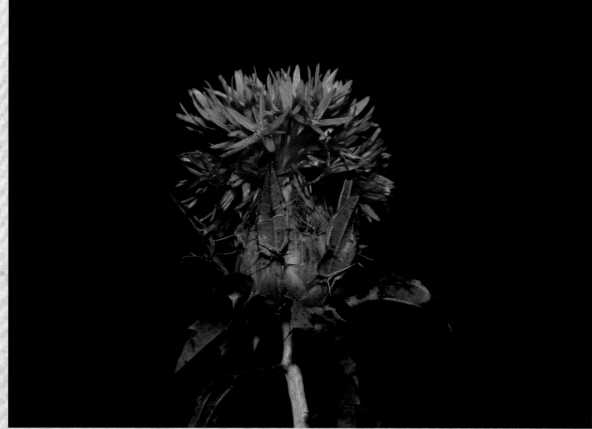

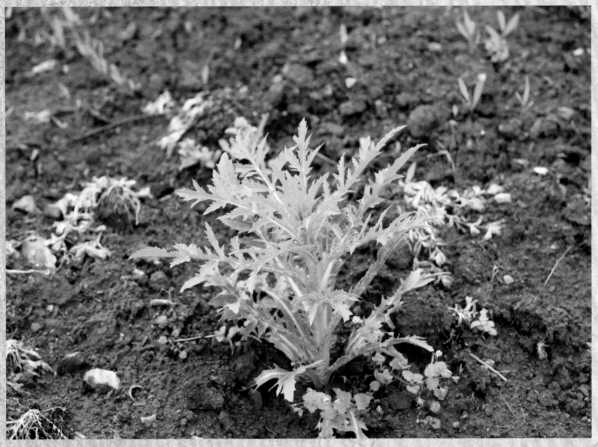

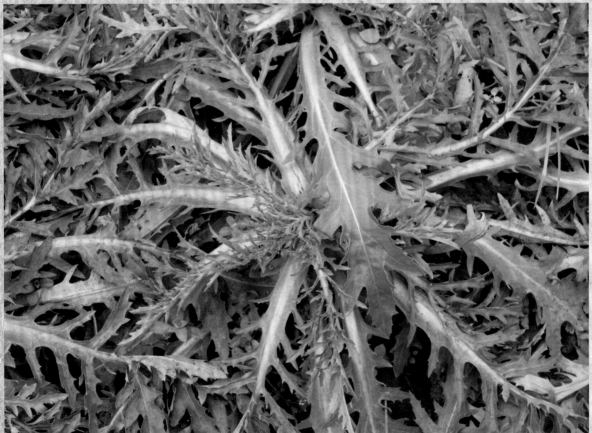

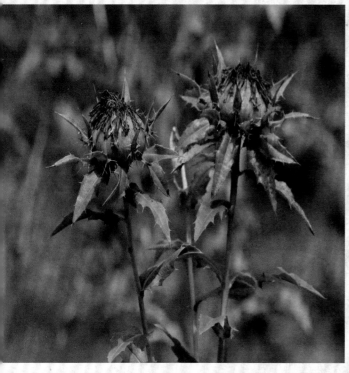
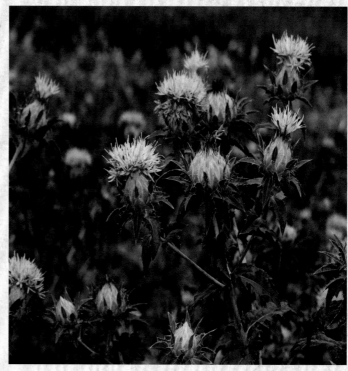

花

‖气味‖

辛，温，无毒。[元素曰] 入心养血，谓其苦温，阴中之阳，故入心。佐当归，生新血。[好古曰] 辛而甘苦温，肝经血分药也。入酒良。

‖主治‖

产后血运口噤，腹内恶血不尽绞痛，胎死腹中，并酒煮服。亦主蛊毒。开宝。多用破留血，少用养血。震亨。活血润燥，止痛散肿，通经。时珍。

‖发明‖

[时珍曰] 血生于心包，藏于肝，属于冲任。红花汁与之同类，故能行男子血脉，通女子经水。多则行血，少则养血。按养疴漫笔云：新昌徐氏妇，病产运已死，但胸膈微热。有名医陆氏曰：血闷也。得红花数十斤，乃可活。遂呕购得，以大锅煮汤，盛三桶于窗格之下，异妇寝其上熏之，汤冷再加。有顷指动，半日乃苏。按此亦得唐许胤宗以黄芪汤熏柳太后风病之法也。

‖附方‖

旧五，新三。**六十二种风**张仲景治六十二种风。兼腹内血气刺痛。用红花一大两，分为四分，

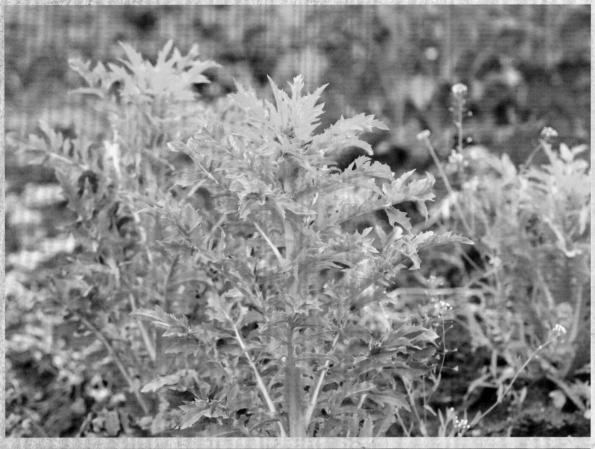

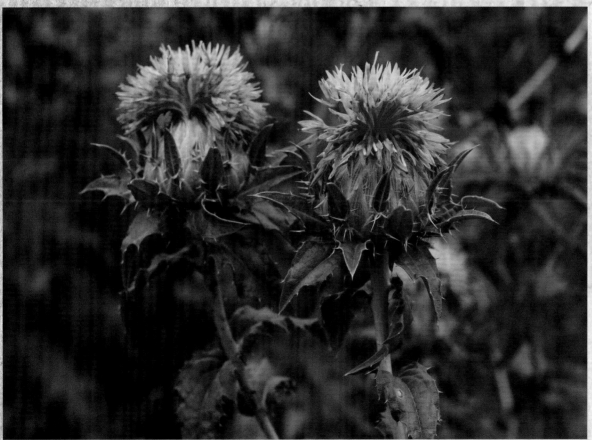

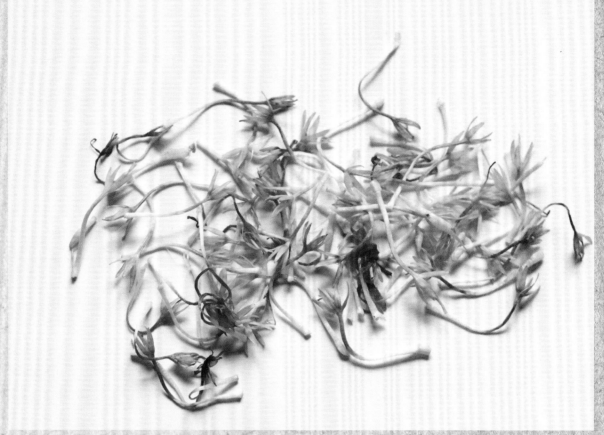

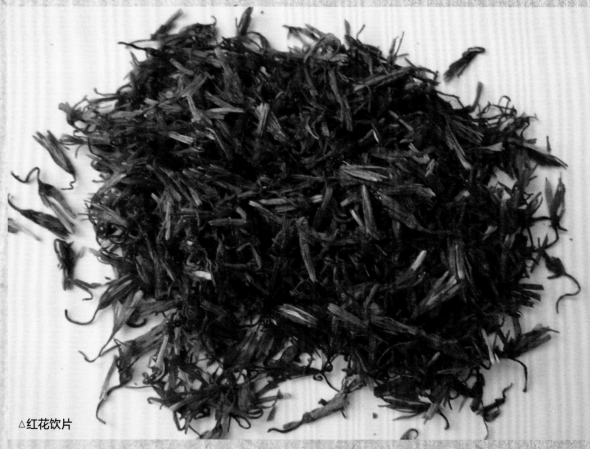

△红花饮片

以酒一大升，煎钟半，顿服之。不止再服。图经本草。**一切肿疾**红花熟捣取汁服，不过三服便瘥。外台秘要。**喉痹壅塞**不通者。红蓝花捣，绞取汁一小升服之，以瘥为度。如冬月无生花，以干者浸湿绞汁煎服，极验。广利方。**热病胎死**红花酒煮汁，饮二三盏。熊氏补遗。**胎衣不下**方同上。杨氏产乳。**产后血运心闷气绝**。红花一两，为末，分作二服，酒二盏，煎一盏，连服。如口噤，斡开灌之。或入小便尤妙。子母秘录。**聤耳出水**红蓝花三钱半，枯矾五钱，为末，以绵杖缴净吹之。无花则用枝叶。一方去矾。圣惠方。**噎膈拒食**端午采头次红花，无灰酒拌，焙干，血竭瓜子样者，等分为末，无灰酒一盏，隔汤顿热，徐咽。初服二分，次日四分，三日五分。杨起简便方。

子

‖主治‖

天行疮痘，水吞数颗。开宝。功与花同。苏颂。

‖附方‖

旧二，新一。**血气刺痛**红蓝子一升，捣碎，以无灰酒一大升拌子，暴干，重捣筛，蜜丸梧子大，空心酒下四十丸。张仲景方。**疮痘不出**红花子、紫草茸各半两，蝉蜕二钱半，水酒钟半，煎减半，量大小加减服。庞安常伤寒论。**女子中风血热烦渴**。以红蓝子五合，熬捣，旦日取半大匙，以水一升，煎取七合，去渣细细咽之。贞元广利方。

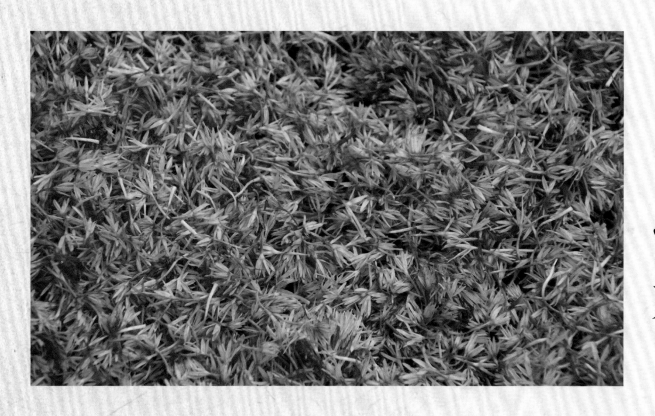

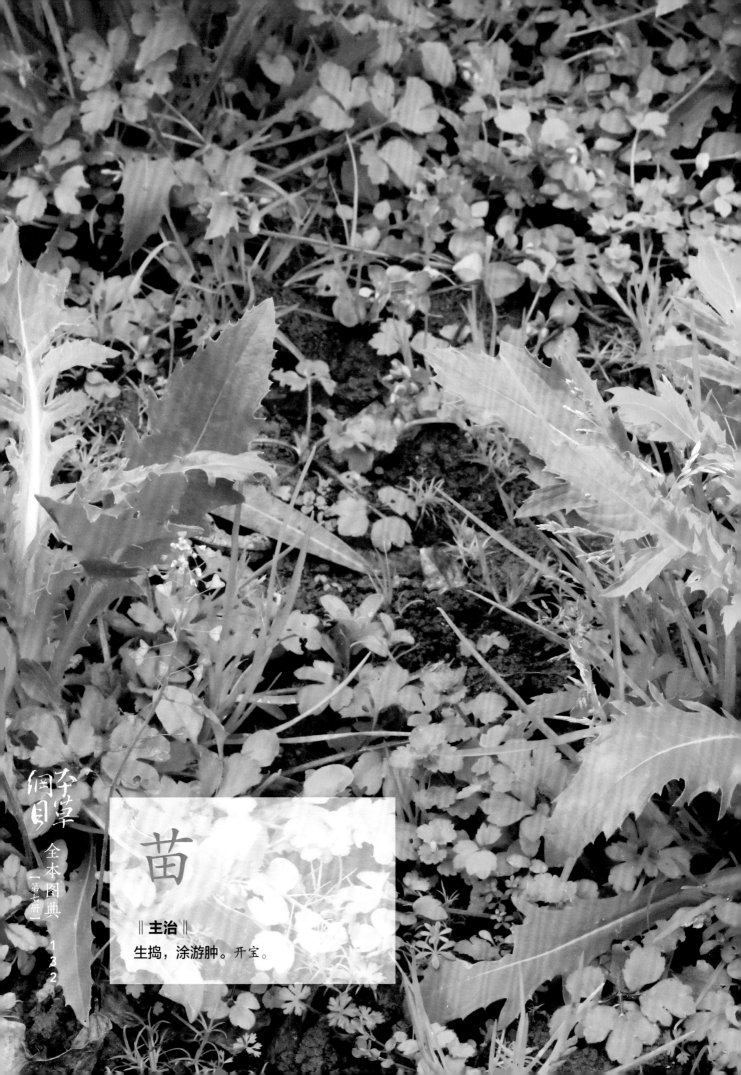

苗

‖ **主治** ‖

生捣，涂游肿。开宝。

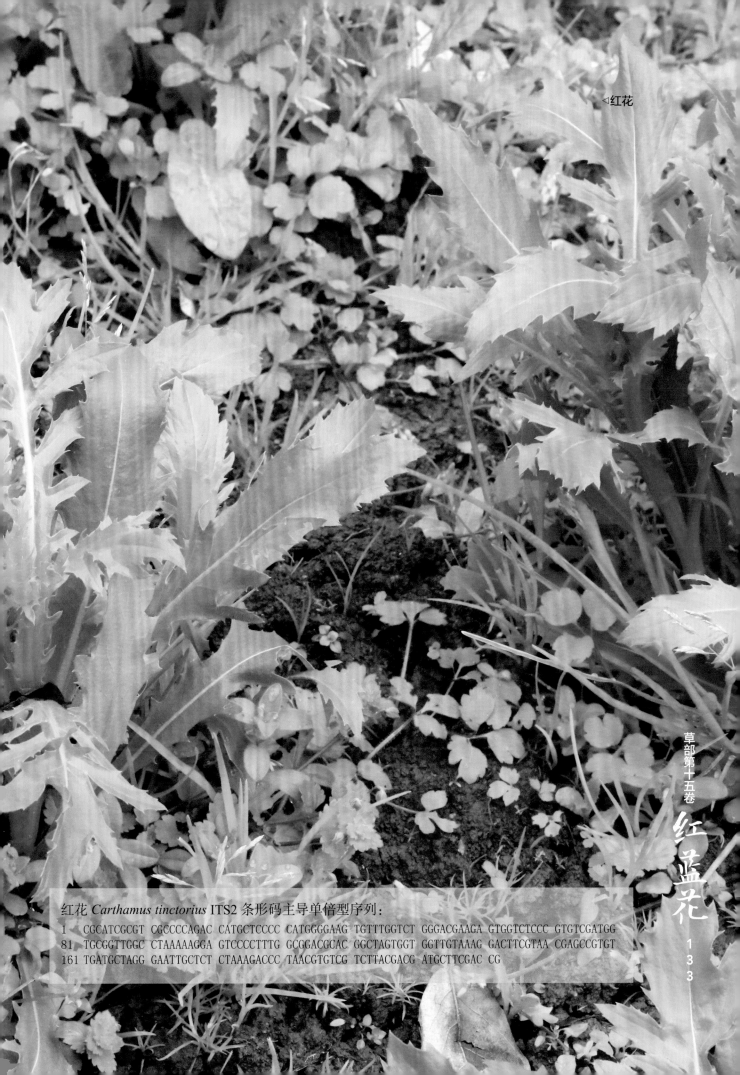

◁红花

红花 *Carthamus tinctorius* ITS2 条形码主导单倍型序列：

1　CGCATCGCGT CGCCCCAGAC CATGCTCCCC CATGGGGAAG TGTTTGGTCT GGGACGAAGA GTGGTCTCCC GTGTCGATGG
81　TGCGGTTGGC CTAAAAAGGA GTCCCCTTTG GCGGACGCAC GGCTAGTGGT GGTTGTAAAG GACTTCGTAA CGAGCCGTGT
161　TGATGCTAGG GAATTGCTCT CTAAAGACCC TAACGTGTCG TCTTACGACG ATGCTTCGAC CG

‖ 基原 ‖

据《纲目图鉴》《药典图鉴》《中药图鉴》《中华本草》等综合分析考证，本品为鸢尾科植物番红花 *Crocus sativus* L.。主产于西班牙、印度、伊朗等地，我国北京、上海等地有栽培。《药典》收载西红花药材为鸢尾科植物番红花的干燥柱头。

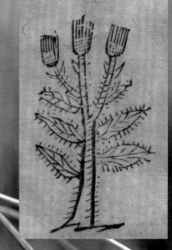

番红花

番红花

《纲目》

番红花 *Crocus sativus* ITS2 条形码主导单倍型序列：

```
1   CGCCTCCCGT CGCTCCCCAC AGCCGTGCGG ATGCGGAGAT TGGCCCGCCG TGCTCCGTGC GCGGCGGGTC GAAGTGCCGG
81  CCGTCGTCGG GCCTGGCGCG GCGAATGGTG GACGAATACA TCGTTGTTTG TGCCTACTCT CCGTGTCCTT GCCCTCAACA
161 ATGCGACATG TCGTCGTCGG ACCCCTCACC ATGGACCCTT CCGGCTTCCG AATAAGAAGA AGGAACCGTC CTCGGAACG
```

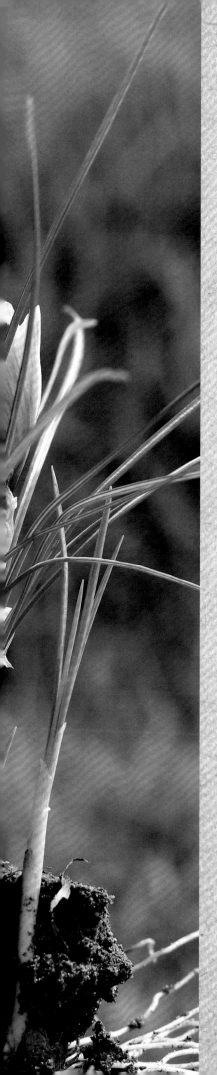

‖释名‖

洎夫蓝_{纲目}撒法郎。

‖释名‖ 洎夫蓝纲目撒法郎。

‖集解‖

[时珍曰] 番红花出西番回回地面及天方国，即彼地红蓝花也。元时以入食馔用。按张华博物志言，张骞得红蓝花种于西域，则此即一种，或方域地气稍有异耳。

‖气味‖

甘，平，无毒。

‖主治‖

心忧郁积，气闷不散，活血。久服令人心喜。又治惊悸。时珍。

‖附方‖

新一。**伤寒发狂**惊怖恍惚。用撒法郎二分，水一盏，浸一夕服之。天方国人所传。王玺医林集要。

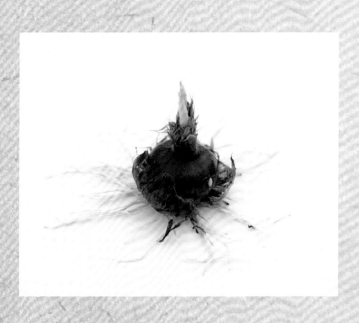

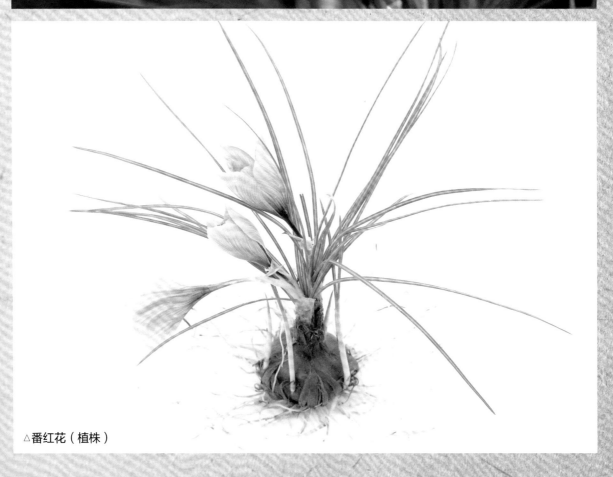

△番红花（植株）

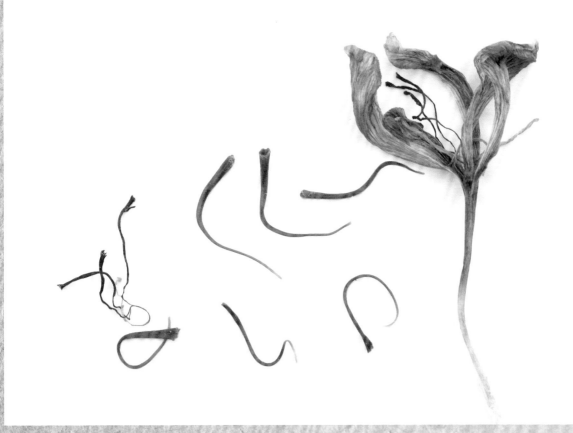

燕脂

《纲目》

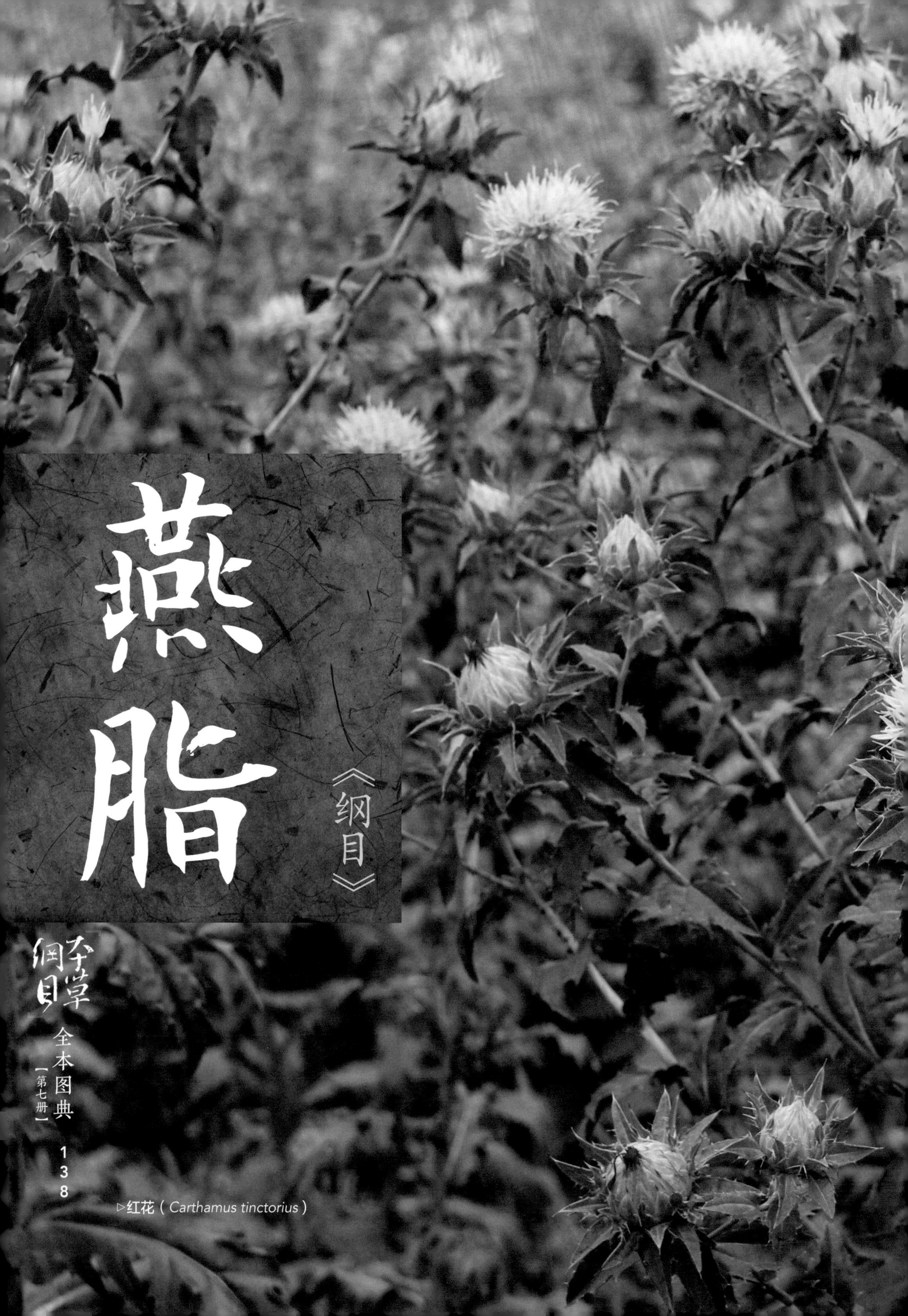

本草纲目全本图典 [第七册] 1 3 8

▷红花（*Carthamus tinctorius*）

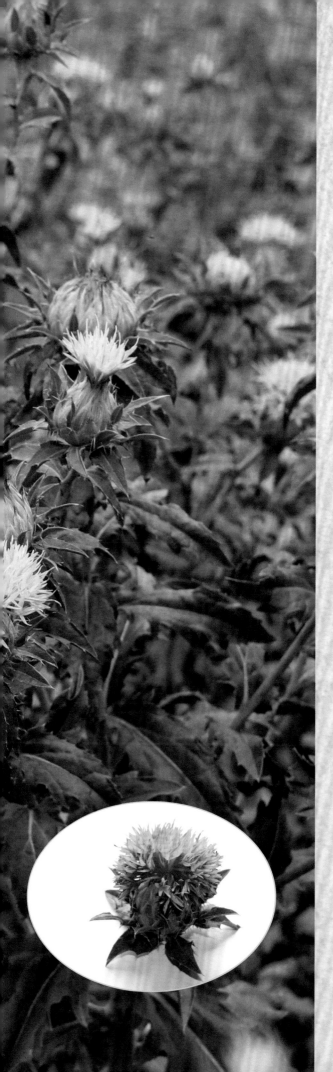

‖释名‖

䞓赦。[时珍曰] 按伏侯中华古今注云：燕脂起自纣，以红蓝花汁凝作之。调脂饰女面，产于燕地，故曰燕脂。或作䞓赦。匈奴人名妻为阏氏，音同燕脂，谓其颜色可爱如燕脂也。俗作臙肢、胭支者，并谬也。

‖集解‖

[时珍曰] 燕脂有四种：一种以红蓝花汁染胡粉而成，乃苏鹗演义所谓燕脂叶似蓟，花似蒲，出西方，中国谓之红蓝，以染粉为妇人面色者也。一种以山燕脂花汁染粉而成，乃段公路北户录所谓端州山间有花丛生，叶类蓝，正月开花似蓼，土人采含苞者为燕脂粉，亦可染帛，如红蓝者也。一种以山榴花汁作成者，郑虔胡本草载之。一种以紫钾染绵而成者，谓之胡燕脂，李珣南海药谱载之，今南人多用紫钾燕脂，俗呼紫梗是也。大抵皆可入血病药用。又落葵子亦可取汁和粉饰面，亦谓之胡燕脂，见菜部。

‖气味‖

甘，平，无毒。

‖主治‖

小儿聤耳，浸汁滴之。开宝。活血，解痘毒。时珍。

‖附方‖

新五。**乳头裂破**燕脂、蛤粉为末，傅之。危氏得效方。**婴孩鹅口**白厚如纸，用坯子燕脂，以乳汁调涂之，一宿效。男用女乳，女用男乳。集简方。**漏疮肿痛**猪胆七个，绵燕脂十个洗水，和匀，搽七次即可。救急方。**防痘入目**燕脂嚼汁点之。集简方。**痘疮倒陷**干燕脂三钱，胡桃烧存性一个，研末，用胡荽煎酒服一钱，再服取效。救急方。

据《纲目彩图》《药典图鉴》《中药图鉴》《中华本草》
等综合分析考证：大蓟为菊科植物蓟 *Cirsium japonicum* Fisch.
ex DC.，小蓟为菊科植物刺儿菜 *C. setosum* (Willd.) MB.。大
蓟分布于河北、陕西、山东、湖南、福建、云南等地，小蓟
分布于我国南北各地。《药典》收载大蓟药材为菊科植物蓟
的干燥地上部分，收载小蓟药材为菊科植物刺儿菜的干燥地
上部分；夏、秋二季花开时采割地上部分，除去杂质，晒干。

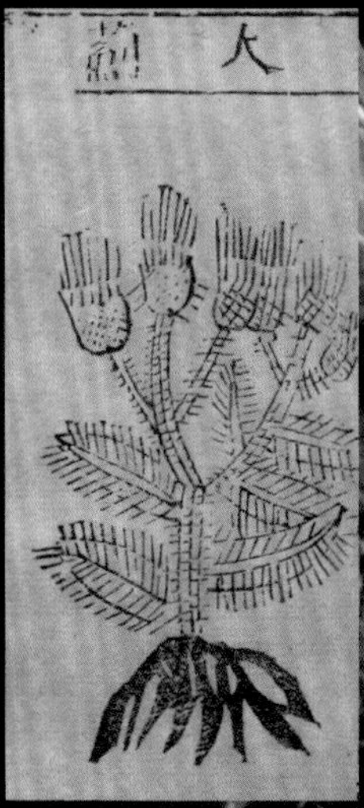

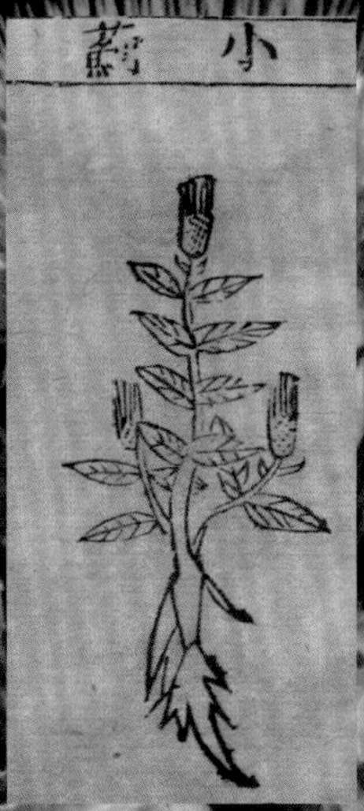

蓟 大　　小 蓟

大蓟一小蓟

《别录》中品

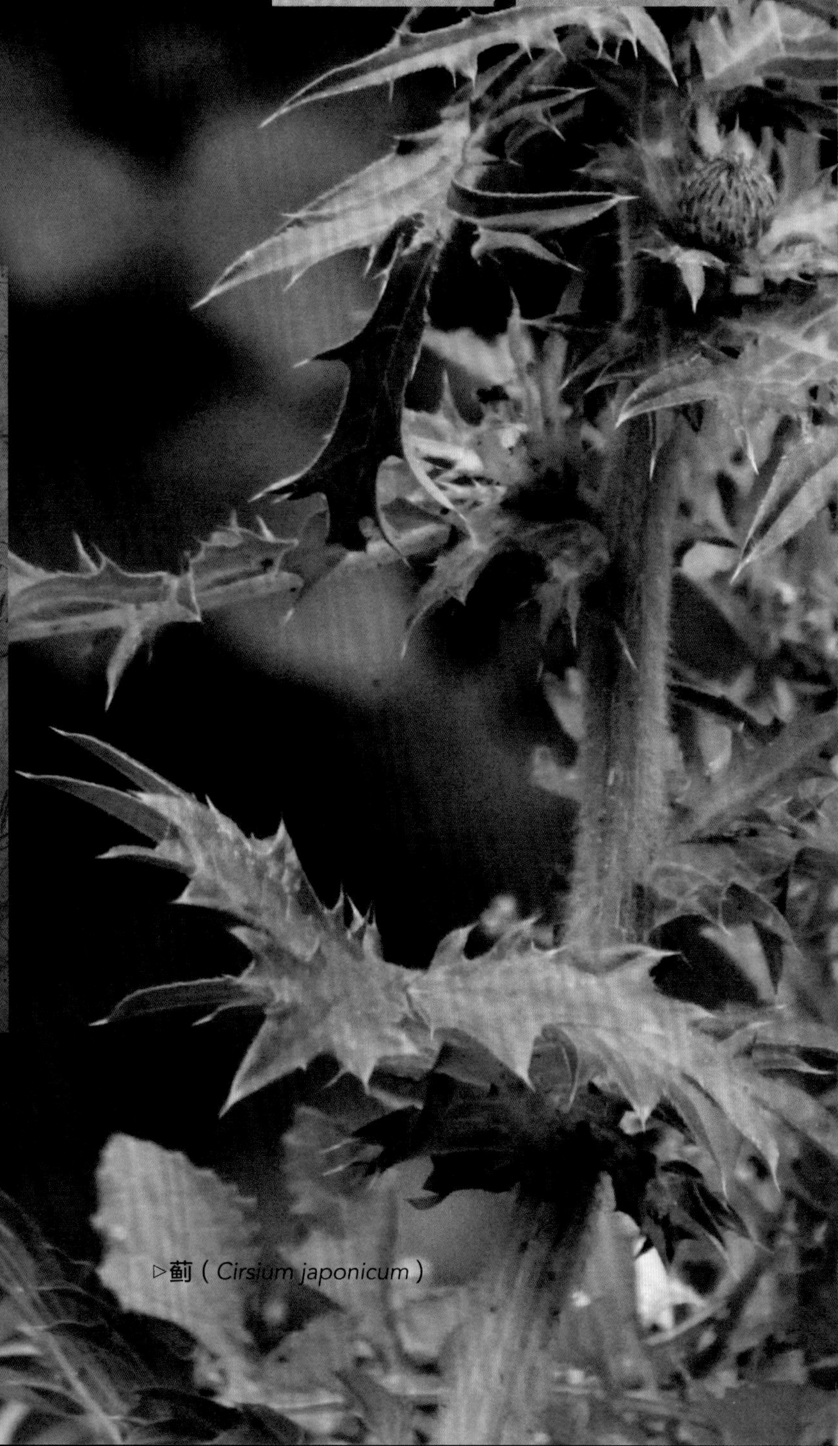

本草纲目 全本图典 [第七册]

140

▷蓟（*Cirsium japonicum*）

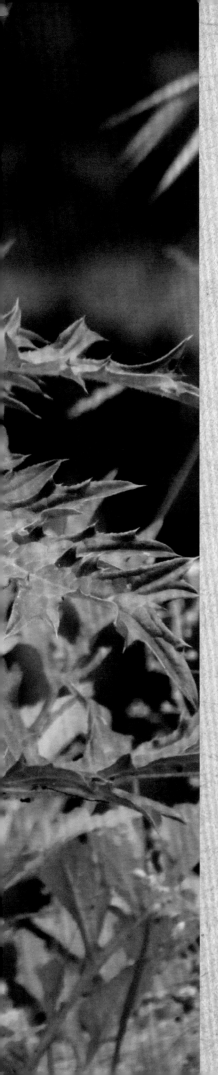

‖释名‖

虎蓟弘景**马蓟**范汪**猫蓟**弘景**刺蓟**日华**山牛蒡**日华**鸡项草**图经**千针草**图经**野红花**纲目。[弘景曰] 大蓟是虎蓟，小蓟是猫蓟，叶并多刺，相似。田野甚多，方药少用。[时珍曰] 蓟犹髻也，其花如髻也。曰虎、曰猫，因其苗状狰狞也。曰马者，大也。牛蒡，因其根似牛蒡根也。鸡项，因其茎似鸡之项也。千针、红花，皆其花状也。郑樵通志谓尔雅之繁曰狗毒者即此，未知是否？[藏器曰] 蓟门以多蓟得名，当以北方者为胜也。

‖集解‖

[别录曰] 大小蓟，五月采。[恭曰] 大小蓟叶虽相似，功力有殊。大蓟生山谷，根疗痈肿；小蓟生平泽，不能消肿，而俱能破血。[颂曰] 小蓟处处有之，俗名青刺蓟。二月生苗，二三寸时，并根作菜，茹食甚美。四月高尺余，多刺，心中出花，头如红蓝花而青紫色，北人呼为千针草。四月采苗，九月采根，并阴干用。大蓟苗根与此相似，但肥大尔。[宗奭曰] 大小蓟皆相似，花如髻。但大蓟高三四尺，叶皱；小蓟高一尺许，叶不皱，以此为异。作菜虽有微芒，不害人。

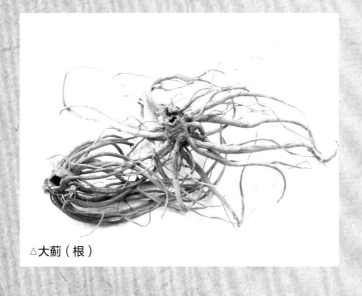

△大蓟（根）

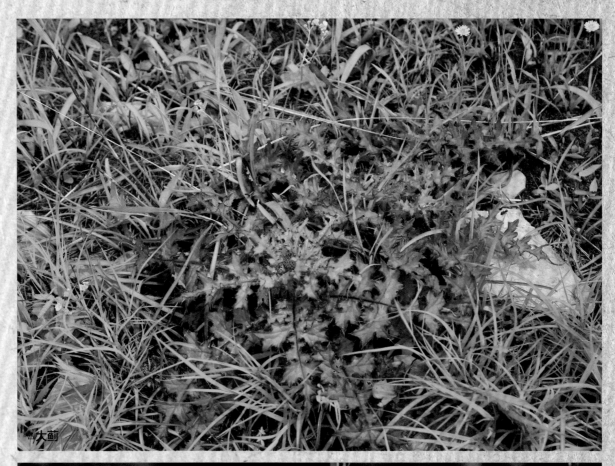

△大蓟

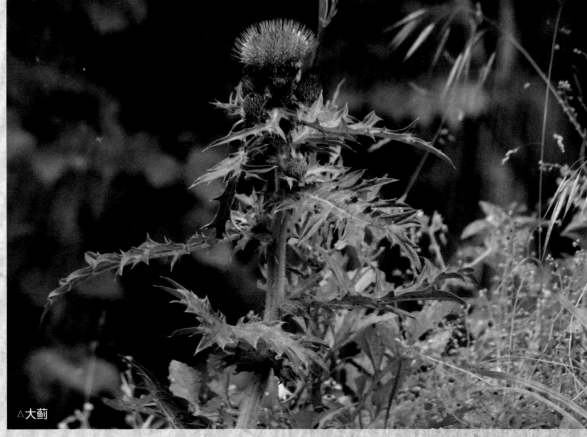

△大蓟

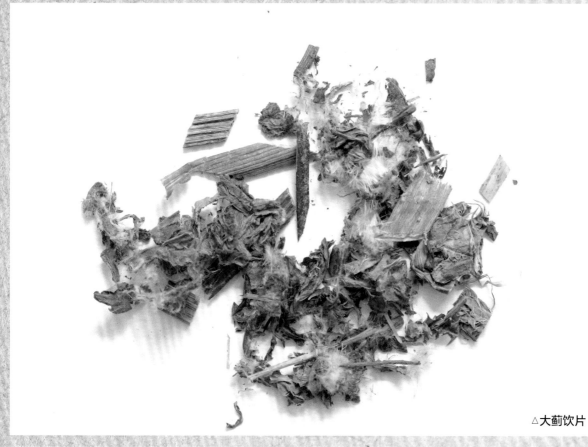

△大蓟饮片

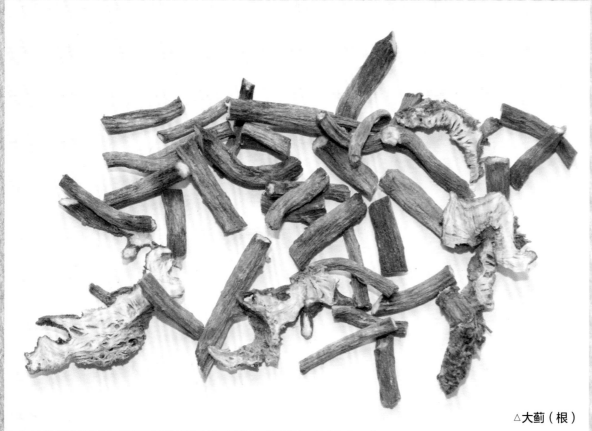

△大蓟（根）

大蓟根 叶同

‖气味‖

甘，温，无毒。[弘景曰]有毒。[权曰]苦，平。[大明曰]叶凉。

‖主治‖

女子赤白沃，安胎，止吐血鼻衄，令人肥健。别录。捣根绞汁服半升，主崩中血下立瘥。甄权。叶：治肠痈，腹脏瘀血，作运扑损，生研，酒并小便任服。又恶疮疥癣，同盐研署之。大明。

小蓟根 苗同

‖气味‖

甘，温，无毒。[大明曰]凉。

‖主治‖

养精保血。别录。破宿血，生新血，暴下血血崩，金疮出血，呕血等，绞取汁温服。作煎和糖，合金疮，及蜘蛛蛇蝎毒，服之亦佳。藏器。治热毒风，并胸膈烦闷，开胃下食，退热，补虚损。苗：去烦热，生研汁服。并大明。作菜食，除风热。夏月热烦不止，捣汁半升服，立瘥。孟诜。

‖发明‖

[大明曰]小蓟力微，只可退热，不似大蓟能健养下气也。[恭曰]大小蓟皆能破血。但大蓟兼疗痈肿，而小蓟专主血，不能消肿也。

‖附方‖

旧五，新九。**心热吐血**口干。用刺蓟叶及根，捣绞取汁，每顿服二小盏。圣惠方。**舌硬出血**不止。刺蓟捣汁，和酒服。干者为末，冷水服。普济方。**九窍出血**方同上。简要济众。**卒泻鲜血**小蓟叶捣汁，温服一升。梅师方。**崩中下血**大小蓟根一升，酒一斗，渍五宿，任饮。亦可酒煎服，或生捣汁温服。又方：小蓟茎叶洗切，研汁一盏，入生地黄汁一盏，白术半两，煎减半，温

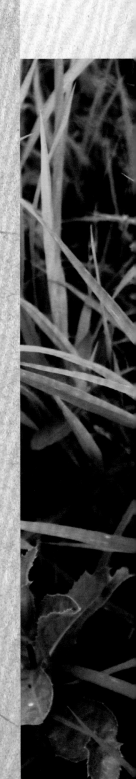

服。千金方。**堕胎下血**小蓟根叶、益母草五两，水二大碗，煮汁一碗，再煎至一盏，分二分，一日服尽。圣济总录。**金疮出血**不止。小蓟苗捣烂涂之。孟诜食疗本草。**小便热淋**马蓟根捣汁服。圣惠方。**鼻塞不通**小蓟一把，水二升，煮取一升，分服。外台秘要方。**小儿浸淫**疮痛不可忍，发寒热者。刺蓟叶新水调傅疮上，干即易之。简要济众方。**癣疮作痒**刺蓟叶捣汁服之。千金方。**妇人阴痒**小蓟煮汤，日洗三次。广济方。**诸瘘不合**虎蓟根、猫蓟根、酸刺根、枳根、杜衡各一把，斑蝥三分，炒为末，蜜丸枣大。日一服，并以小丸纳疮中。肘后方。**丁疮恶肿**千针草四两，乳香一两，明矾五钱，为末。酒服二钱，出汗为度。普济方。

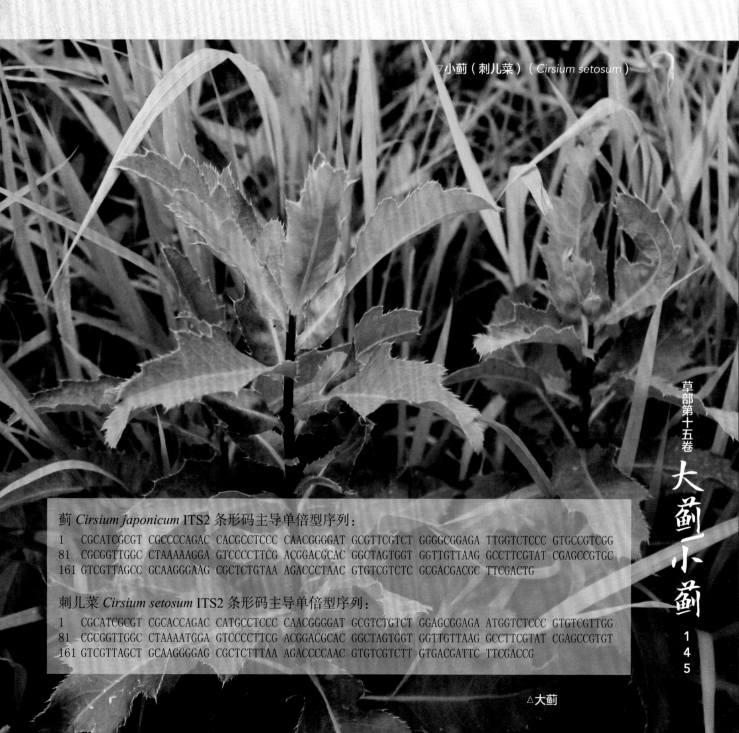

▽小蓟（刺儿菜）（*Cirsium setosum*）

蓟 *Cirsium japonicum* ITS2 条形码主导单倍型序列：

1　CGCATCGCGT CGCCCCAGAC CACGCCTCCC CAACGGGGAT GCGTTCGTCT GGGGCGGAGA TTGGTCTCCC GTGCCGTCGG
81　CGCGGTTGGC CTAAAAAGGA GTCCCCTTCG ACGGACGCAC GGCTAGTGGT GGTTGTTAAG GCCTTCGTAT CGAGCCGTGC
161 GTCGTTAGCC GCAAGGGAAG CGCTCTGTAA AGACCCTAAC GTGTCGTCTC GCGACGACGC TTCGACTG

刺儿菜 *Cirsium setosum* ITS2 条形码主导单倍型序列：

1　CGCATCGCGT CGCACCAGAC CATGCCTCCC CAACGGGGAT GCGTCTGTCT GGAGCGGAGA ATGGTCTCCC GTGTCGTTGG
81　CGCGGTTGGC CTAAAATGGA GTCCCCTTCG ACGGACGCAC GGCTAGTGGT GGTTGTTAAG GCCTTCGTAT CGAGCCGTGT
161 GTCGTTAGCC GCAAGGGGAG CGCTCTTTAA AGACCCTAAC GTGTCGTCTT GTGACGATTC TTCGACCG

△大蓟

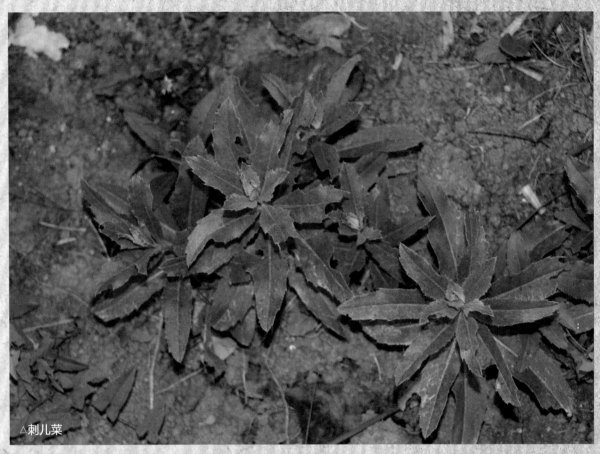

△刺儿菜

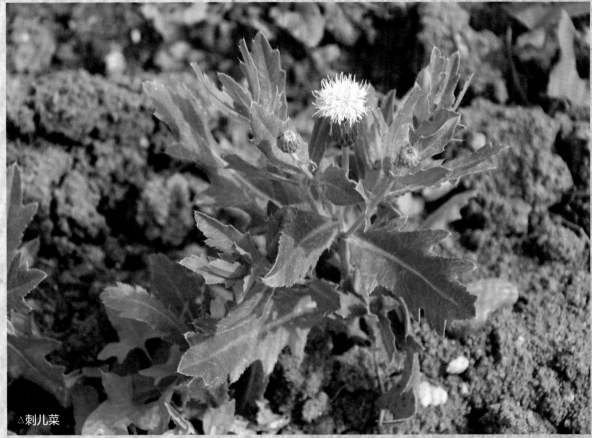

△刺儿菜

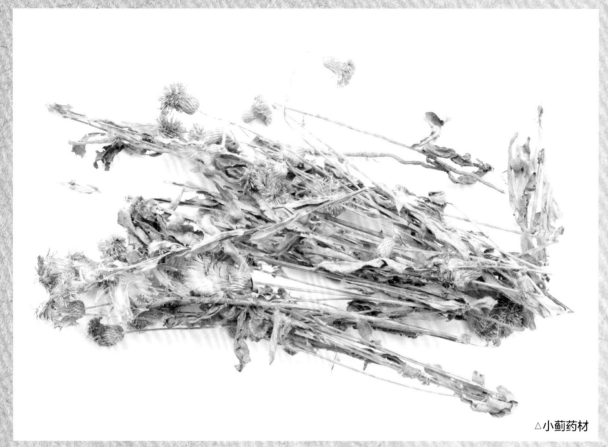

△小蓟药材

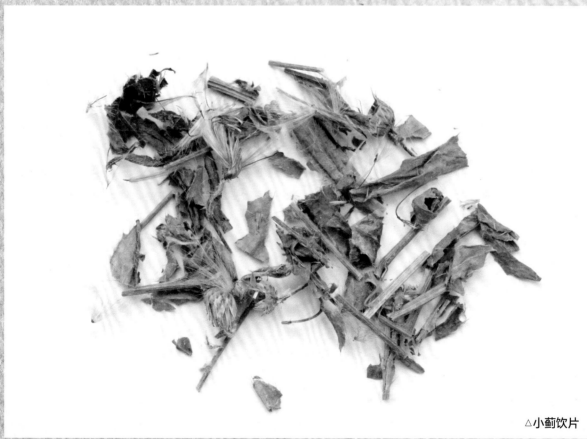

△小蓟饮片

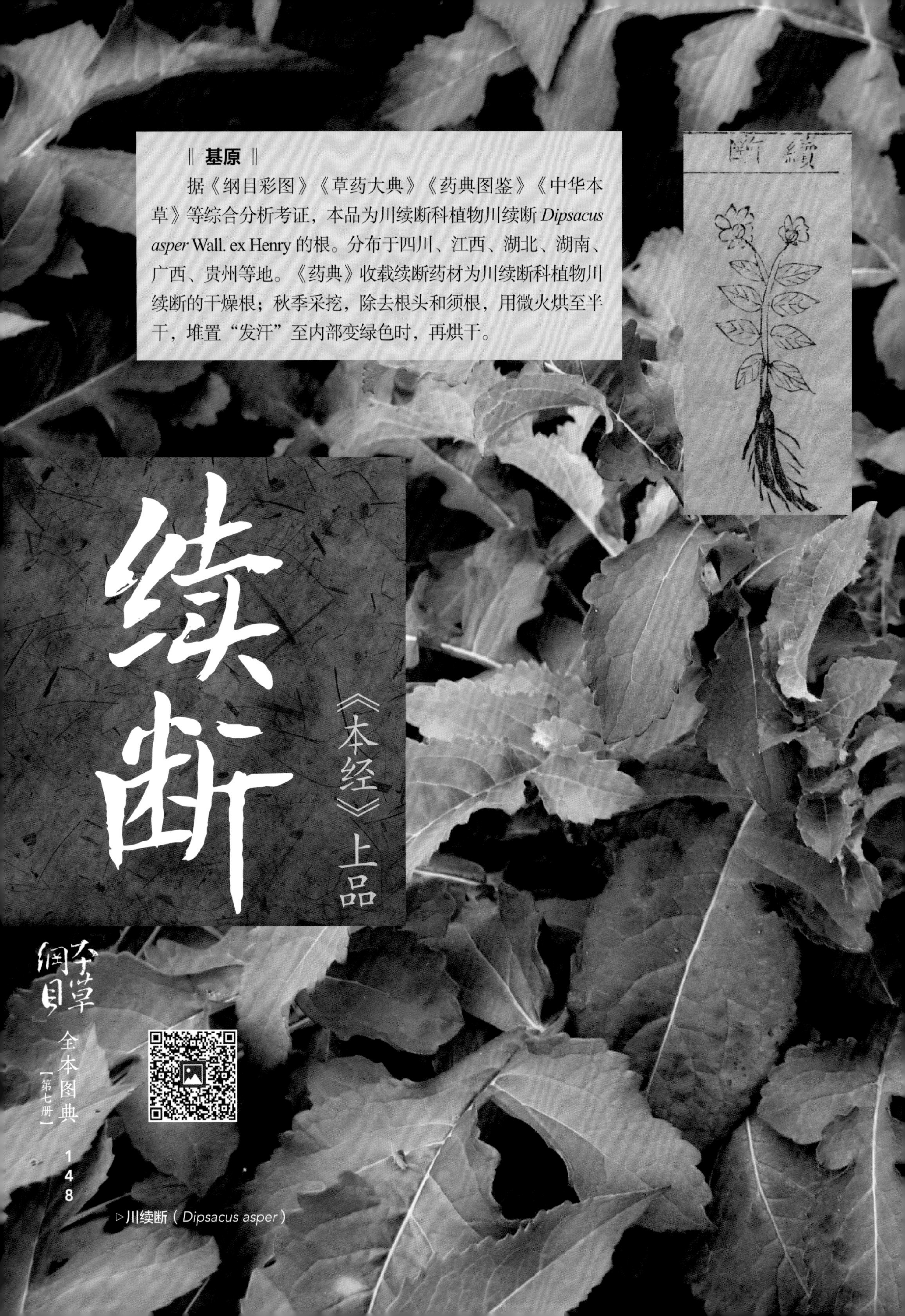

‖ 基原 ‖

据《纲目彩图》《草药大典》《药典图鉴》《中华本草》等综合分析考证，本品为川续断科植物川续断 *Dipsacus asper* Wall. ex Henry 的根。分布于四川、江西、湖北、湖南、广西、贵州等地。《药典》收载续断药材为川续断科植物川续断的干燥根；秋季采挖，除去根头和须根，用微火烘至半干，堆置"发汗"至内部变绿色时，再烘干。

续断

《本经》上品

▷川续断（*Dipsacus asper*）

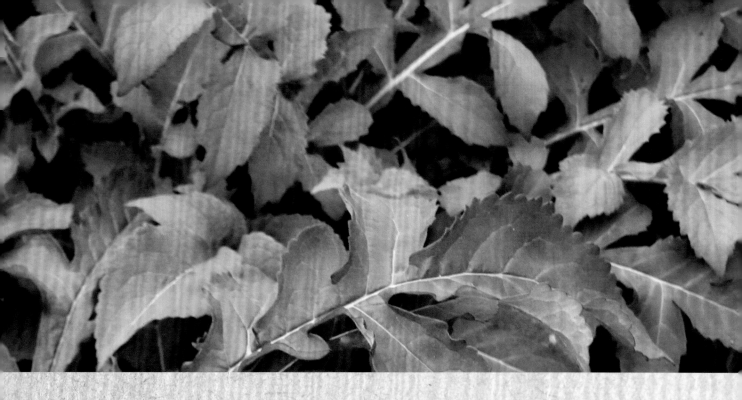

‖释名‖

属折本经**接骨**别录**龙豆**本经**南草**别录。[时珍曰] 续断、属折、接骨，皆以功命名也。

‖集解‖

[别录曰] 续断生常山山谷，七月、八月采，阴干。[普曰] 出梁州，七月七日采。[弘景曰] 按桐君药录云：续断生蔓延，叶细茎如荏，大根本，黄白有汁，七月八月采根。今皆用茎叶节节断，皮黄皱，状如鸡脚者，又呼为桑上寄生。时人又有接骨树，高丈余许，叶似蒴藋，皮主金疮。广州又有续断藤，一名诺藤，断其茎，以器承取汁饮，疗虚损绝伤，用沐头，长发，折枝插地即生。恐皆非真。李当之云是虎蓟，与此大乖，但虎蓟亦疗血。[恭曰] 所在山谷皆有。今俗用者，叶似苎而茎方，根如大蓟，黄白色。陶说非也。[颂曰] 今陕西、河中、兴元、舒、越、晋、绛诸州

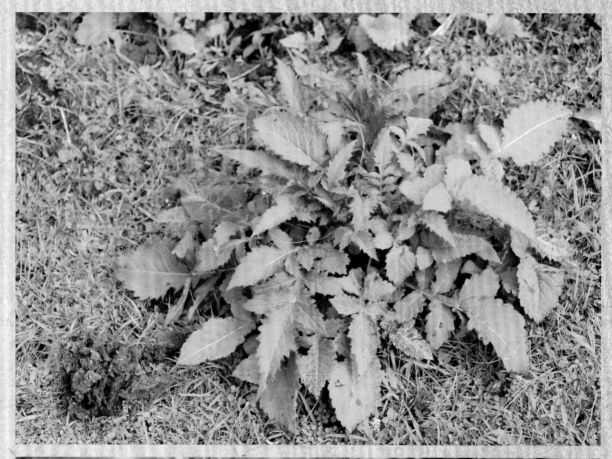

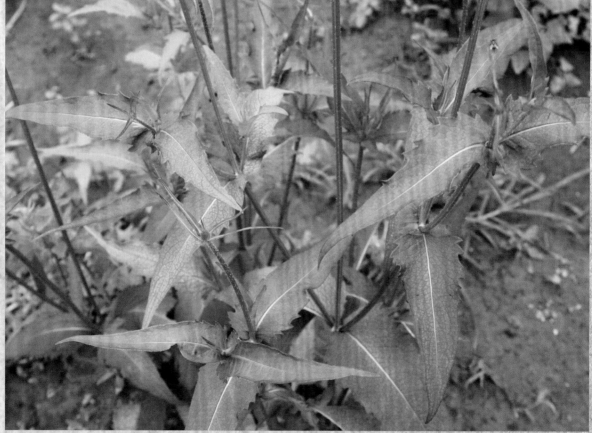

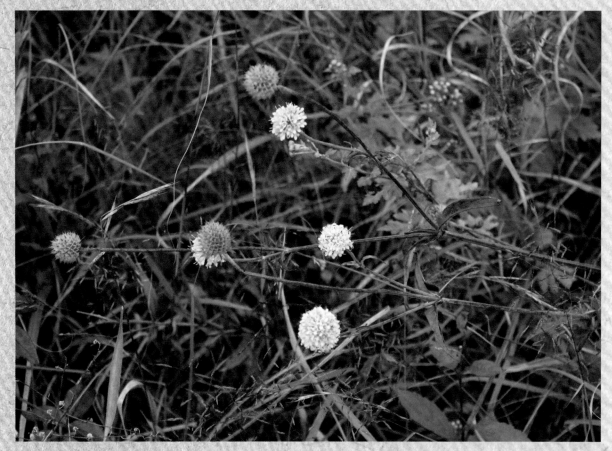

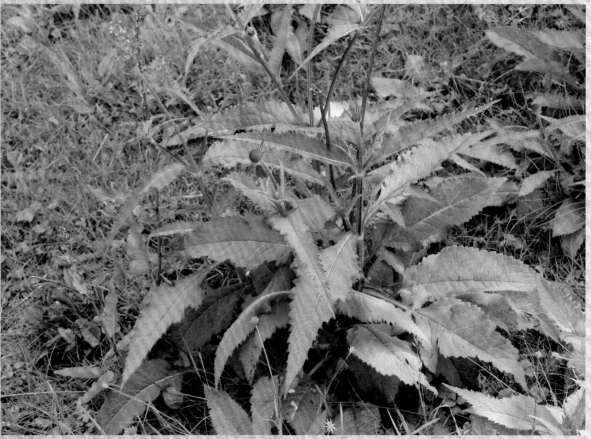

亦有之。三月以后生苗，干四棱，似苎麻，叶两两相对而生。四月开花，红白色，似益母花。根如大蓟，赤黄色。谨按范汪方云：续断即是马蓟，与小蓟叶相似，但大于小蓟尔。叶似旁翁菜而小厚，两边有刺，刺人，其花紫色，与今越州所图者相类。而市之货者，亦有数种，少能辨其粗良。医人但以节节断、皮黄皱者为真。[敩曰] 凡使，勿用草茅根，缘真相似，若误服令人筋软。[时珍曰] 续断之说不一。桐君言是蔓生，叶似荏。李当之、范汪并言是虎蓟。日华子言是大蓟，一名山牛蒡。苏恭、苏颂皆言叶似苎麻，根似大蓟，而名医别录复出大小蓟条，颇难依据。但自汉以来，皆以大蓟为续断，相承久矣。究其实，则二苏所云，似与桐君相符，当以为正。今人所用，以川中来，色赤而瘦，折之有烟尘起者为良焉。郑樵通志谓范汪所说者乃南续断，不知何据？盖以别川续断耳。

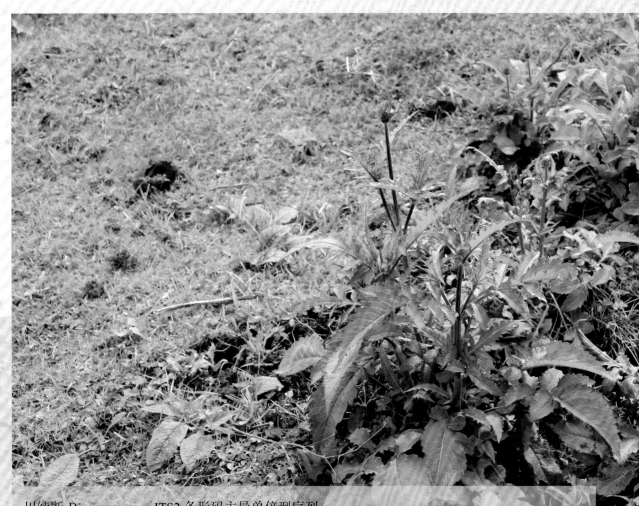

川续断 *Dipsacus asper* ITS2 条形码主导单倍型序列：

1 CGCATCGCGT CGCCCCCCAC CGCGCCTTCG CGCGACGTGG GGGTGCGGAA AATGGCCTCC CGTACCCCGG CGTGCCGGCTG
81 GTCCAAAATC GAGTCCCCCG ACGGCGGACG TCACGACGAG TGGTGGTTGA ACAAGCCTTC TTATCGAGTC GTGCGCCTCC
161 CCGTCGCCAG GGAGACTGTT AGACCCTGAC GCGTCGTCCT CGGACGTCGC TCCGACCG

根

‖修治‖

[敩曰] 凡采得根，横切剉之，又去向里硬筋，以酒浸一伏时，焙干，入药用。

‖气味‖

苦，微温，无毒。[别录曰] 辛。[普曰] 神农、雷公、黄帝、李当之：苦，无毒。扁鹊：辛，无毒。[之才曰] 地黄为之使，恶雷丸。

‖主治‖

伤寒，补不足，金疮痈疡折跌，续筋骨，妇人乳难。久服益气力。本经。妇人崩中漏血，金疮血内漏，止痛生肌肉，及踠伤恶

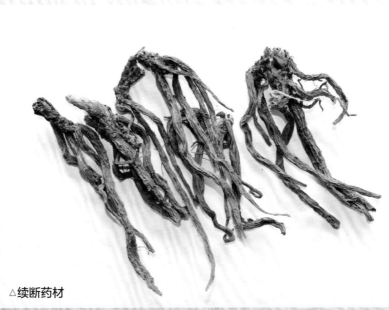
△续断药材

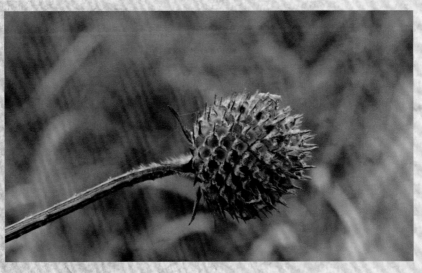

血腰痛，关节缓急。别录。去诸温毒，通宣血脉。甄权。助气，补五劳七伤，破癥结瘀血，消肿毒，肠风痔瘘，乳痈瘰疬，妇人产前后一切病，胎漏，子宫冷，面黄虚肿，缩小便，止泄精尿血。大明。

‖发明‖

[时珍曰] 宋张叔潜秘书，知剑州时，其阁下病血痢。一医用平胃散一两，入川续断末二钱半，每服二钱，水煎服即愈。绍兴壬子，会稽时行痢疾。叔潜之子以方传人，往往有验。小儿痢服之皆效。

‖附方‖

旧二，新二。**小便淋沥**生续断捣绞汁服，即马蓟根也。初虞世古今录验。**妊娠胎动**两三月堕，预宜服此。川续断酒浸，杜仲姜汁炒去丝，各二两，为末，枣肉煮烂杵和丸梧子大。每服三十丸，米饮下。**产后诸疾**血运，心闷烦热，厌厌气欲绝，心头硬，乍寒乍热。续断皮一握，水三升，煎二升，分三服。如人行一里，再服。无所忌。此药救产后垂死。子母秘录。**打扑伤损**闪肭骨节，用接骨草叶捣烂罨之，立效。卫生易简方。

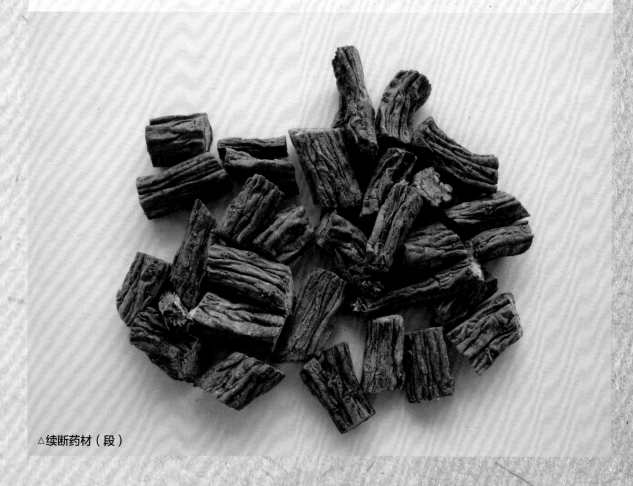

△续断药材（段）

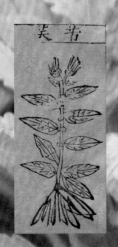

苦芙

‖ 基原 ‖

据《纲目图鉴》《中华本草》《纲目彩图》《植物志》
等综合分析考证：本品为菊科植物蒙山莴苣 *Lactuca tatarica*
(L.) C. A. Mey.，分布于东北、华北及西北等地；但《造化
指南》所记之"苦芙"应为败酱科植物白花败酱（苦斋）
Patrinia villosa (Thunb.) Juss.。

‖ 释名 ‖

钩　芙尔雅苦板。[时珍曰] 凡物稚曰芙，此物嫩时可
食，故以名之。

‖ 集解 ‖

[弘景曰] 苦芙处处有之，伧人取茎生食之。[保升曰] 所
在下湿地有之，茎圆无刺，可生啖，子若猫蓟。五月五
日采苗，暴干。[恭曰] 今人以为漏卢，非也。[时珍曰]
尔雅：钩，芙。即此苦芙也。芙大如拇指，中空，茎头
有苔似蓟，初生可食。许慎说文言江南人食之下气。今
浙东人清明节采其嫩苗食之，云一年不生疮疥。亦捣汁
和米为食，其色清，久留不败。造化指南云：苦板大者
名苦蘵，叶如地黄，味苦，初生有白毛，入夏抽茎有
毛，开白花甚繁，结细实。其无花实者，名地胆草，汁
苦如胆也。处处湿地有之。入炉火家用。

苗

‖ 气味 ‖

苦，微寒，无毒。

‖ 主治 ‖

面目通身漆疮。烧灰傅之，亦可生食。别录。烧灰疗金
疮，甚验。弘景。治丹毒。大明。煎汤洗痔，甚验。汪
颖。下气解热。时珍。

音袄。《别录》下品

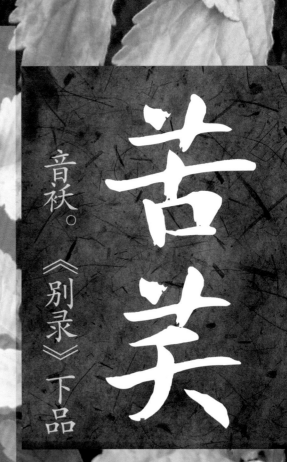

△白花败酱（苦斋）（*Patrinia villosa*）

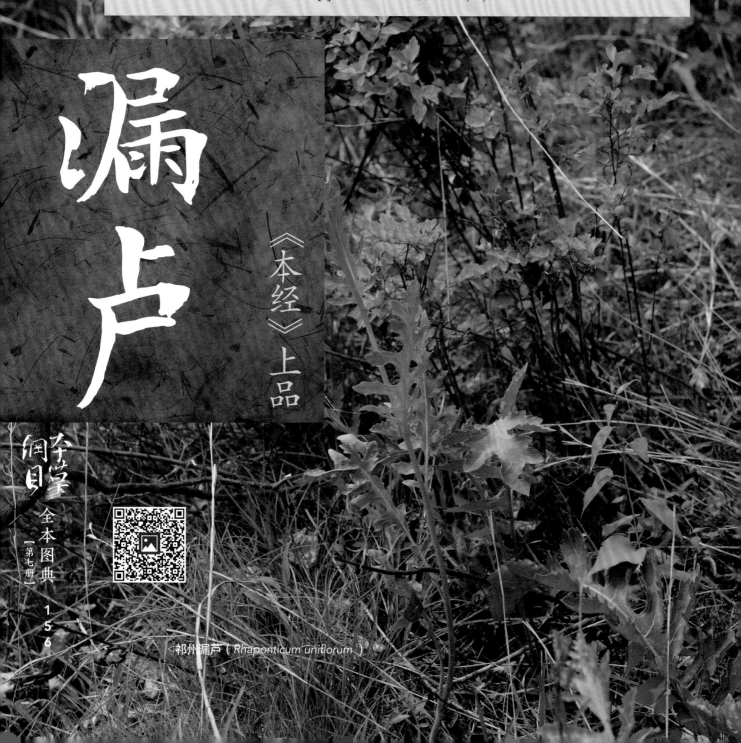

‖ 基原 ‖

据《纲目图鉴》《中华本草》《药典图鉴》及相关考证*，**等综合分析：本品明代之前本草文献虽有记载，但品类不一，已不可考；依《本草图经》《救荒本草》《植物名实图考》，漏芦应以菊科植物祁州漏芦 *Rhaponticum uniflorum* (L.) DC. 为正宗。《纲目彩图》《中华本草》《大辞典》认为还包括菊科植物禹州漏芦（蓝刺头）*Echinops latifolius* Tausch.。均分布于东北及河北、内蒙古、山西、陕西、甘肃等地。《药典》收载漏芦药材为菊科植物祁州漏芦的干燥根；春、秋二季采挖，除去须根和泥沙，晒干。收载禹州漏芦药材为菊科植物蓝刺头或华东蓝刺头 *E. grijisii* Hance 的干燥根；春、秋二季采挖，除去须根和泥沙，晒干。

* 果德安等. 中药漏芦的本草考证 [J]. 中国中药杂志，1992，17(10)：579.
** 李方等. 漏芦的本草考证 [J]. 黑龙江中医药，1995(05)：49.

漏芦

《本经》上品

◁祁州漏芦（*Rhaponticum uniflorum*）

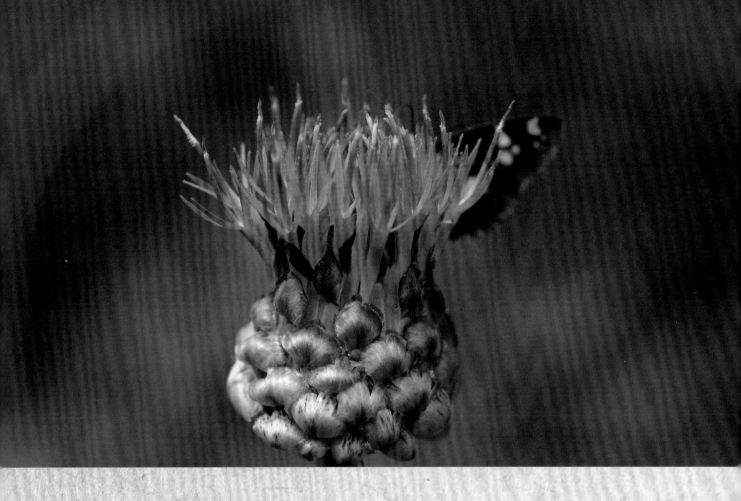

‖释名‖

野兰 本经 荬蒿 苏恭 鬼油麻 日华。[时珍曰] 屋之西北黑处谓之漏。凡物黑色谓之卢。此草秋后即黑，异于众草，故有漏卢之称。唐韵作藺。其荬如麻，故俗呼为鬼油麻云。

‖集解‖

[别录曰] 漏卢生乔山山谷，八月采根，阴干。[弘景曰] 乔山应是黄帝所葬处，乃在上郡。今出近道。市人取苗用之。俗中取根名鹿骊根，苦酒摩以疗疮疥。[恭曰] 此药俗名荬蒿，茎叶似白蒿，花黄，生荬，长似细麻之荬，大如箸许，有四五瓣，七八月后皆黑，异于众草，蒿之类也。常用其茎叶及子，未见用根。其鹿骊，山南谓之木黎芦，有毒，非漏卢也。今人以马蓟似苦芙者为漏卢，亦非也。[志曰] 别本言漏卢茎大如箸，高四五尺，子房似油麻房而小。江东人取其苗用，胜于根。江宁及上

党者佳。陶云鹿骊，苏云木黎芦，皆非也。漏卢自别。[藏器曰]南人用苗，北土用根，乃树生，如茱萸树，高二三尺，有毒杀蛊，山人以洗疮疥。[保升曰]叶似角蒿，今曹、兖州下湿处最多。六月、七月采茎，日干，黑于众草。[大明曰]花苗并可用。形并气味似干牛蒡，头上有白花子。[颂曰]今汴东州郡及秦、海州皆有之。旧说茎叶似白蒿，花黄有荚，茎若箸大，房类油麻而小。今诸郡所图上，惟单州者差相类。沂州者花叶颇似牡丹。秦州者花似单叶寒菊，紫色，五七枝同一干。海州者花紫碧，如单叶莲花，花萼下及根旁有白茸裹之，根如蔓菁而细，又类葱本，黑色，淮甸人呼为老翁花。三州所生花虽别，而叶颇相类，但秦、海州者叶更作锯齿状。一物而殊类如此，医家何所适从？当依旧说，以单州出者为胜。又本草飞廉一名漏芦，云与苦芙相类，其根生则肉白皮黑，干则黑如玄参，七八月采花阴干用。所说与秦州、海州所图漏卢花叶及根颇相近，然彼人但名漏卢，不曰飞廉也。[敩曰]一种真似漏卢，只是味苦酸，误服令人吐不止。[时珍曰]按沈存中笔谈云：今方家所用漏卢乃飞廉也。飞廉一名漏卢，苗似苦芙，根如牛蒡绵头者是也。采时用根。今闽中所谓漏卢，茎如油麻，高六七尺，秋深枯黑如漆，采时用苗，乃真漏卢也。余见飞廉下。

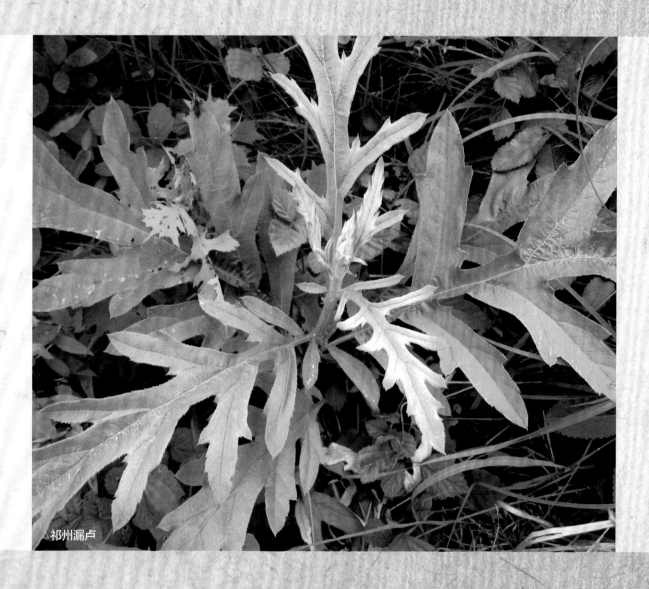

△祁州漏卢

根苗

‖**修治**‖

[斅曰] 凡采得漏卢，细剉，以生甘草相对拌蒸之，从巳至申，拣出晒干用。

‖**气味**‖

咸，寒，无毒。[别录曰] 大寒。[藏器曰] 有毒。[杲曰] 无毒。足阳明本经药也。[之才曰] 连翘为之使。

‖**主治**‖

皮肤热毒，恶疮疽痔，湿痹，下乳汁。久服轻身益气，耳目聪明，不老延年。本经。止遗溺，热气疮痒如麻豆，可作浴汤。别录。通小肠，泄精尿血，肠风，风赤眼，小儿壮热，扑损，续筋骨，乳痈瘰疬金疮，止血排脓，补血长肉，通经脉。大明。

▽禹州漏芦（蓝刺头）（*Echinops latifolius*）

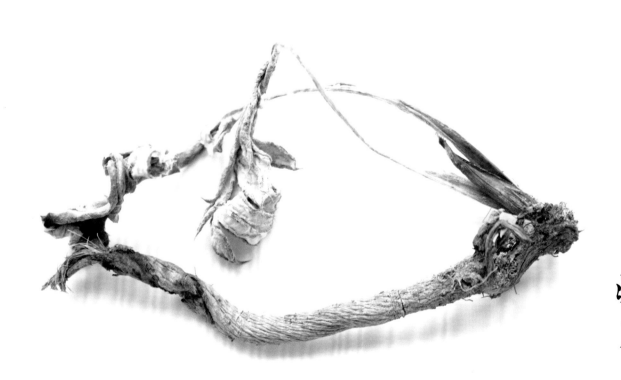

‖ 发明 ‖

[弘景曰] 此药久服甚益人，而服食方罕见用之。近道出者，惟疗瘰疬疥耳，市人皆取苗用。[时珍曰] 漏卢下乳汁，消热毒，排脓止血，生肌杀虫。故东垣以为手足阳明药，而古方治痈疽发背，以漏卢汤为首称也。庞安常伤寒论治痈疽及预解时行痘疹热，用漏卢叶，云无则以山栀子代之。亦取其寒能解热，盖不知其能入阳明之故也。

‖ 附方 ‖

旧二，新六。**腹中蛔虫** 漏卢为末，以饼臛和方寸匕，服之。外台秘要。**小儿无辜疳病**肚胀，或时泄痢，冷热不调。以漏卢一两，杵为散。每服一钱，以猪肝一两，入盐少许，同煮熟，空心顿食之。圣惠方。**冷劳泄痢** 漏卢一两，艾叶炒四两，为末。米醋三升，入药末一半，同熬成膏，入后末和丸梧子大，每温水下三十丸。圣济总录。**产后带下** 方同上。**乳汁不下** 乃气脉壅塞也。又治经络凝滞，乳内胀痛，邪畜成痈，服之自然内消。漏卢二两半，蛇退十条炙焦，瓜蒌十个烧存性，为末。每服二钱，温酒调下，良久以热羹汤投之，以通为度。和剂方。**历节风痛** 筋脉拘挛。古圣散：用漏卢麸炒半两，地龙去土炒半两，为末，生姜二两取汁，入蜜三两，同煎三五沸，入好酒五合，盛之。每以三杯，调末一钱，温服。圣济总录。**一切痈疽**发背，初发二日，但有热证，便宜服漏卢汤，退毒下脓，乃是宣热拔毒之剂，热退即住服。漏卢用有白茸者、连翘、生黄芪、沉香各一两，生粉草半两，大黄微炒一两，为细末。每服二钱，姜枣汤调下。李迅痈疽集验方。**白秃头疮** 五月收漏卢草，烧灰，猪膏和涂之。圣济总录。

▷禹州漏芦（蓝刺头）饮片

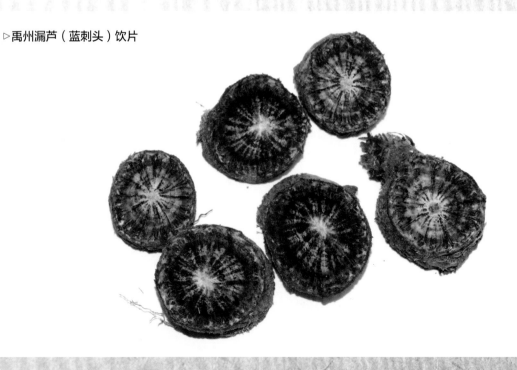

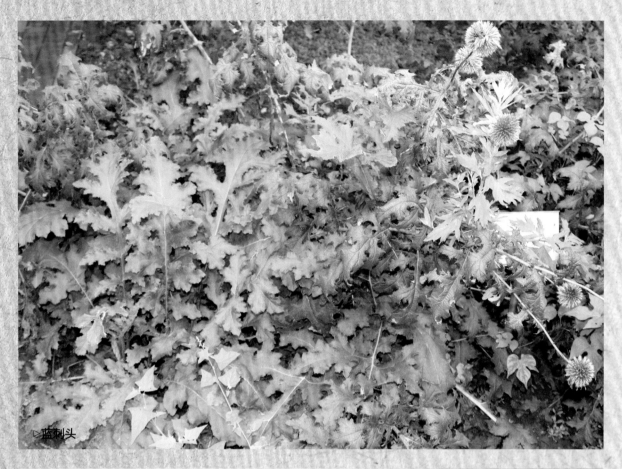

▷蓝刺头

▽祁州漏芦（植株）

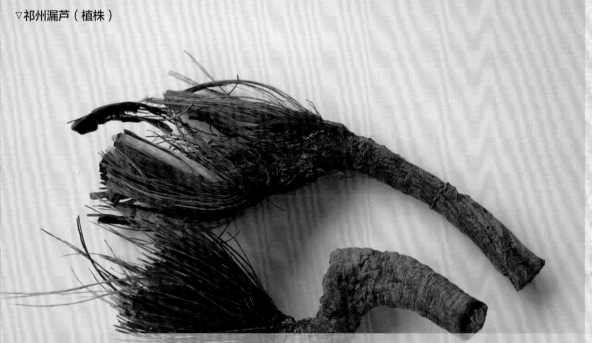

漏芦 *Rhaponticum uniflorum* ITS2 条形码主导单倍型序列：

1　　CGCATCGCGT CGCCCCAGAC CACGTTCCCC CATGGGGATG TGTTTTGTCT GGGACGGAGA CTGGTCTCCC GTGTTCATGG
81　 CGCGGTTGGC CTAAAAAAGA GTCCCCTTTG GCGGGCGCAC GGCTAGTGGT GGTTGTCAAG GCCTTCGTAT CGAGCCGTGT
161 TGATGCAAGG GATTCGCTCT CTAAGGACCC TAACGTGTCG TCTTACGACG ATGTTTCGAC CG

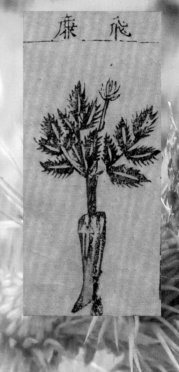

‖ 基原 ‖

据《纲目彩图》《纲目图鉴》等综合分析考证，本品为菊科植物丝毛飞廉 *Carduus crispus* L.。我国大部分地区均有分布。《中华本草》《大辞典》《汇编》认为还包括节毛飞廉 *C. acanthoides* L.，分布于云南及西藏等地。

飞廉

《本经》上品

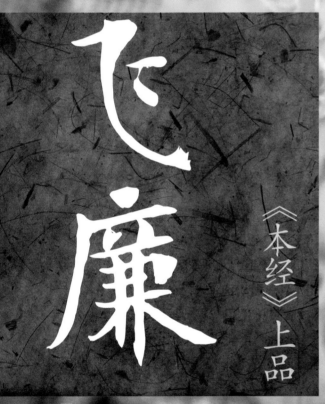

△丝毛飞廉（*Carduus crispus*）

‖释名‖

漏卢别录 木禾别录 飞雉同上 飞轻同 伏兔同 伏猪同 天荠同。[时珍曰]飞廉，神禽之名也。其状鹿身豹文，雀头蛇尾，有角，能致风气。此草附茎有皮如箭羽，复疗风邪，故有飞廉、飞雉、飞轻诸名。

‖集解‖

[别录曰]飞廉生河内川泽，正月采根，七月、八月采花，阴干。[弘景曰]处处有之。极似苦芙，惟叶多刻缺，叶下附茎，轻有皮起似箭羽，其花紫色。俗方殆无用，而道家服其枝茎，可得长生，又入神枕方。今既别有漏卢，则此漏卢乃别名尔。[恭曰]此有两种：一种生平泽中，是陶氏所说者。一种生山冈上者，叶颇相似，而无刻缺，且多毛，其茎亦无羽，其根直下，更无旁枝，生则肉白皮黑，中有黑脉，日干则黑如玄参。用茎叶及根，疗疳蚀杀虫，与平泽者俱有验。今俗以马蓟似苦芙者为漏卢，并非是也。[保升曰]叶似苦芙，茎似软羽，花紫色，子毛白。所在平泽皆有，五月、六月采，日干。[敩曰]凡使勿用赤脂蔓，与飞廉形状相似，只赤脂蔓见酒则色便如血，以此可表识之。[颂曰]今秦州所图漏卢，花似单叶寒菊，紫色，五七枝同一干。海州所图漏卢，花紫碧色，如单叶莲花，花萼下及根旁有白茸裹之，根黑色，如蔓菁而细，又类葱本，与陶苏所说飞廉相近，然彼但谓之漏卢。今医家罕有用飞廉者，不能的识。[时珍曰]飞廉亦蒿类也。苏颂图经疑海州所图之漏卢是飞廉。沈存中笔谈亦言飞廉根如牛蒡而绵头。古方漏卢散下云，用有白茸者。则是有白茸者乃飞廉无疑矣。今考二物气味功用俱不相远，似可通用，岂或一类有数种，而古今名称各处不同乎。

根及花

[敩曰] 凡用根，先刮去粗皮，杵细，以苦酒拌一夜，漉出，日干细杵用。

‖ 气味 ‖

苦，平，无毒。[权曰] 苦、咸，有毒。[之才曰] 得乌头良，恶麻黄。

‖ 主治 ‖

骨节热，胫重酸疼。久服令人身轻。 本经。**头眩顶重，皮间邪风，如蜂螫针刺，鱼子细起，热疮痈疽痔，湿痹，止风邪咳嗽，下乳汁。久服益气明目不老，可煮可干用。** 别录。**主留血，疗疳蚀，杀虫。** 苏恭。**小儿疳痢，为散，水浆服，大效。** 萧炳。**治头风旋运。** 时珍。

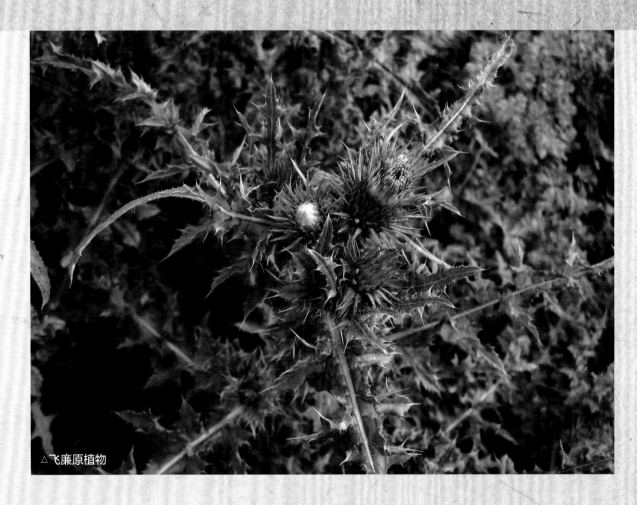

△飞廉原植物

‖发明‖

[时珍曰]葛洪抱朴子书，言飞廉单服可轻身延寿。又言服飞廉煎，可远涉疾行，力数倍于常。本经别录所列亦是良药，而后人不知用，何哉。

‖附方‖

旧一。**疳蜃蚀口**及下部。用飞廉蒿烧灰捣筛，以两钱匕著痛处。甚痛，则忍之；若不痛，非疳也。下部虫如马尾大，相缠出无数。十日瘥，二十日平复。千金翼方。

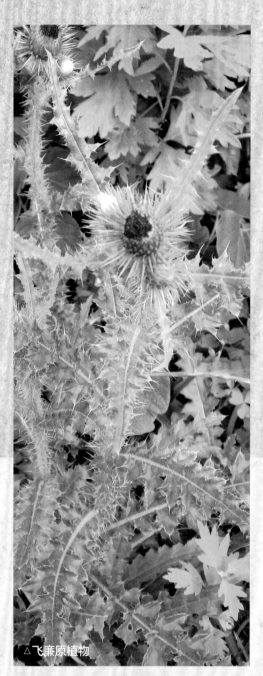

△飞廉原植物

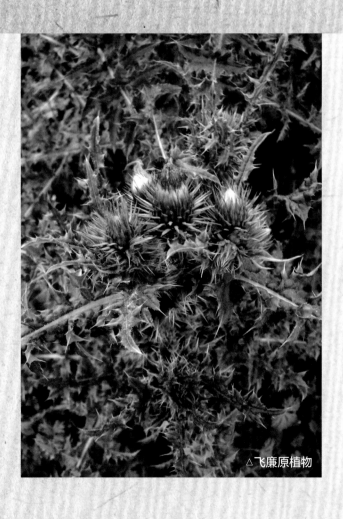

△飞廉原植物

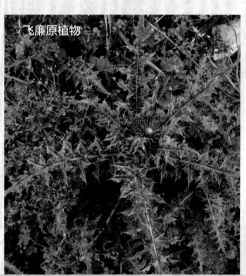

▽飞廉原植物

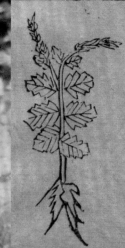

‖ **基原** ‖

　　据《纲目彩图》《纲目图鉴》《中华本草》等综合分析考证，本品为荨麻科植物苎麻 *Boehmeria nivea* (L.) Gaud.。河南、山东及陕西以南各地广为栽培。《药典》四部收载苎麻根药材为荨麻科植物苎麻的干燥根茎及根。

苎麻

《别录》下品

△苎麻（*Boehmeria nivea*）

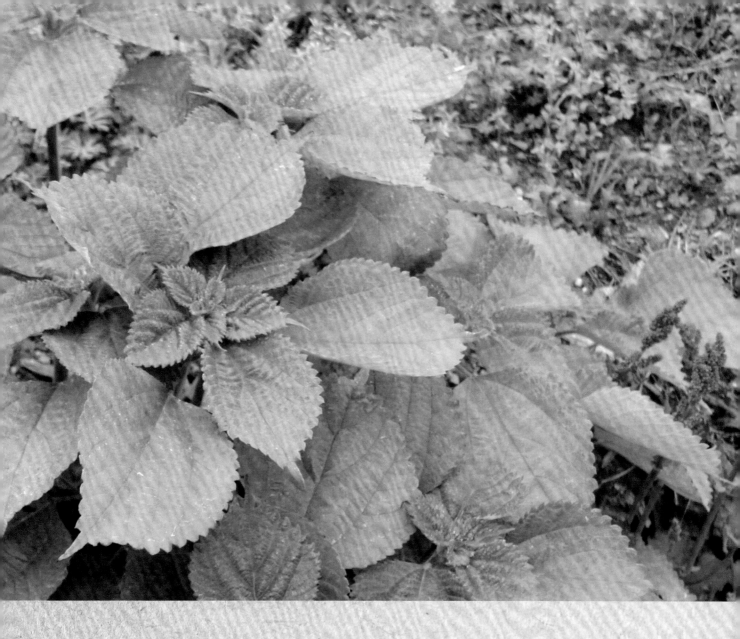

‖ 释名 ‖

[时珍曰] 苎麻作纻，可以绩纻，故谓之纻。凡麻丝之细者为绤，粗者为纻。陶弘景云：苎即今绩苎麻是也。麻字从广，从林，音派，象屋下林麻之形。广音掩。

‖ 集解 ‖

[颂曰] 苎麻旧不著所出州土，今闽、蜀、江、浙多有之。剥其皮可以绩布。苗高七八尺。叶如楮叶而无叉，面青背白，有短毛。夏秋间着细穗青花。其根黄白而轻虚，二月、八月采。按陆玑草木疏云：苎一科数十茎，宿根在土中，至春自生，不须栽种。荆扬间岁三刈，诸园种之岁再刈，便剥取其皮，以竹刮其表，厚处自脱，得里如筋者煮之，用绩布。今江、浙、闽中尚复如此。[宗奭曰] 苎如荨麻，花如白杨而长成穗，每一朵凡数十穗，青白色。[时珍曰] 苎，家苎也。又有山苎，野苎也。有紫苎，叶面紫；白苎，叶面青，其背皆白。可刮洗煮食救荒，味甘美。其子茶褐色，九月收之，二月可种。宿根亦自生。

‖气味‖

甘，寒，无毒。[权曰]甘，平。[大明曰]甘、滑，冷，无毒。

‖主治‖

安胎，贴热丹毒。别录。治心膈热，漏胎下血，产前后心烦，天行热疾，大渴大狂，服金石药人心热，署毒箭蛇虫咬。大明。沤苎汁，止消渴。别录。

‖发明‖

[震亨曰]苎根大能补阴而行滞血，方药或恶其贱，似未曾用也。[藏器曰]苎性破血，将苎麻与产妇枕之，止血运。产后腹痛，以苎安腹上即止也。又蚕咬人毒入肉，取苎汁饮之。今人以苎近蚕种，则蚕不生是矣。

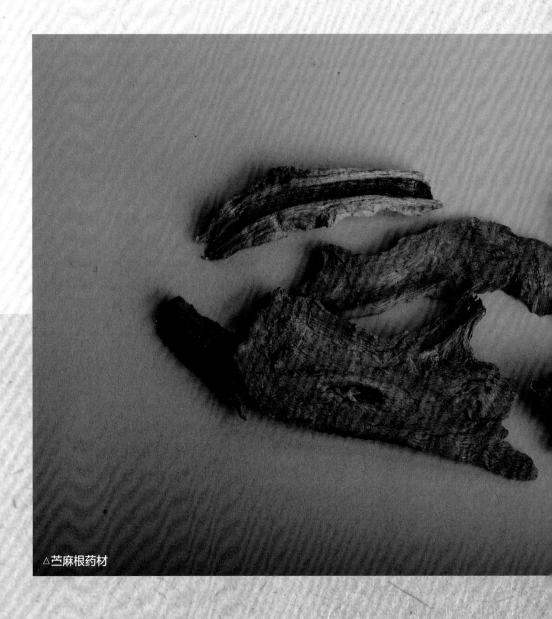

△苎麻根药材

‖附方‖

旧四，新七。**痰哮咳嗽**苎根煅存性，为末，生豆腐蘸三五钱，食即效。未全可以肥猪肉二三片蘸食，甚妙。医学正传。**小便不通**圣惠方：用麻根、蛤粉半两，为末。每服二钱，空心新汲水下。摘玄方：用苎根洗研，摊绢上，贴少腹连阴际，须臾即通。**小便血淋**苎根煎汤频服，大妙。亦治诸淋。圣惠方。**五种淋疾**苎麻根两茎，打碎，以水一碗半，煎半碗，顿服即通，大妙。斗门方。**妊娠胎动**忽下黄汁如胶，或如小豆汁，腹痛不可忍者，苎根去黑皮切二升，银一斤，水九升，煎四升。每服以水一升，入酒半升，煎一升，分作二服。一方不用银。梅师方。**肛门肿痛**生苎根捣烂，坐之良。濒湖集简方。**脱肛不收**苎根捣烂，煎汤熏洗之。圣惠方。**痈疽发背**初起未成者。苎根熟捣傅上，日夜数易，肿消则瘥。图经本草。**五色丹毒**苎根煮浓汁，日三浴之。外台秘要。**鸡鱼骨哽**谈野翁试验方：用苎麻根捣汁，以匙挑灌之，立效。医方大成：用野苎麻根捣碎，丸如龙眼大，鱼骨鱼汤下，鸡骨鸡汤下。

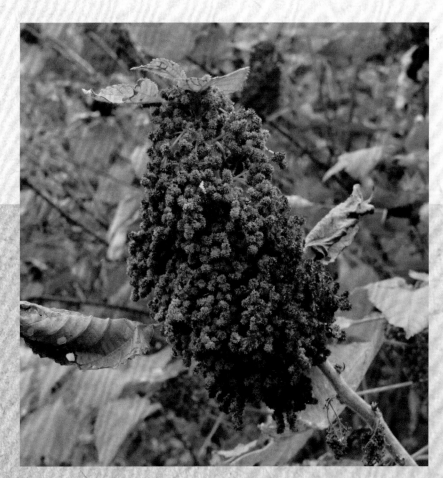

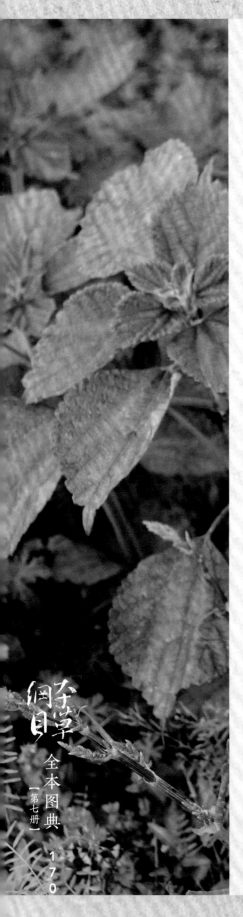

叶

‖气味‖

同根。

‖主治‖

金疮伤折血出，瘀血。时珍。

‖发明‖

[时珍曰] 苎麻叶甚散血，五月五日收取，和石灰捣作团，晒干收贮。遇有金疮折损者，研末傅之，即时血止，且易瘢也。按李仲南永类方云：凡诸伤瘀血不散者，五六月收野苎叶、苏叶，擂烂，傅金疮上。如瘀血在腹内，顺流水绞汁服即通，血皆化水。以生猪血试之，可验也。秋冬用干叶亦可。

‖附方‖

新三。**骤然水泻**日夜不止，欲死，不拘男妇。用五月五日采麻叶，阴干为末。每服二钱，冷水调下。勿吃热物，令人闷倒。只吃冷物。小儿半钱。杨子建护命方。**冷痢白冻**方同上。**蛇虺咬伤**青麻嫩头捣汁，和酒等分，服三盏。以渣傅之，毒从窍中出，以渣弃水中即不发。看伤处有窍是雄蛇，无窍是雌蛇，以针挑破伤处成窍，傅药。摘玄方。

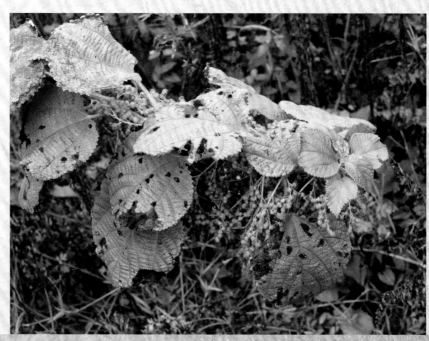

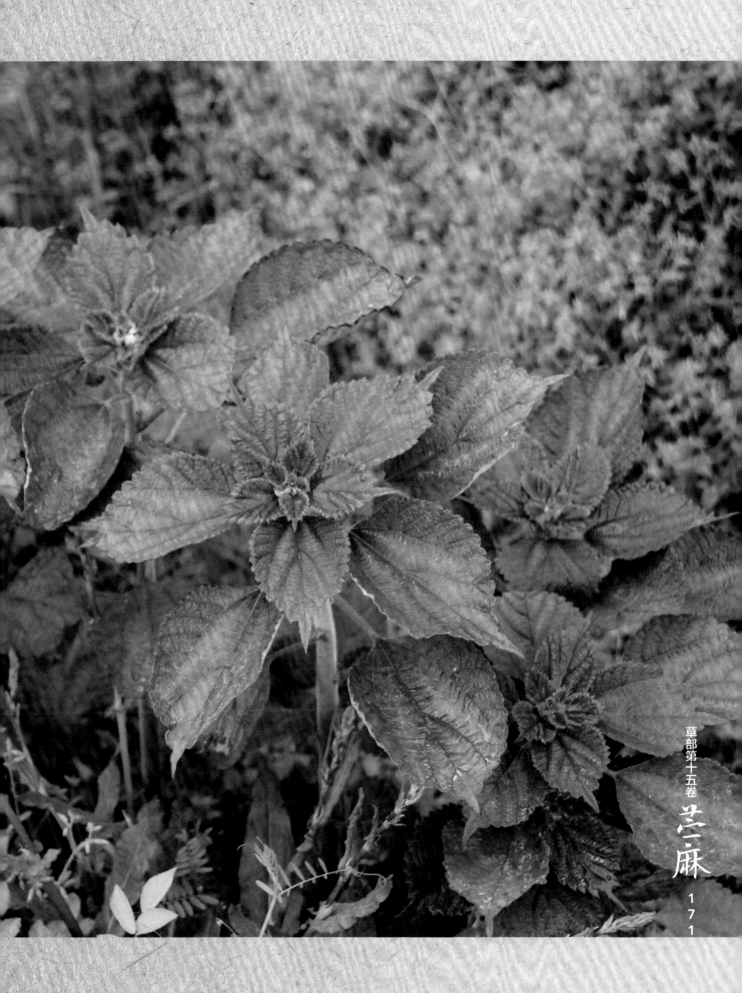

‖ **基原** ‖

据《中华本草》《药典图鉴》《纲目彩图》《纲目图鉴》等综合分析考证，本品为锦葵科植物苘麻 *Abutilon theophrasti* Medic.。南北各地广有栽培。《药典》收载苘麻子药材为锦葵科植物苘麻的干燥成熟种子；秋季采收成熟果实，晒干，打下种子，除去杂质。

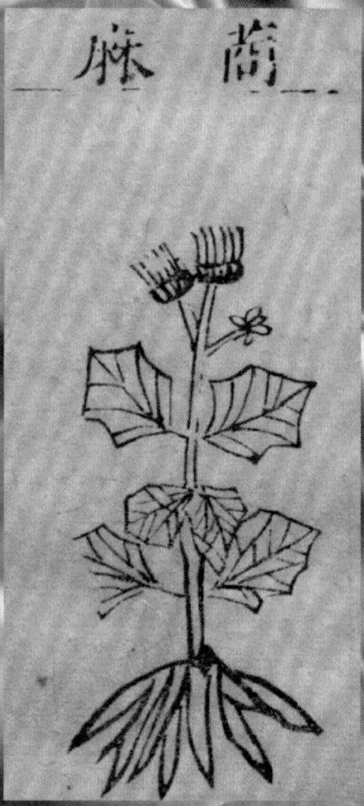

苘麻

苘音顷。《唐本草》

△苘麻（*Abutilon theophrasti*）

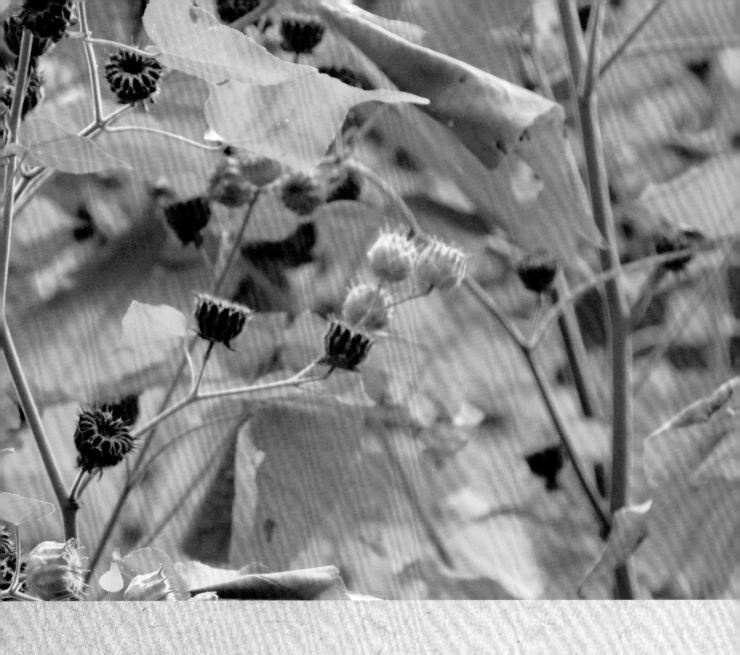

‖释名‖

白麻。[时珍曰] 苘一作䔛，又作檾。种必连顷，故谓之䔛也。

‖集解‖

[恭曰] 苘即䔛麻也。今人取皮作布及索者。实似大麻子，九月、十月采，阴干。[颂曰] 处处有之。北人种以绩布，及打绳索。苗高四五尺或六七尺，叶似苎而薄，花黄，实壳如蜀葵，其中子黑色。[时珍曰] 苘麻今之白麻也。多生卑湿处，人亦种之。叶大似桐叶，团而有尖。六七月开黄花。结实如半磨形，有齿，嫩青老黑。中子扁黑，状如黄葵子。其茎轻虚洁白。北人取皮作麻。以茎蘸硫黄作焠灯，引火甚速。其嫩子，小儿亦食之。

实

‖气味‖

苦，平，无毒。

‖主治‖

赤白冷热痢，炒研为末，每蜜汤服一
钱。痈肿无头者，吞一枚。苏恭。生
眼翳瘀肉，起倒睫拳毛。时珍。

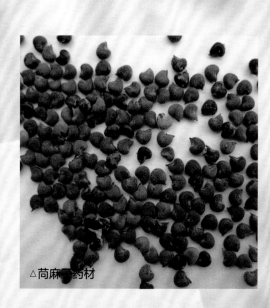
△苘麻子药材

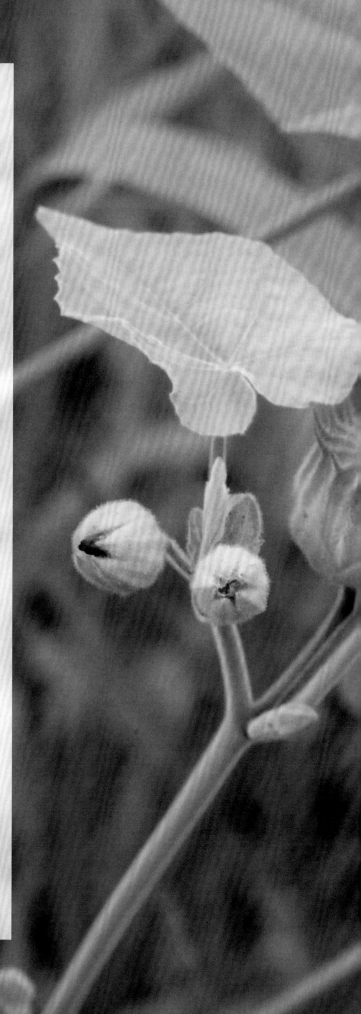

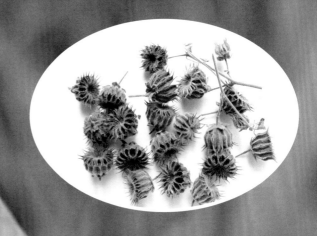

△苘麻

根

‖ **主治** ‖

亦治痢。古方用之。苏颂。

‖ **附方** ‖

新三。**一切眼疾**苘麻子一升，为末。以猵猪肝批片，蘸末炙熟，再蘸再炙，末尽乃为末。每服一字，陈米饮下，日三服。圣济总录。**目生翳膜**久不愈者。用蘩实，以柳木作磑，磨去壳，马尾筛取黄肉去焦壳，每十两可得四两，非此法不能去壳也。用猪肝薄切，滚药慢炙熟，为末，醋和丸梧子大。每服三十丸，白汤下。一方：以蘩实内袋中蒸熟，暴为末，蜜丸，温水下。圣济总录。

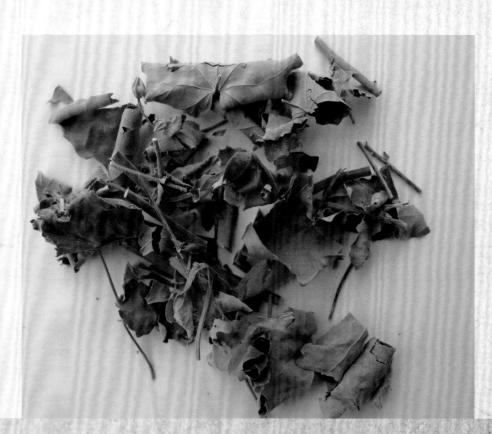

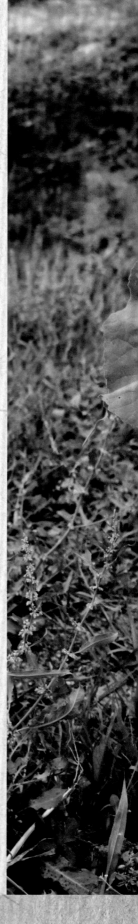

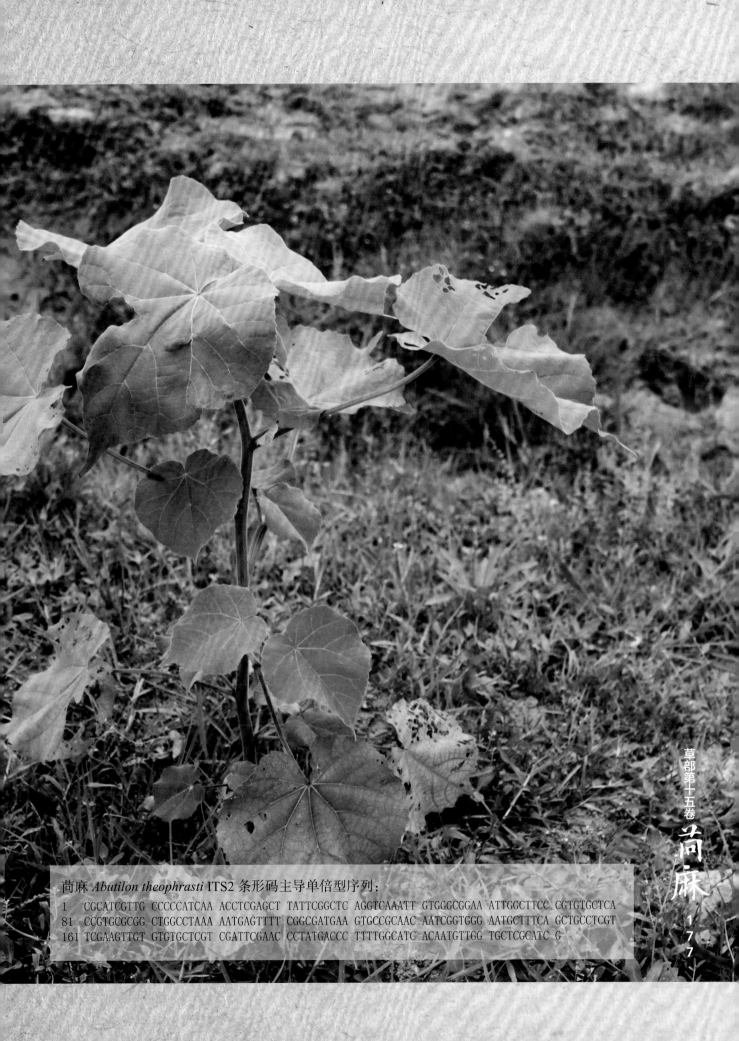

苘麻 *Abutilon theophrasti* ITS2 条形码主导单倍型序列：
1   CGCATCGTTG CCCCCATCAA ACCTCGAGCT TATTCGGCTC AGGTCAAATT GTGGGCGGAA ATTGGCTTCC CGTGTGCTCA
81   CCGTGCGCGG CTGGCCTAAA AATGAGTTTT CGGCGATGAA GTGCCGCAAC AATCGGTGGG AATGCTTTCA GCTGCCTCGT
161 TCGAAGTTGT GTGTGCTCGT CGATTCGAAC CCTATGACCC TTTTGGCATC ACAATGTTGG TGCTCGCATC G

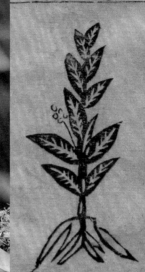

青大

‖ 基原 ‖

据《纲目图鉴》《中华本草》《纲目彩图》等综合分析考证，本品为马鞭草科植物大青 Clerodendrum cyrtophyllum Turcz。分布于华东及湖南、湖北、广东、贵州等地。

大青

《别录》中品

网目 李时珍 全本图典
[第七册]

‖ 释名 ‖

[时珍曰]其茎叶皆深青，故名。

‖ 集解 ‖

[别录曰]大青三四月采茎，阴干。[弘景曰]今出东境及边道，紫茎长尺许，茎叶皆用。[颂曰]今江东州郡及荆南、眉、蜀、濠、诸州皆有之。春生青紫茎，似石竹苗叶，花红紫色，似马蓼，亦似荒花，根黄，三月、四月采茎叶，阴干用。[时珍曰]处处有之。高二三尺，茎圆。叶长三四寸，面青背淡，对节而生。八月开小花，红色成簇。结青实大如椒颗，九月色赤。

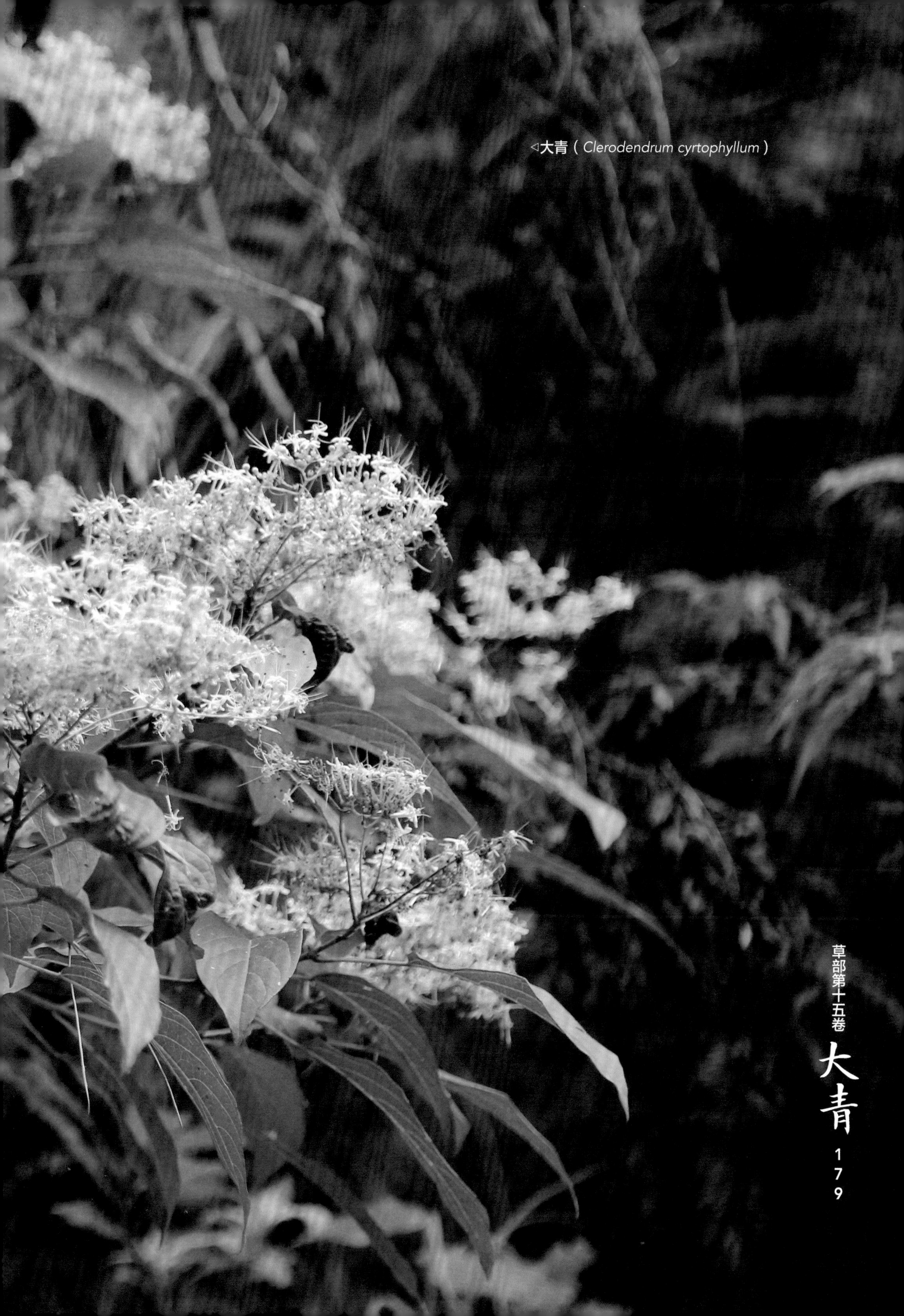

◁大青（*Clerodendrum cyrtophyllum*）

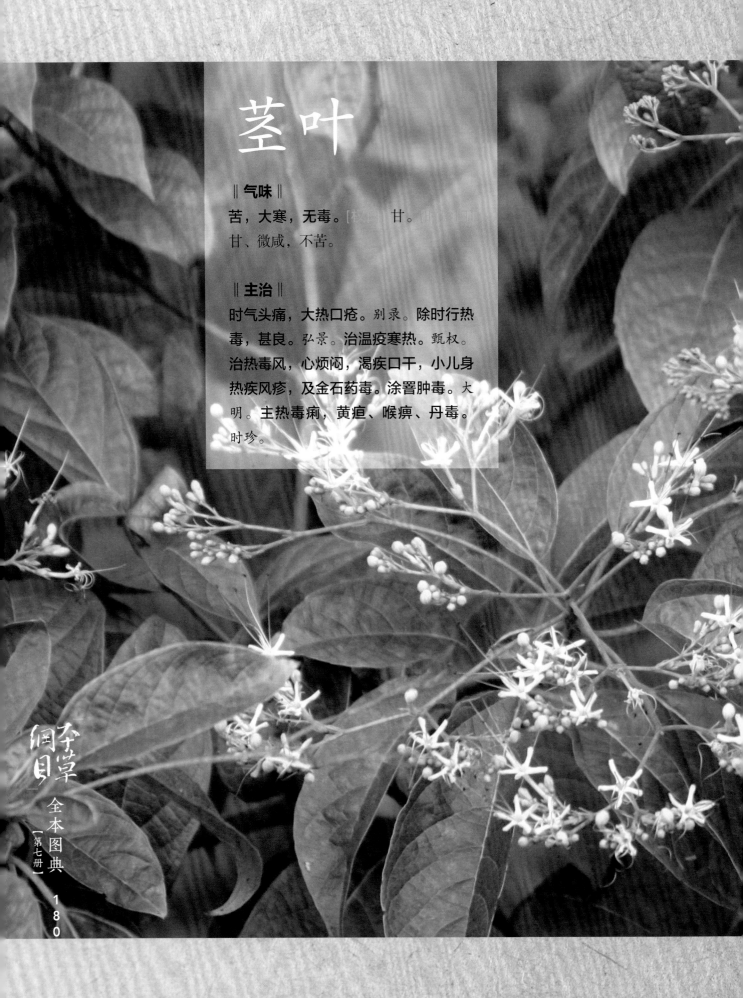

茎叶

‖气味‖

苦，大寒，无毒。[校正] 甘。

甘、微咸，不苦。

‖主治‖

时气头痛，大热口疮。别录。除时行热
毒，甚良。弘景。治温疫寒热。甄权。
治热毒风，心烦闷，渴疾口干，小儿身
热疾风疹，及金石药毒。涂署肿毒。大
明。主热毒痢，黄疸、喉痹、丹毒。
时珍。

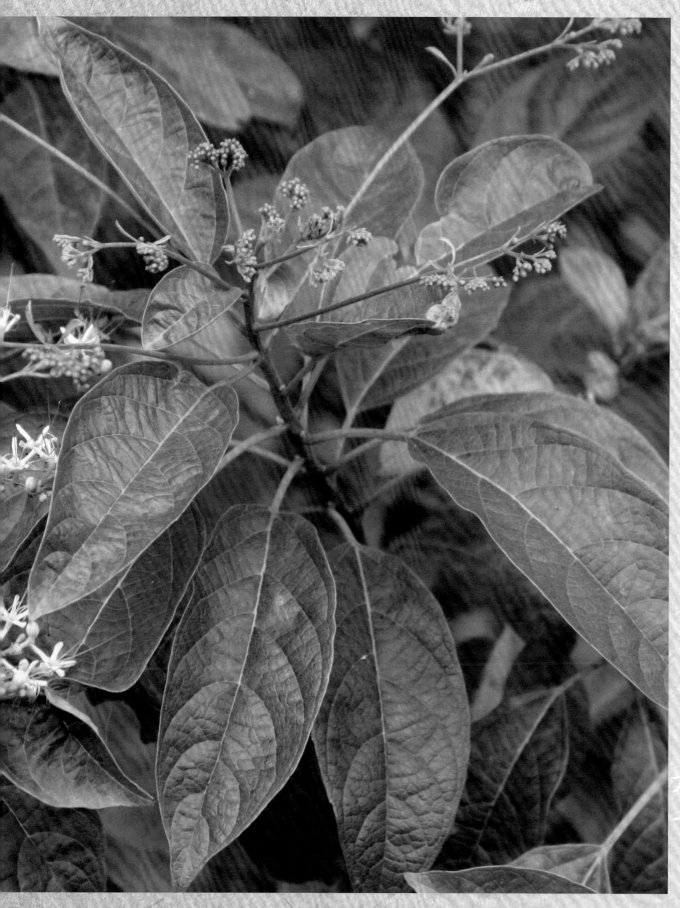

‖发明‖

[颂曰]古方治伤寒黄汗、黄疸等，有大青汤。又治伤寒头身强、腰脊痛，葛根汤内亦用大青。大抵时疾多用之。[时珍曰]大青气寒，味微苦咸，能解心胃热毒，不特治伤寒也。朱肱活人书治伤寒发赤斑烦痛，有犀角大青汤、大青四物汤。故李象先指掌赋云：阳毒则狂斑烦乱，以大青、升麻，可回困笃。

‖附方‖

新五。**喉风喉痹**大青叶捣汁灌之，取效止。卫生易简方。**小儿口疮**大青十八铢，黄连十二铢，水三升，煮一升服。一日二服，以瘥为度。千金方。**热病下痢**困笃者。大青汤：用大青四两，甘草、赤石脂三两，胶二两，豉八合，水一斗，煮三升，分三服，不过二剂瘥。肘后方。**热病发斑**赤色烦痛。大青四物汤：用大青一两，阿胶、甘草各二钱半，豉二合，分三服。每用水一盏半，煎一盏，入胶烊化服。又犀角大青汤：用大青七钱半，犀角二钱半，栀子十枚，豉二撮，分二服。每服水一盏半，煎八分，温服。南阳活人书。**肚皮青黑**小儿卒然肚皮青黑，乃血气失养，风寒乘之，危恶之候也。大青为末，纳口中，以酒送下。保幼大全方。

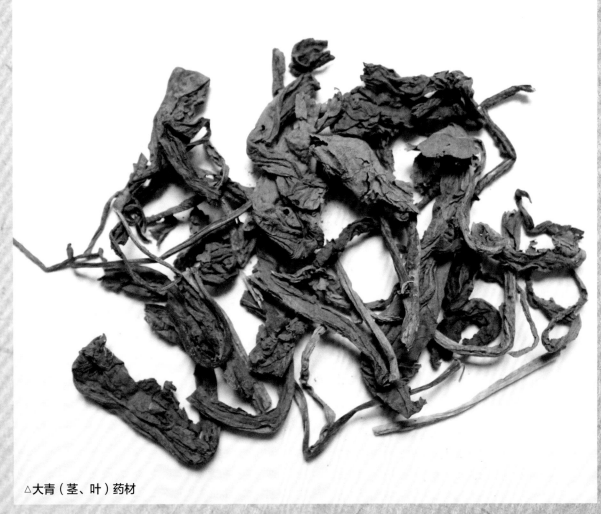

△大青（茎、叶）药材

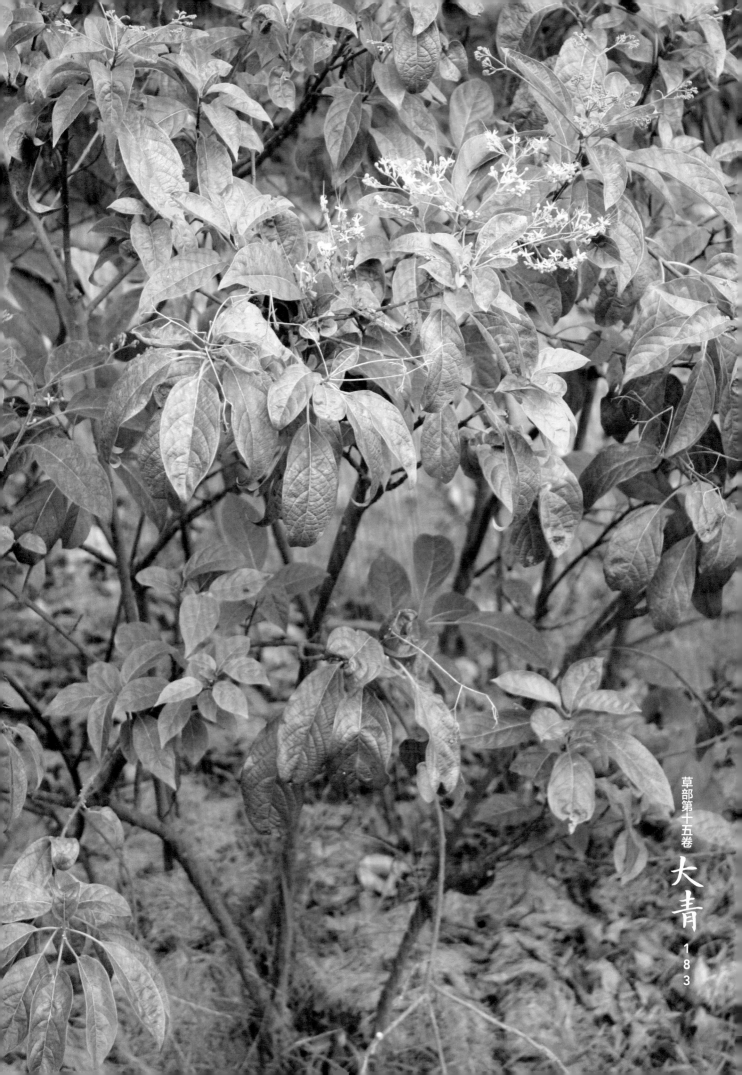

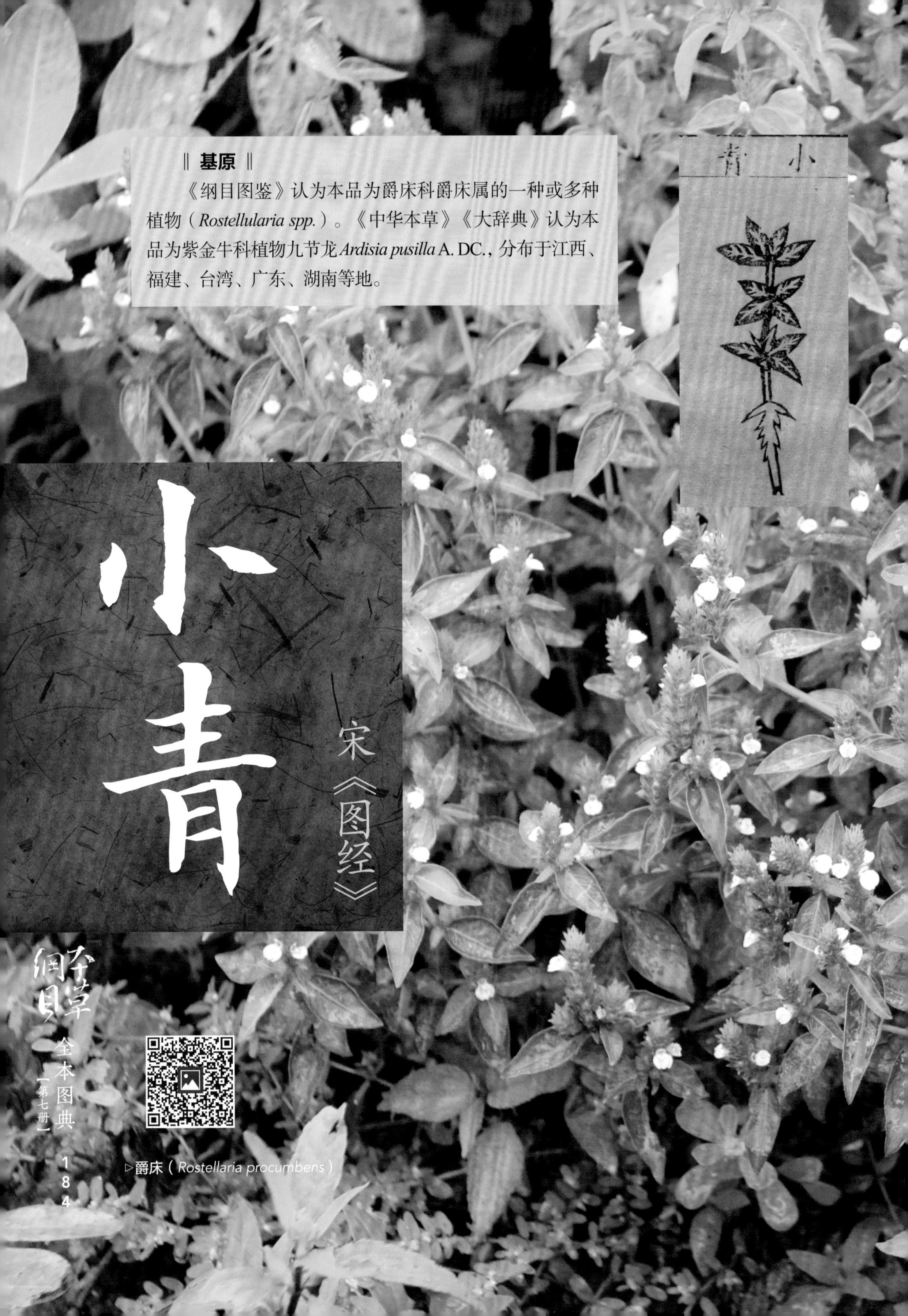

‖ **基原** ‖
《纲目图鉴》认为本品为爵床科爵床属的一种或多种植物（*Rostellularia spp.*）。《中华本草》《大辞典》认为本品为紫金牛科植物九节龙 *Ardisia pusilla* A. DC.，分布于江西、福建、台湾、广东、湖南等地。

小青

宋《图经》

▷爵床（*Rostellaria procumbens*）

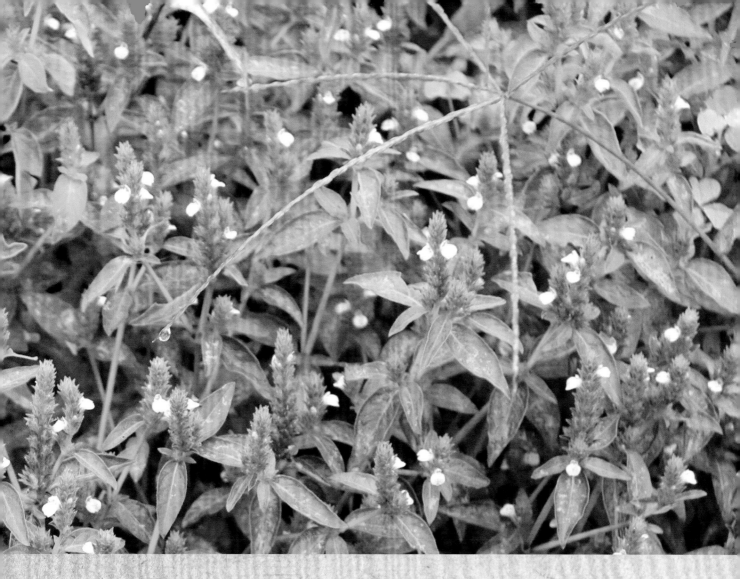

‖集解‖

[颂曰] 小青生福州，三月生花，彼土人当月采叶用之。

叶

‖气味‖

缺。

‖主治‖

生捣，傅痈肿疮疖甚效。苏颂。治血痢腹痛，研汁服，解蛇毒。时珍。

‖附方‖

新二。**蛇虺螫伤** 卫生易简方：用小青一握，细研，入香白芷半两，酒调服。手按患处，候黄水出为效。摘玄方用小青、大青、牛膝叶同捣汁，和酒服，以渣傅之。**中暑发昏** 小青叶井水浸去泥，控干，入沙糖擂汁，急灌之。寿域方。

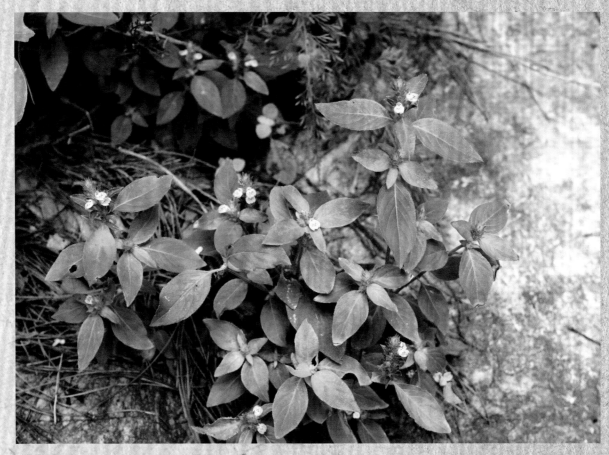

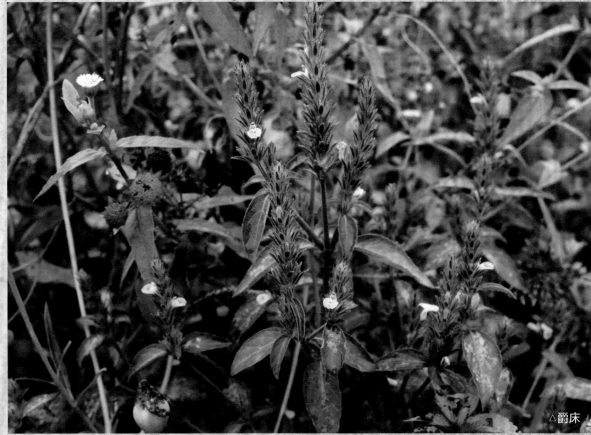

△爵床

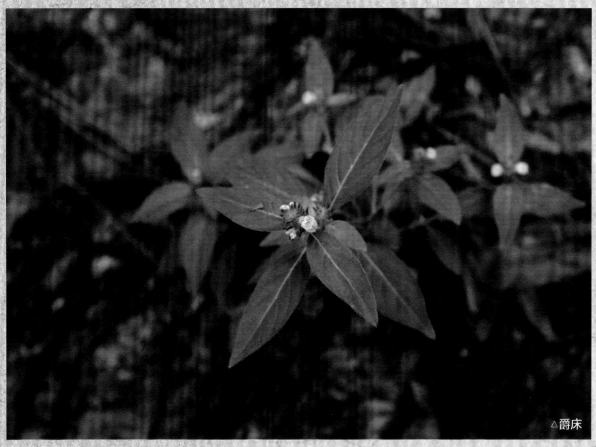

△爵床

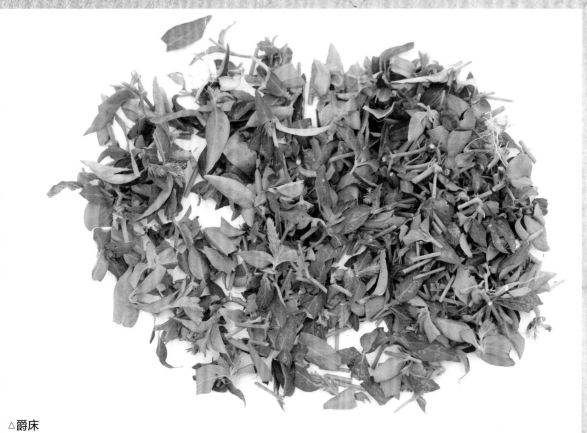

△爵床

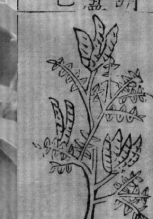

‖ 基原 ‖

据《纲目彩图》《纲目图鉴》《药典图鉴》《中华本草》
等综合分析考证，本品为豆科植物胡芦巴 *Trigonella foenum-
graecum* L.。分布于全国各地。《药典》收载胡芦巴药材为
豆科植物胡芦巴的干燥成熟种子；夏季果实成熟时采割植
株，晒干，打下种子，除去杂质。

胡芦巴

宋《嘉祐》

本草纲目

全本图典

[第七册]

1
8
8

‖ 释名 ‖

苦豆。

‖ 集解 ‖

[禹锡曰] 胡芦巴出广州并黔州。春生苗，夏结子，子作
细荚，至秋采。今人多用岭南者。或云是番萝卜子，
未审的否。[颂曰] 今出广州。或云种出海南诸番，盖其
国芦菔子也。舶客将种莳于岭外亦生，然不及番中来
者真好。今医家治元脏虚冷为要药，而唐已前方不见
用，本草不著，盖是近出也。

‖ 修治 ‖

[时珍曰] 凡入药，淘净，以酒浸一宿，晒干，蒸熟或炒
过用。

‖ 气味 ‖

苦，大温，无毒。[杲曰] 纯阳。

‖ 主治 ‖

元脏虚冷气。得附子、硫黄，治肾虚冷，腹胁胀满，
面色青黑。得茴香子、桃仁，治膀胱气甚效。嘉祐。
治冷气疝瘕，寒湿脚气，益右肾，暖丹田。时珍。

△胡芦巴（*Trigonella foenum-graecum*）

‖发明‖

[宗奭曰]膀胱气，用此合桃仁麸炒等分，为末。半为散，半以酒糊和丸梧子大。每服五七十丸，空心盐酒下。其散以热米饮下，与丸子相间，空心服。日各一二服。[时珍曰]胡芦巴，右肾命门药也。元阳不足，冷气潜伏，不能归元者，宜之。宋惠民和剂局方有胡芦巴丸，治大人小儿，小肠奔豚偏坠，及小腹有形如卵，上下走痛，不可忍者。用胡芦巴八钱，茴香六钱，巴戟去心、川乌头炮去皮各二钱，楝实去核四钱，吴茱萸五钱，并炒为末，酒糊丸梧子大。每服十五丸，小儿五丸，盐酒下。太医薛己云：一人病寒疝，阴囊肿痛，服五苓诸药不效，与此而平也。又张子和儒门事亲云：有人病目不睹，思食苦豆，即胡芦巴，频频不缺。不周岁而目中微痛，如虫行入眦，渐明而愈。按此亦因其益命门之功，所谓益火之原，以消阴翳是也。

‖附方‖

新六。**小肠气痛**胡芦巴炒研末，每服二钱，茴香酒下。直指方。**肾脏虚冷**腹胁胀满。胡芦巴炒二两，熟附子、硫黄各七钱五分，为末，酒煮曲糊丸梧桐子大，每盐汤下三四十丸。圣济总录。**冷气疝瘕**胡芦巴酒浸晒干，荞麦炒研面，各四两，小茴香一两，为末，酒糊丸梧子大。每服五十丸，空心盐汤或盐酒下。服至两月，大便出白脓，则除根。方广心法附余。**阴癞肿痛**偏坠，或小肠疝气，下元虚冷，久不愈者，沉香内消丸主之。沉香、木香各半两，胡芦巴酒浸炒，小茴香炒，各二两，为末，酒糊丸梧子大。每服五、七十丸，盐酒下。**气攻头痛**胡芦巴炒，三棱酒浸焙，各半两，干姜炮二钱半，为末，姜汤或温酒每服二钱。济生方。**寒湿脚气**腿膝疼痛，行步无力。胡芦巴酒浸一宿焙，破故纸炒香，各四两，为末。以木瓜切顶去瓤，安药在内令满，用顶合住签定，烂蒸，捣丸梧子大。每服七十丸，空心温酒下。杨氏家藏方。

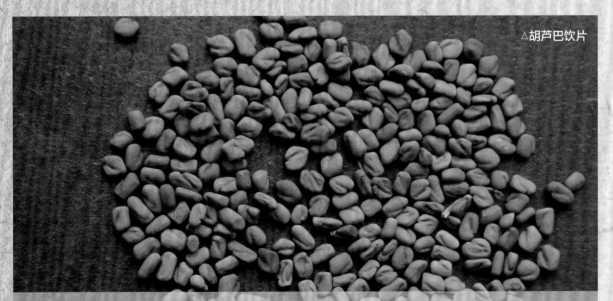

△胡芦巴饮片

胡芦巴 *Trigonella foenum-graecum* ITS2 条形码主导单倍型序列：

```
1    CATATCGAAG CCTCATGCCA ATTTCCTTTT TTAGTAGGTA TTGTGCATGC TGGTGAATGT TGGCCTCCCG TGAGCTCTAT
81   TGTCTCATGG TTGGTTGAAA ATCGAGACCT TGGTAGGGTG TGCCATGATA GATGGTGGTT GTGTGACCCA CGAGAACCAA
161  GATCATGTGC TTCCCTATTC AATTTGGCCT CTTTTACCCA TATGCGTTTT GTGAACGCTC GTGATG
```

据《纲目图鉴》《纲目彩图》《中华本草》《大辞典》等综合分析考证，本品为鸢尾科植物马蔺子 *Iris lactea* Pall. var. *chinensis* (Fisch.) Koidz。我国大部分地区均有分布。

蠡实

《本经》中品

▷马蔺子（*Iris lactea* var. *chinensis*）

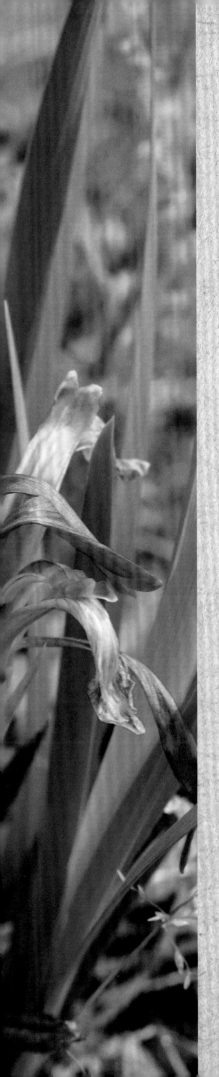

‖释名‖

荔实别录**马蔺子**唐本**马楝子**图经**马薤**礼记注**马帚**尔雅**铁扫帚**救荒**剧草**本经**旱蒲**礼记**豕首**本经**三坚**。[弘景曰] 方药不用，俗无识者。惟天名精亦名豕首。[恭曰] 此即马蔺子也。月令：仲冬荔挺出。郑玄注云：荔，马薤也。通俗文云：一名马蔺。本草谓之荔实。[颂曰] 马蔺子，北人讹为马楝子。广雅云：马薤，荔也。高诱云：荔挺出，荔草挺出也。讲礼者不识，呼为荔挺，又作马苋，并误矣。马苋亦名豚耳，即马齿也。[时珍曰] 尔雅云：荓音瓶，马帚也。此即荔草，谓其可为马刷，故名。今河南北人呼为铁扫帚，是矣。

‖集解‖

[别录曰] 蠡实生河东川谷，五月采实，阴干。[颂曰] 今陕西诸郡及鼎、澧州亦有之，近汴尤多。叶似薤而长厚，三月开紫碧花，五月结实作角子，如麻大而赤色有棱，根细长，通黄色，人取以为刷。三月开花，五月采实，并阴干用。许慎说文云：荔似蒲而小，根可为刷。高诱云：河北平泽率生之。江东颇多，种于阶庭，但呼为旱蒲，不知即马薤也。[时珍曰] 蠡草生荒野中，就地丛生，一本二三十茎，苗高三四尺，叶中抽茎，开花结实。

‖正误‖

[宗奭曰] 蠡实，陶隐居言方药不用，俗无识者。本草诸家所注不相应。若果是马蔺，则日华子本草不当更言可为蔬菜。盖马蔺叶出土已硬，又无味，马牛皆不食，岂堪人食？今不敢以蠡实为马蔺，更俟博识。[时珍曰] 别录蠡实亦名荔实，则蠡乃荔字之讹也。张揖广雅云，荔又名马蔺，其说已明。又按周定王救荒本草言其嫩苗味苦，煠熟换水浸去苦味，油盐调食，则马蔺亦可作菜矣。寇氏但据陶说疑之，欠考矣。陶氏不识之药多矣。今正其误。

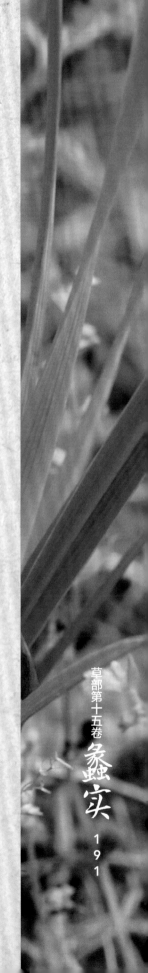

实

‖ **修治** ‖

[时珍曰] 凡入药炒过用，治疝则以醋拌炒之。

‖ **气味** ‖

甘，平，无毒。[保升曰] 寒。[颂曰] 山人服之，云大温，甚有奇效。

‖ **主治** ‖

皮肤寒热，胃中热气，风寒湿痹，坚筋骨，令人嗜食。久服轻身。本经。止心烦满，利大小便，长肌肤肥大。别录。疗金疮血内流，痈肿，有效。苏恭。妇人血气烦闷，产后血运，并经脉不止，崩中带下，消一切疮疖，止鼻衄吐血，通小肠，消酒毒，治黄病，杀蕈毒，傅蛇虫咬。大明。治小腹疝痛，腹内冷积，水痢诸病。时珍。

‖ **附方** ‖

旧二，新六。**诸冷极病**医所不治者。马蔺子九升洗净，空腹服一合，酒下，日三服。

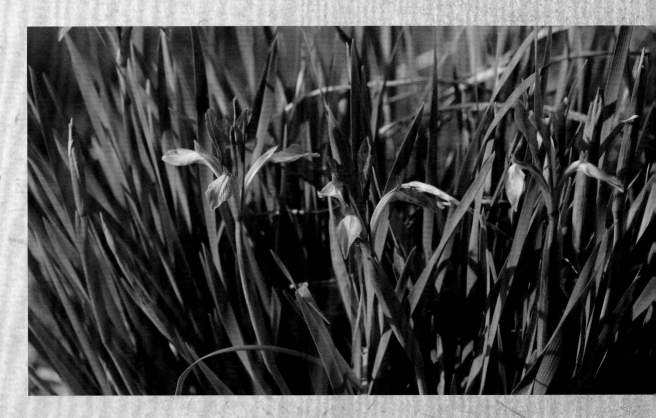

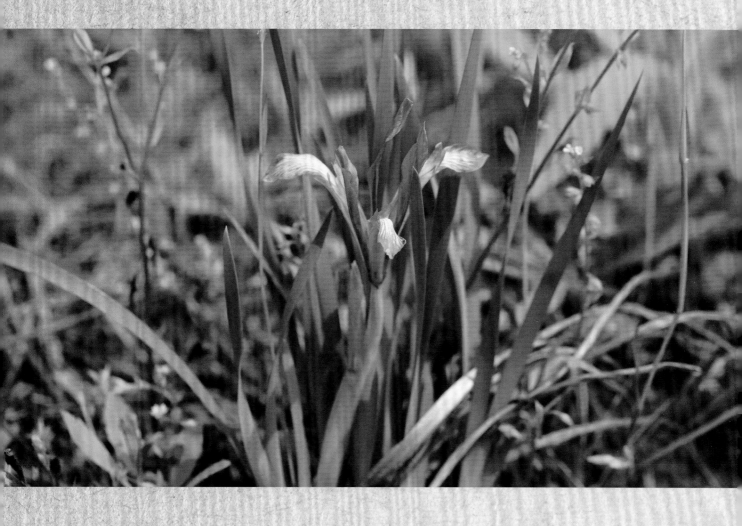

千金方。**寒疝诸疾**寒疝不能食，及腹内一切诸疾，消食肥肌。马蔺子一升，每日取一把，以面拌煮吞之，服尽愈。姚僧坦集验方。**喉痹肿痛**卫生易简方用蠡实一合，升麻五分，水一升，煎三合，入少蜜搅匀，细呷，大验。圣惠方用马蔺子二升，升麻一两，为末，蜜丸，水服一钱。又方：马蔺子八钱，牛蒡子六钱，为末，空心温水服方寸匕。**水痢百病**张文仲备急方用马蔺子，以六月六日面熬，各等分，为末，空心米饮服方寸匕。如无六月六日面，常面亦可，牛骨灰亦可。又方：马蔺子、干姜、黄连各等分，为散，熟汤服二方寸匕，入腹即断也。冷热皆治，常用神效，不得轻之。忌猪肉、冷水。**肠风下血**有疙瘩疮，破者不治。马蔺子一斤，研破酒浸，夏三、冬七日，晒干，何首乌半斤，雄黄、雌黄各四两，为末，以浸药酒打糊丸梧子大。每服三十丸，温酒下，日三服，见效。普济方。

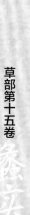

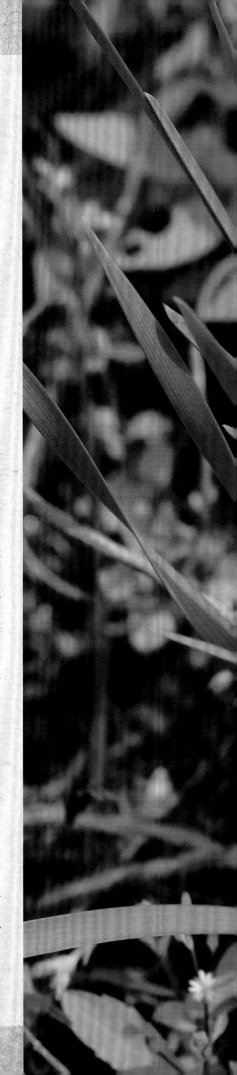

花、茎及根、叶

‖主治‖

去白虫。本经。疗喉痹，多服令人溏泄。别录。主痈疽恶疮。时珍。

‖发明‖

[颂曰] 蠡草花实皆入药。列仙传云，寇先生宋人，好种荔，食其葩实，是矣。[时珍曰] 按叶水东日记云：北方田野人患胸腹饱胀者，取马楝花擂凉水服，即泄数行而愈。据此则多服令人泄之说有验，而蠡实之为马蔺更无疑矣。

‖附方‖

旧三，新六。**睡死不寤**蠡实根一握，杵烂，以水绞汁，稍稍灌之。外台秘要。**喉痹口噤**马蔺花二两，蔓荆子一两，为末，温水服一钱。**喉痹肿痛**喘息欲死者。外台秘要用马蔺根叶二两，水一升半，煮一盏，细饮之，立瘥。圣惠方用根捣汁三合，蜜一合，慢火熬成，徐徐咽之，日五七度。一方：单汁饮之，口噤者灌下。无生者，以刷煎汁。**沙石热淋**马蔺花七枚烧，故笔头二七枚烧，粟米一合炒，为末。每服三钱，酒下，日二服。名通神散。**小便不通**马蔺花炒，茴香炒，葶苈炒，为末，每酒服二钱。十便良方。**一切痈疽**发背恶疮。用铁扫帚，同松毛、牛膝，以水煎服。乾坤生意。**面上瘢**取铁扫帚，地上自落叶并子，煎汤频洗，数次自消。寿域神方。**面疱鼻齇**马蔺子花，杵傅之佳。肘后方。

‖附录‖

必似勒拾遗。[藏器曰] 辛，温，无毒。主冷气，胃闭不消食，心腹胀满。生昆仑，状似马蔺子也。

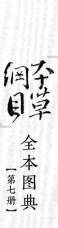

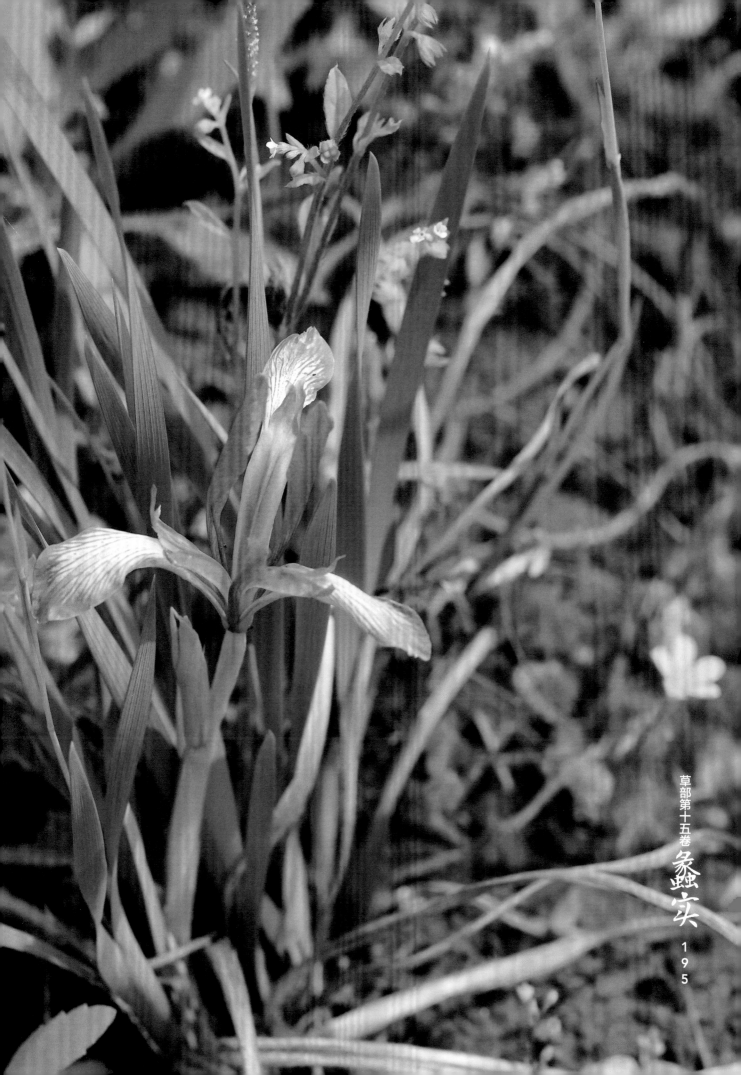

基原

据《纲目彩图》《中华本草》《药典图鉴》《中药志》等综合分析考证，本品为菊科植物牛蒡 *Arctium lappa* L.。分布于东北、西北、西南、中南及河北、山西等地。《药典》收载牛蒡子药材为菊科植物牛蒡的干燥成熟果实；秋季果实成熟时采收果序，晒干，打下果实，除去杂质，再晒干。《药典》四部收载鲜牛蒡草药材为牛蒡的全草。

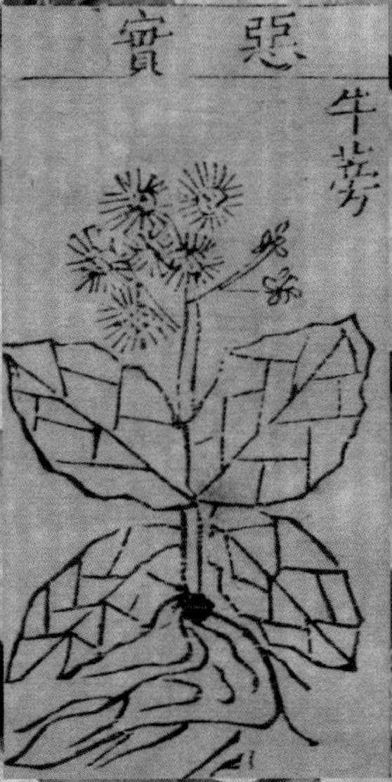

恶实

《别录》中品

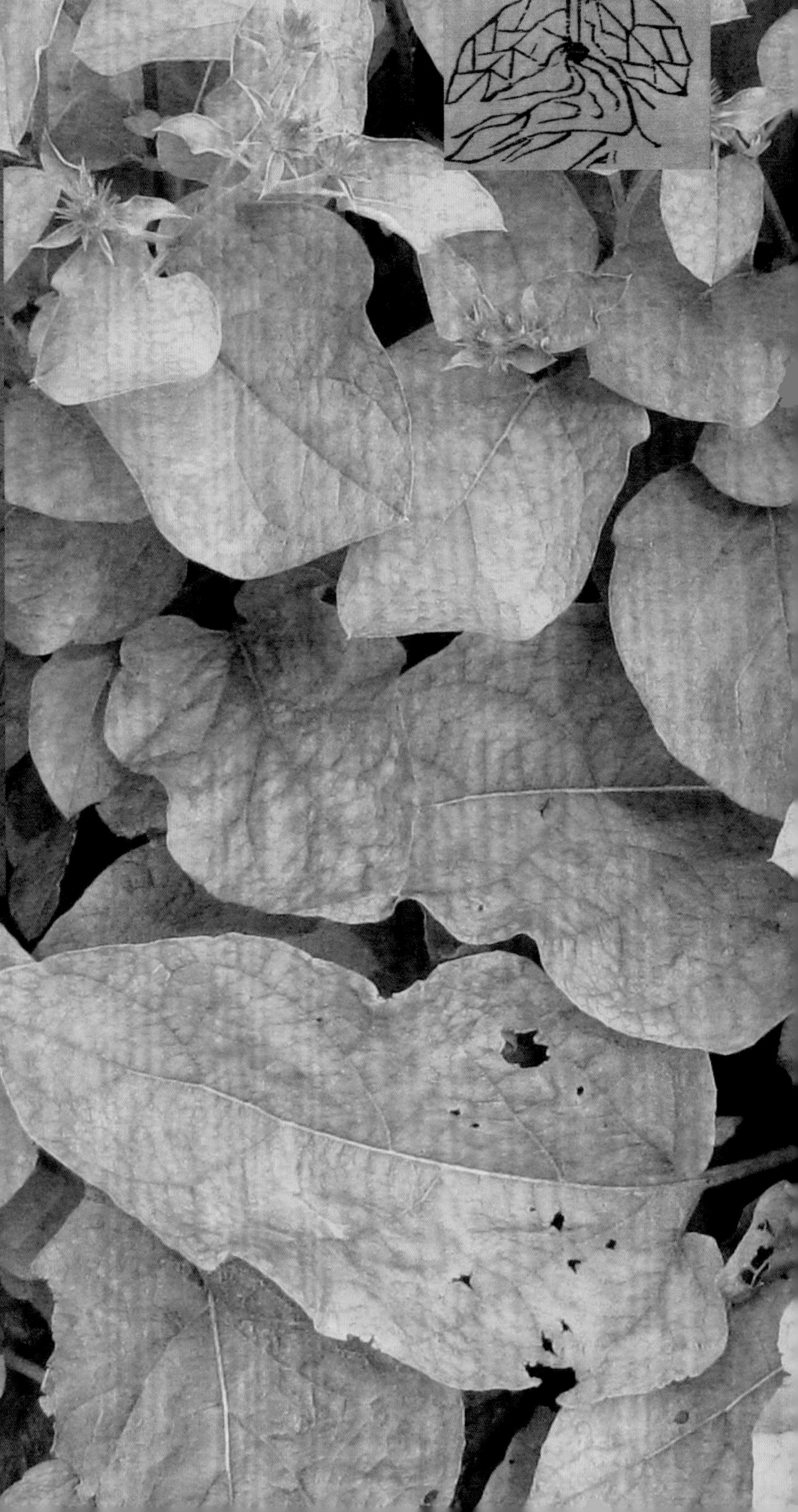

▷牛蒡（*Arctium lappa*）

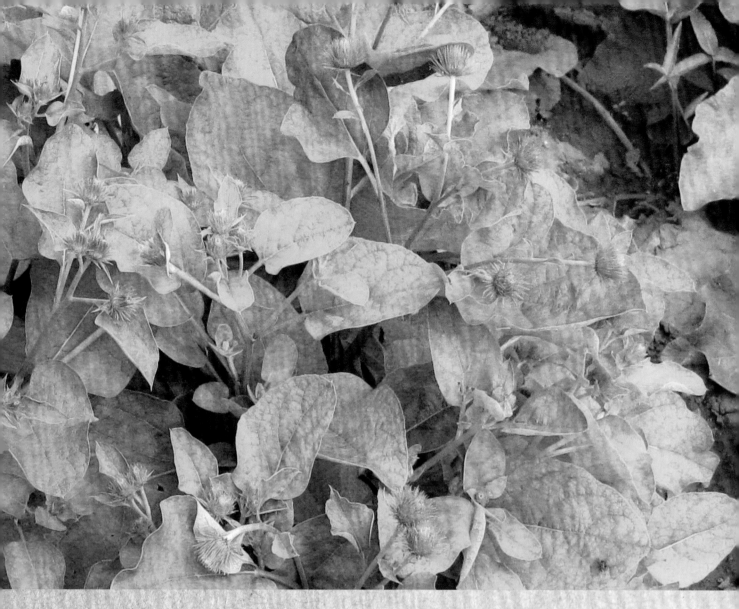

‖释名‖

鼠粘别录**牛蒡**别录**大力子**纲目**蒡翁菜**纲目**便牵牛**纲目**蝙蝠刺**。[时珍曰] 其实状恶而多刺钩，故名。其根叶皆可食，人呼为牛菜，术人隐之，呼为大力也。俚人谓之便牵牛。河南人呼为夜叉头。[颂曰] 实壳多刺，鼠过之则缀惹不可脱，故谓之鼠粘子，亦如羊负来之比。

‖集解‖

[别录曰] 恶实生鲁山平泽。[恭曰] 鲁山在邓州东北。此草叶大如芋，子壳似栗状，实细长如茺蔚子。[颂曰] 恶实即牛蒡子也，处处有之。叶大如芋叶而长。实似葡萄核而褐色，外壳似栗梂，而小如指头，多刺。根有极大者，作菜茹益人。秋后采子入药。[时珍曰] 牛蒡古人种子，以肥壤栽之。剪苗汋淘为蔬，取根煮曝为脯，云甚益人，今人亦罕食之。三月生苗，起茎高者三四尺。四月开花成丛，淡紫色。结实如枫梂而小，萼上细刺百十攒簇之，一梂有子数十颗。其根大者如臂，长者近尺，其色灰黪。七月采子，十月采根。

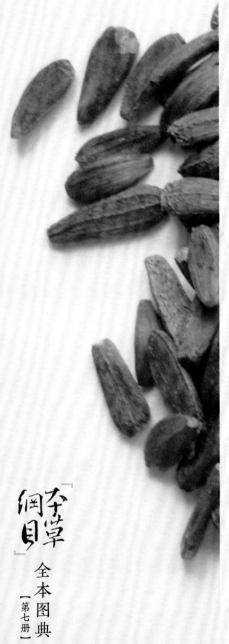

‖修治‖

[敩曰] 凡用拣净，以酒拌蒸，待有白霜重出，以布拭去，焙干捣粉用。

‖气味‖

辛，平，无毒。[藏器曰] 苦。[元素曰] 辛温，阳中之阴，升也。[杲曰] 辛平，阳也，降也。

‖主治‖

明目补中，除风伤。别录。风毒肿，诸瘘。藏器。研末浸酒，每日服三二盏，除诸风，去丹石毒，利腰脚。又食前熟挼三枚吞之，散诸结节筋骨烦热毒。甄权。吞一枚，出痈疽头。苏恭。炒研煎饮，通利小便。孟诜。润肺散气，利咽膈，去皮肤风，通十二经。元素。消斑疹毒。时珍。

‖发明‖

[杲曰] 鼠粘子其用有四：治风湿瘾疹，咽喉风热；散诸肿疮疡之毒，利凝滞腰膝之气，是也。

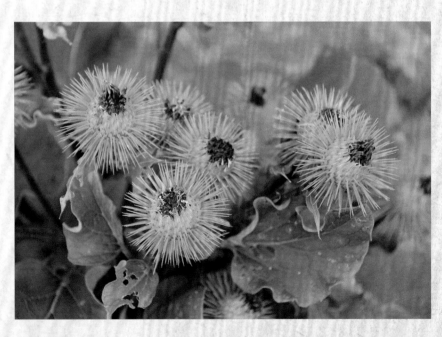

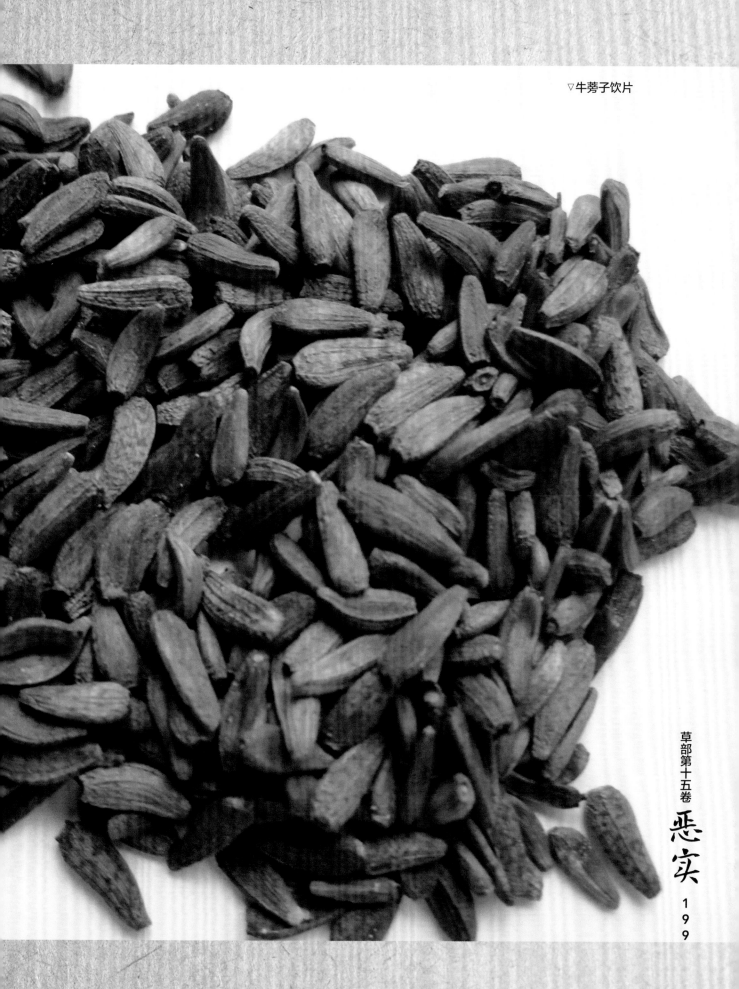

▽牛蒡子饮片

‖附方‖

旧五，新十一。**风水身肿欲裂**。鼠粘子二两，炒研为末。每温水服二钱，日三服。圣惠方。**风热浮肿**咽喉闭塞。牛蒡子一合，半生半熟，为末，热酒服一寸匕。经验方。**痰厥头痛**牛蒡子炒、旋覆花等分，为末。腊茶清服一钱，日二服。圣惠方。**头痛连睛**鼠粘子、石膏等分，为末，茶清调服。医方摘要。**咽膈不利**疏风壅涎唾。牛蒡子微炒、荆芥穗一两，炙甘草半两，为末。食后汤服二钱，当缓缓取效。寇氏本草衍义。**悬痈喉痛**风热上抟也。恶实炒、甘草生等分，水煎含咽，名启关散。普济方。**喉痹肿痛**牛蒡子六分，马蔺子六分，为散。每空心温水服方寸匕，日再服。仍以牛蒡子三两，盐二两，研匀，炒热包熨喉外。广济方。**咽喉痘疹**牛蒡子二钱，桔梗一钱半，粉甘草节七分，水煎服。痘疹要诀。**风热瘾疹**牛蒡子炒、浮萍等分，以薄荷汤服二钱，日二服。初虞世古今录验。**风龋牙痛**鼠粘子炒，煎水含，嗽吐之。延年方。**小儿痘疮**时出不快，壮热狂躁，咽膈壅塞，大便秘涩，小儿咽喉肿不利。若大便利者，勿服。牛蒡子炒一钱二分，荆芥穗二分，甘草节四分，水一盏，同煎至七分，温服。已出亦可服。名必胜散。和剂局方。**妇人吹乳**鼠粘二钱，麝香少许，温酒细吞下。袖珍方。**便痈肿痛**鼠粘子二钱，炒研末，入蜜一匙，朴消一匙，空心温酒服。袖珍方。**蛇蝎蛊毒**大力子，煮汁服。卫生易简方。**水蛊腹大**恶实微炒一两，为末，面糊丸梧子大，每米饮下十丸。张文仲方。**历节肿痛**风热攻手指，赤肿麻木，甚则攻肩背两膝，遇暑热则大便秘。牛蒡子三两，新豆豉炒、羌活各一两，为末。每服二钱，白汤下。本事方。

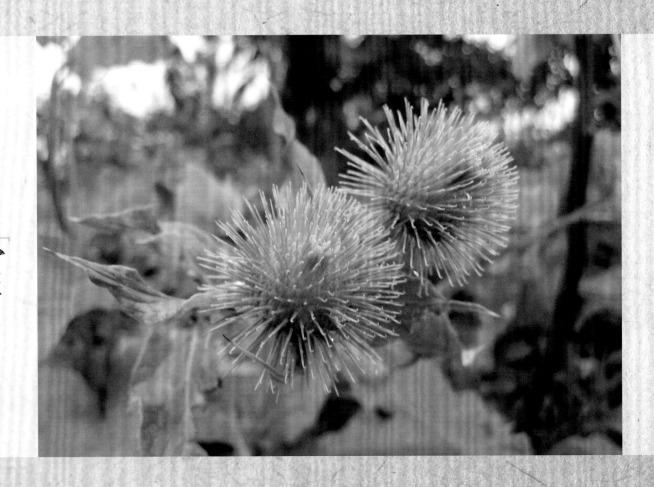

‖气味‖

苦，寒，无毒。[权曰]甘，平。[藏器曰]根须蒸熟暴干用。不尔，令人欲吐。

‖主治‖

伤寒寒热汗出，中风面肿，消渴热中，逐水。久服轻身耐老。别录。根：主牙齿痛，劳疟诸风，脚缓弱风毒，痈疽，咳嗽伤肺，肺壅疝瘕，冷气积血。苏恭。根：浸酒服，去风及恶疮。和叶捣碎，傅杖疮金疮，永不畏风。藏器。主面目烦闷，四肢不健，通十二经脉，洗五脏恶气。可常作菜食，令人身轻。甄权。切根拌豆、面作饭食，消胀壅。茎叶煮汁作浴汤，去皮间习习如虫行。又入盐花生捣，揝一切肿毒。孟诜。

‖发明‖

[颂曰]根作脯食甚良。茎叶宜煮汁酿酒服。冬月采根，蒸暴入药。刘禹锡传信方：疗暴中风，用紧细牛蒡根，取时避风，以竹刀或荆刀刮去土，生布拭了，捣绞取汁一大升，和好蜜四大合，温分两服，得汗出便瘥。此方得之岳鄂郑中丞。郑因食热肉一顿，便中暴风。外甥卢氏为颖阳令，有此方。服，当时便瘥。

▽牛蒡（根）横切面

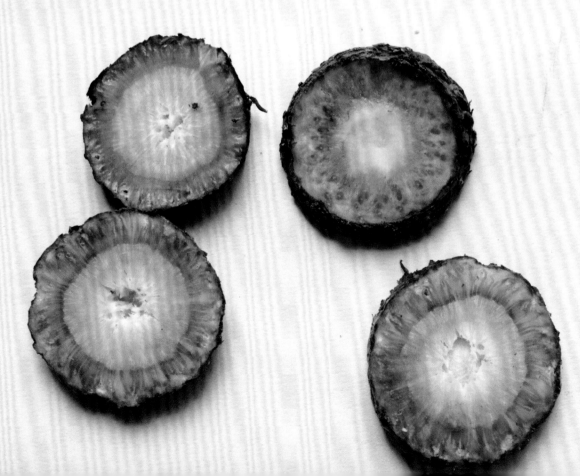

‖附方‖

旧五，新一十六。**时气余热**不退，烦躁发渴，四肢无力，不能饮食。用牛蒡根捣汁，服一小盏，效。圣惠方。**天行时疾**生牛蒡根捣汁五合，空腹分为二服。服讫，取桑叶一把，炙黄，以水一升，煮取五合，顿服取汗，无叶用枝。孙真人食忌。**热攻心烦**恍惚。以牛蒡根捣汁一升，食后分为二服。食医心镜。**伤寒搐搦**汗后覆盖不密，致腰背手足搐搦者，牛蒡根散主之，牛蒡根十条，麻黄、牛膝、天南星各六钱剉，于盆内研细，好酒一升同研，以新布绞取汁。以炭火半秤烧一地坑令赤，扫净，倾药汁入坑内，再烧令黑色，取出于乳钵内细研。每服一钱，温酒下，日三服。朱肱活人书。**一切风疾**十年、二十年者，牛蒡根一升，生地黄、枸杞子、牛膝各三升，用袋盛药，浸无灰酒三升内，每任意饮之。外台秘要。**老人中风**口目眴动，烦闷不安。牛蒡根切一升，去皮晒干，杵为面，白米四合淘净，和作馎饦，豉汁中煮，加葱椒五味，空心食之。恒服极效。寿亲养老书。**老人风湿**久痹，筋挛骨痛。服此壮肾，润皮毛，益气力。牛蒡根一升切，生地黄一升切，大豆二升炒，以绢袋盛，浸一斗酒中，五六日，任性空心温服二三盏，日二服。集验方。**头面忽肿**热毒风气内攻，或连手足赤肿，触着痛者。牛蒡子根，一名蝙蝠刺，洗净研烂，酒煎成膏，绢摊贴肿处。仍以热酒服一二匙，肿消痛减。斗门方。**头风掣痛**不可禁者，摩膏主之。取牛蒡茎叶，捣取浓汁二

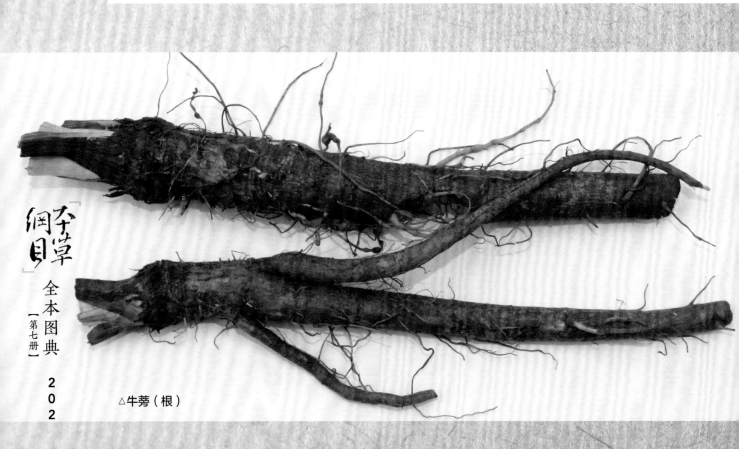

△牛蒡（根）

升，无灰酒一升，盐花一匙头，糖火煎稠成膏，以摩痛处，风毒自散。摩时须极力令热，乃效。冬月用根。**籝中方**。**头风白屑**牛蒡叶捣汁，熬稠涂之。至明，皂荚水洗去。**圣惠方**。**喉中热肿**鼠粘根一升，水五升，煎一升，分三服。**延年方**。**小儿咽肿**牛蒡根捣汁，细咽之。**普济方**。**热毒牙痛**热毒风攻头面，齿龈肿痛不可忍。牛蒡根一斤捣汁，入盐花一钱，银器中熬成膏。每用涂齿龈下，重者不过三度瘥。**圣惠方**。**项下瘰疾**鼠粘子根一升，水三升，煮取一升半，分三服。或为末，蜜丸常服之。**救急方**。**耳卒肿痛**牛蒡根切，绞汁二升，银锅内熬膏涂之。**圣济总录**。**小便不通**脐腹急痛。牛蒡叶汁、生地黄汁二合，和匀，入蜜二合。每服一合，入水半盏，煎三五沸，调滑石末一钱服。**圣济总录**。**疖子肿毒**鼠粘子叶贴之。**千金方**。**石瘰出脓**坚实寒热。鼠粘子叶为末，和鸡子白封之。**外台秘要**。**诸疮肿毒**牛蒡根三茎洗，煮烂捣汁，入米煮粥，食一碗，甚良。**普济方**。**积年恶疮**反花疮、漏疮不瘥者。牛蒡根捣，和腊月猪脂，日日封之。**千金方**。**月水不通**结成癥块，腹肋胀大，欲死。牛蒡根二斤到，蒸三遍，以生绢袋盛之，以酒二斗浸五日，每食前温服一盏。**普济方**。

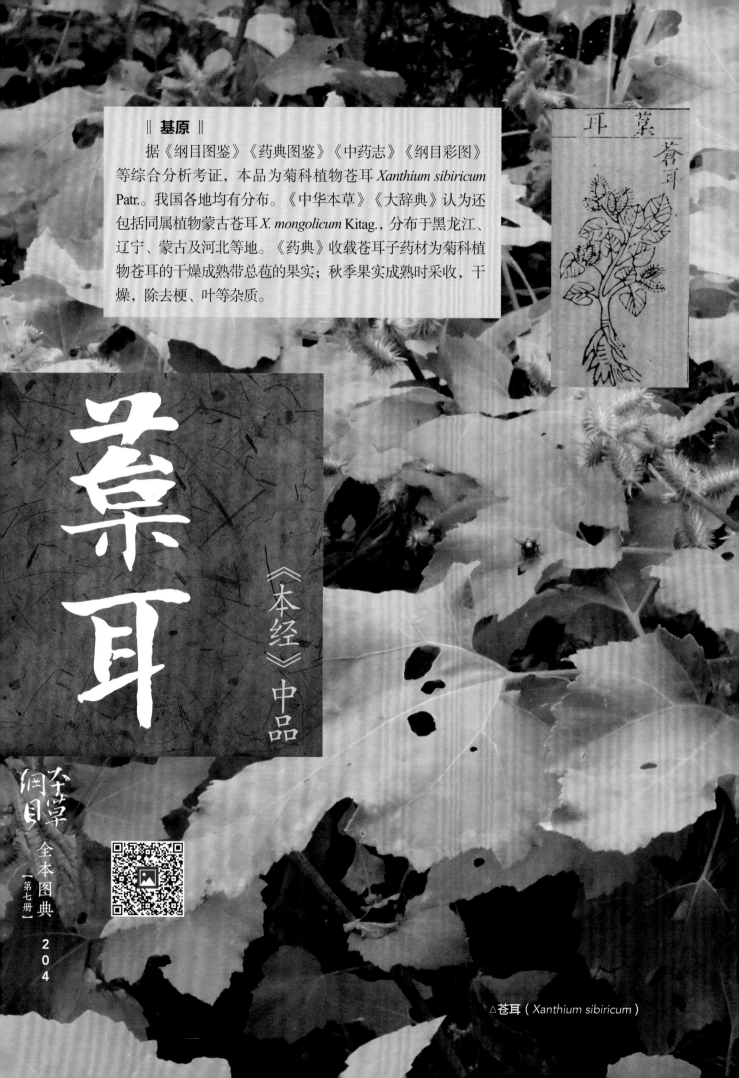

据《纲目图鉴》《药典图鉴》《中药志》《纲目彩图》等综合分析考证，本品为菊科植物苍耳 *Xanthium sibiricum* Patr.。我国各地均有分布。《中华本草》《大辞典》认为还包括同属植物蒙古苍耳 *X. mongolicum* Kitag.，分布于黑龙江、辽宁、蒙古及河北等地。《药典》收载苍耳子药材为菊科植物苍耳的干燥成熟带总苞的果实；秋季果实成熟时采收，干燥，除去梗、叶等杂质。

耳葈

葈耳

葈耳

《本经》中品

本草纲目全本图典

[第七册]

△苍耳（*Xanthium sibiricum*）

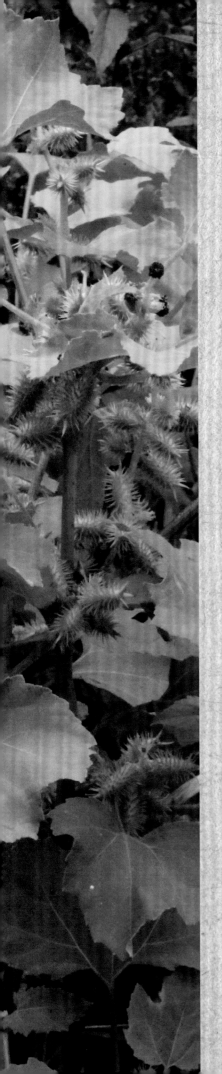

‖释名‖

胡菜本经 常思弘景 苍耳尔雅 卷耳诗经 爵耳诗疏 猪耳纲目 耳珰诗疏 地葵本经 葹音施 羊负来弘景 道人头图经 进贤菜记事珠 喝起草纲目 野茄纲目 缣丝草。[颂曰]诗人谓之卷耳，尔雅谓之苍耳，广雅谓之菜耳，皆以实得名也。陆玑诗疏云：其实正如妇人耳珰，今或谓之耳珰草。郑康成谓是白胡荽，幽州人呼为爵耳。博物志云：洛中有人驱羊入蜀，胡菜子多刺，粘缀羊毛，遂至中土，故名羊负来。俗呼为道人头。[弘景曰]伧人皆食之，谓之常思菜。以叶覆麦作黄衣者，方用甚稀。[时珍曰]其叶形如枲麻，又如茄，故有菜耳及野茄诸名。其味滑如葵，故名地葵，与地肤同名。诗人思夫赋卷耳之章，故名常思菜。张揖广雅作常枲，亦通。

‖集解‖

[别录曰]菜耳生安陆川谷及六安田野，实熟时采。[颂曰]今处处有之。陆氏诗疏云：其叶青白似胡荽，白华细茎，蔓生，可煮为茹，滑而少味。四月中生子，正如妇人耳珰。郭璞云：形如鼠耳，丛生如盘。今之所有皆类此，但不作蔓生。[时珍曰]按周定王救荒本草云：苍耳叶青白，类粘糊菜叶。秋间结实，比桑椹短小而多刺。嫩苗炸熟，水浸淘拌食，可救饥。其子炒去皮，研为面，可作烧饼食，亦可熬油点灯。

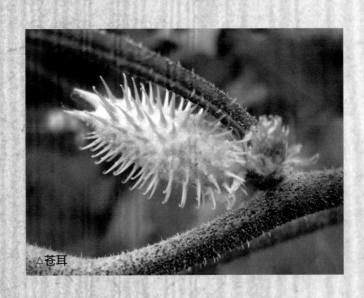

△苍耳

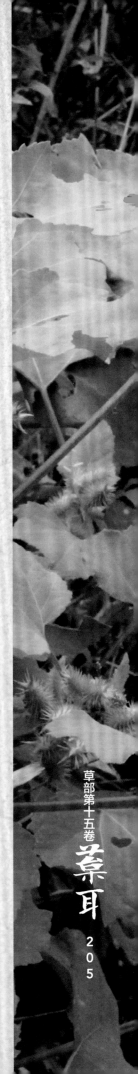

实

‖修治‖

[大明曰] 入药炒熟，捣去刺用，或酒拌蒸过用。

‖气味‖

甘，温，有小毒。[别录曰] 苦。[权曰] 甘，无毒。[恭曰] 忌猪肉、马肉、米泔，害人。

‖主治‖

风头寒痛，风湿周痹，四肢拘挛痛，恶肉死肌，膝痛。久服益气。藏器。治肝热，明目。甄权。治一切风气，填髓暖腰脚，治瘰疬疥疮及瘙痒。大明。炒香浸酒服，去风补益。时珍。

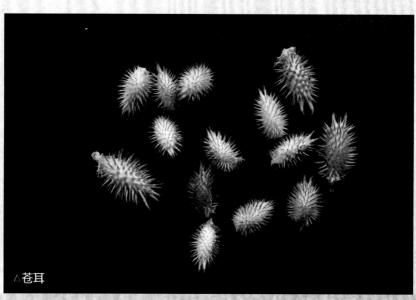

△苍耳

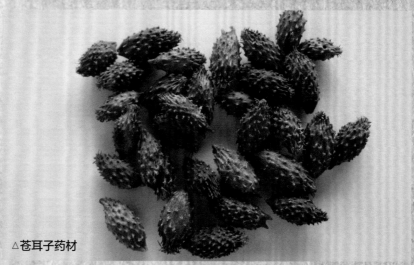

△苍耳子药材

‖附方‖

旧三，新四。**久疟不瘥**苍耳子，或根茎亦可，焙研末，酒糊丸梧子大。每酒服三十丸，日二服。生者捣汁服亦可。朱氏集验方。**大腹水肿**小便不利。苍耳子灰、葶苈末等分。每服二钱，水下，日二服。千金方。**风湿挛痹**一切风气。苍耳子三两，炒为末，以水一升半，煎取七合，去滓呷之。食医心镜。**牙齿痛肿**苍耳子五升，水一斗，煮取五升，热含之。冷即吐去，吐后复含，不过一剂瘥。茎叶亦可，或入盐少许。孙真人千金翼。**鼻渊流涕**苍耳子即缣丝草子，炒研为末，每白汤点服一二钱。证治要诀。**眼目昏暗**菓耳实一升，为末，白米半升作粥，日食之。普济方。**嗜酒不已**毡中苍耳子七枚，烧灰投酒中饮之，即不嗜。陈藏器本草。

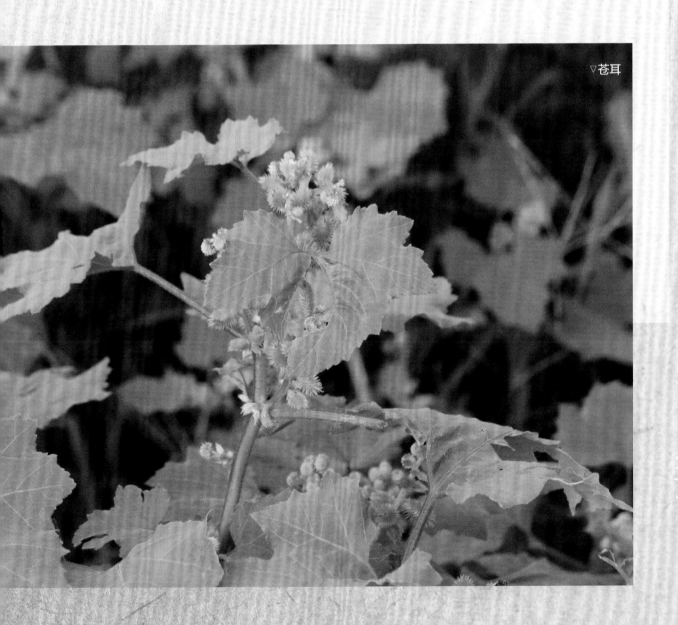

▽苍耳

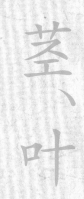

‖修治‖

[敩曰] 凡采得去心，取黄精，以竹刀细切拌之，蒸从巳至亥时出，去黄精，阴干用。

‖气味‖

苦，辛，微寒，有小毒。[恭曰] 忌猪肉、马肉、米泔。伏硇砂。

‖主治‖

溪毒。别录。中风伤寒头痛。孟诜。大风癫痫，头风湿痹，毒在骨髓，腰膝风毒。夏月采曝为末，水服一二匕，冬月酒服。或为丸，每服二三十丸，日三服，满百日，病出如病疥，或痒，汁出，或斑驳甲错皮起，皮落则肌如凝脂。令人省睡，除诸毒螫，杀虫疳湿𧏾。久服益气耳目聪明，轻身强志。苏恭。授叶安舌下，出涎，去目黄好睡。烧灰和腊猪脂，封丁肿出根。煮酒服，主狂犬咬毒。藏器。

‖发明‖

[时珍曰] 苍耳叶久服去风热有效，最忌猪肉及风邪，犯之则遍身发出赤丹也。按苏沈良方云：菜耳根、苗、叶、实，皆洗濯阴干，烧灰汤淋，取浓汁，泥连两灶炼之。灰汁耗，即旋取傍釜中热灰汤益之。一日夜不绝火，乃旋得霜，干瓷瓶收之。每日早晚酒服二钱，补暖去风驻颜，尤治皮肤风，令人肤革清净。每澡沐入少许尤佳。宜州文学昌从谏，服此十余年，至七八十，红润轻健，皆此药力也。斗门方云：妇人血风攻脑，头旋闷绝，忽死倒地，不知人事者，用喝起草嫩心阴干为末，以酒服一大钱，其功甚效。此物善通顶门连脑，盖即苍耳也。

‖附方‖

旧十二，新十七。**万应膏**治一切痈疽发背，无头恶疮，肿毒疔疖，一切风痒，臁疮杖疮，牙疼喉痹。五月五日采苍耳根叶数担，洗净晒萎细剉，以大锅五口，入水煮烂，以筛滤去粗滓，布绢再滤。复入净锅，武火煎滚，文火熬稠，搅成膏，以新罐贮封。每以敷贴，即愈。牙疼即敷牙

茎、叶

上，喉痹敷舌上或噙化，二三次即效。每日用酒服一匙，极有效。集简方。**一切风毒**并杀三虫肠痔，能进食。若病胃胀满，心闷发热，即宜服之。五月五日午时附地刈取枲耳叶，洗暴燥，捣下筛。每服方寸匕，酒或浆水下，日二、夜三。若觉吐逆，则以蜜丸服，准计方寸匕数也。风轻者，日二服。若身体作粟或麻豆出，此为风毒出也。可以针刺溃去黄汁，乃止。七月七、九月九，亦可采用。千金方。**一切风气**苍耳嫩叶一石切，和麦蘖五升作块，于蒿艾中罯二十日成曲。取米一斗，炊作饭，看冷暖，入曲三升酿之，封二七日成熟。每空心暖服，神验。封此酒可两重布，不得令密，密则溢出。忌马肉、猪肉。孟诜食疗本草。**诸风头运**苍耳叶晒干为末，每服一钱，酒调下，日三服。若吐，则以蜜丸梧子大，每服二十丸。十日全好矣。杨氏经验方。**血风脑运**方见发明下。**毒攻手足**肿痛欲断。苍耳捣汁渍之，并以滓傅之，立效。春用心，冬用子。千金翼。**卒中水毒**初觉头目微痛，恶寒，骨节强急，旦醒暮剧，手足逆冷，三日则虫蚀下部，六七日脓溃，食至五脏，杀人也。捣常思草，绞汁服一二升，并以绵染，导其下部。肘后方。**毒蛇溪毒**沙虱、射工等所伤，口噤眼黑，手足强直，毒攻腹内成块，逡巡不救。苍耳嫩苗一握，取汁，和酒温灌之，以滓厚傅伤处。胜金方。**疫病不染**五月五日午时多采苍耳嫩叶，阴干收之。临时为末，冷水服二钱，或水煎举家皆服，能辟邪恶。千金方。**风瘙瘾疹身**

◁苍耳

痒不止。用苍耳茎、叶、子等分，为末。每服二钱，豆淋酒调下。圣惠方。**面上黑斑**苍耳叶焙为末，食后米饮调服一钱，一月愈。摘玄方。**赤白汗斑**苍耳嫩叶尖，和青盐擂烂，五六月间擦之，五七次效。摘玄方。**大风疠疾**袖珍方：用嫩苍耳、荷叶等分，为末。每服二钱，温酒下，日二服。乾坤生意：用苍耳叶为末，以大枫子油和丸梧子大。每服三四十丸，以茶汤下，日二服。又方：五月五日或六月六日，五更带露采苍耳草，捣取汁，熬作锭子。取半斤鳢鱼一尾，剖开不去肚肠，入药一锭，线缝，以酒二碗，慢火煮熟令吃，不过三五个鱼即愈也。忌盐一百日。**卒得恶疮**苍耳、桃皮作屑，纳疮中。百一方。**反花恶疮**有肉如饭粒，破之血出，随生反出。用苍耳叶捣汁，服三合，并涂之，日二上。圣济总录。**一切疔肿**说曰：危困者，用苍耳根叶捣，和小儿尿绞汁，冷服一升，日三服，拔根甚验。养生方：用苍耳根苗烧灰，和醋淀涂之，干再上。不十次，即拔根出。邵真人方：苍耳根三两半，乌梅肉五个，连须葱三根，酒二钟，煎一钟，热服取汗。**齿风动痛**苍耳一握，以浆水煮，入盐含漱。外台秘要。**缠喉风病**苍耳根一把，老姜一块，研汁，入酒服。圣济总录。**赤目生疮**作痛。道人头末二两，乳香一钱，每用一钱，烧烟嗅鼻。圣济总录。**鼻衄不止**苍耳茎叶捣汁一小盏服。圣惠方。**五痔下血**五月五日采苍耳茎叶为末，水服方寸匕甚效。千金翼。**赤白下痢**苍耳草不拘多少洗净，用水煮烂去滓，入蜜用武火熬成膏。每服一二匙，白汤下。医方摘玄。**产后诸痢**苍耳叶捣绞汁，温服半中盏，日三四服。圣惠方。**误吞铜钱**苍耳头一把，以水一升，浸水中十余度，饮水愈。肘后方。**花蜘蛛毒**咬人，与毒蛇无异。用野缣丝，即道人头，捣汁一盏服，仍以渣傅之。摘玄方。

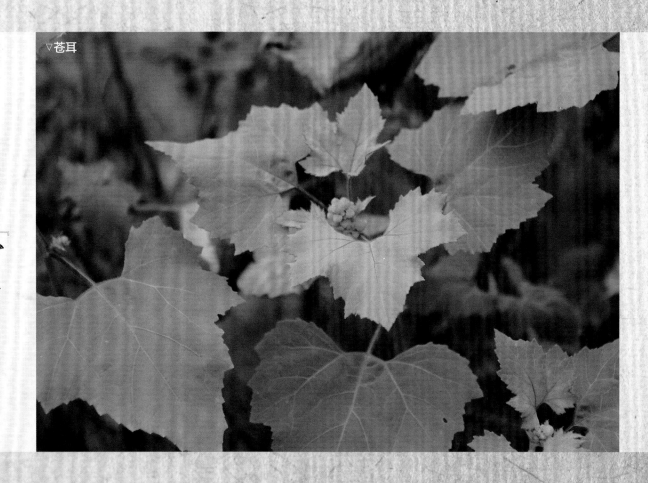

▽苍耳

花

‖**主治**‖

白癞顽痒。时珍。

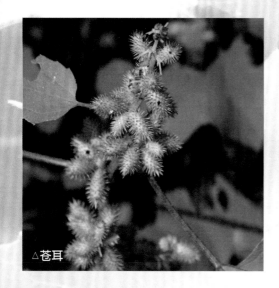

△苍耳

苍耳 *Xanthium sibiricum* ITS2 条形码主导单倍型序列：

1   CGCATCACGT CGCCCCCACC ACGCCTCCCT TCTAGGGACG TCTTTGGTTG GGGCGGAGAT TGGTCTCCCG TGCCCATGGC

81   GTGGTTGGCC TAAATAGGAG TCTCCTTAAG AGGGACGCAC GGCTAGTGGT GGTTGATAAC ACAGTCGTCT CGTGTCGTGC

161 GTTTTCATTC TTGGGTGTAG ATGCTCTTAG AATACCCTGA CGCGTTGTCT TGCGACAGTG CTTCGATCG

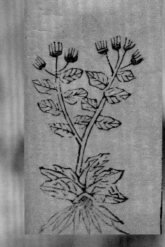

‖ 基原 ‖

据《纲目图鉴》《中华本草》《中药志》《药典图鉴》等综合分析考证，本品为菊科植物天名精 *Carpesium abrotanoides* L.。分布于陕西、江苏、浙江、福建、江西、河南、云南等地。《药典》收载鹤虱药材为菊科植物天名精的干燥成熟果实；秋季果实成熟时采收，晒干，除去杂质。《药典》四部收载天名精药材为菌科植物天名精的干燥全草。

天名精

《本经》上品

网目草

全本图典

[第七册]

2
1
2

▷天名精（*Carpesium abrotanoides*）

校正：[时珍曰]据苏、沈二说，并入唐本鹤虱，开宝地菘，别录有名未用埊松。

‖ 释名 ‖

天蔓菁别录**天门精**别录**地菘**别录**埊松**别录。埊与地同。**玉门精**别录**麦句姜**本经**蟾蜍兰**别录**蛤蟆蓝**本经**蚵蚾草**纲目**豕首**本经**彘颅**别录**活鹿草**异苑**刘㑲草**㑲音胡荤反。**皱面草**纲目**母猪芥**纲目**实名鹤虱，根名杜牛膝。**[恭曰]天名精，即活鹿草也。别录一名天蔓菁，南人名为地菘，叶与蔓菁、菘菜相类，故有此名。其味甘辛，故有姜称。状如蓝，而蛤蟆好居其下，故名蛤蟆蓝。香气似兰，故又名蟾蜍兰。[时珍曰]天名精乃天蔓菁之讹也。其气如豕彘，故有豕首、彘颅之名。昔人谓之活鹿草，俗人因其气臊，讹为狐狸臊者，是也。尔雅云：茢薽，豕首也。郭璞注云：江东呼为豨首，可以炒蚕蛹食。[藏器曰]郭璞注尔雅蘧麦，云即麦句姜者，非也。陶公注钓樟条云：有一草似狼牙，气辛臭，名为地菘，人呼为刘㑲草，主金疮。按异苑云：

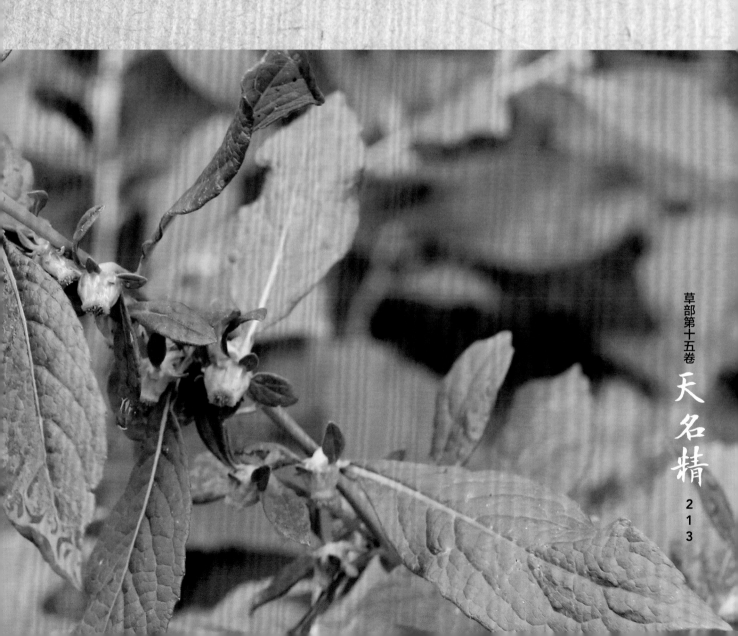

宋元嘉中，青州刘㥄射一獐，剖五脏以此草塞之，蹶然而起。㥄怪而拔草，便倒，如此三度。㥄因密录此草种之，主折伤，愈多人，因以名之。既有活鹿之名，雅与獐事相合。陶、苏俱说是地菘，定非二物。

‖ 正误 ‖

[弘景曰] 天名精即今之豨莶，亦名豨首。夏月杵汁服之，除热病。味至苦而云甘，或非是也。[恭曰] 豨首苦而臭，名精辛而香，全不相类也。[禹锡曰] 苏恭云：天名精南人名地菘。陈藏器本草解纷，亦言天名精为地菘。开宝本草不当重出地菘条，例宜刊削。[时珍曰] 按沈括笔谈云：世人既不识天名精，又妄认地菘为火杴，本草又出鹤虱一条，都成纷乱。不知地菘即天名精，其叶似菘，又似蔓菁，故有二名，鹤虱即其实也。又别录有名未用塈松，即此地菘，亦系误出，今并正之，合而为一。

‖ 集解 ‖

[别录曰] 天名精生平原川泽，五月采。[保升曰] 地菘也。小品方名天蔓菁，又名天芜菁。叶似山南菘菜，夏秋抽条，颇似薄荷，花紫白色，味辛而香。[志曰] 地菘所在皆有，生人家及路旁阴处，高二三寸，叶似菘叶而小。又曰：鹤虱，出波斯者为胜。今上党亦有，力势薄于波斯者。[恭曰] 鹤虱生西戎，子似蓬蒿子而细，合茎叶用之。[颂曰] 天名精，江湖间皆有之，状如韩保升所说。又曰：鹤虱，江淮衡湘皆有之。春生苗，叶皱紫苏，大而尖长，不光。茎高二尺

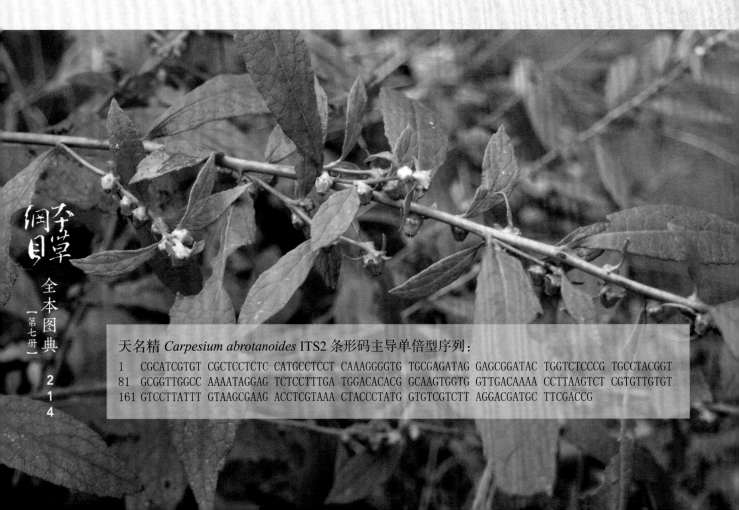

天名精 *Carpesium abrotanoides* ITS2 条形码主导单倍型序列：

```
1    CGCATCGTGT CGCTCCTCTC CATGCCTCCT CAAAGGGGTG TGCGAGATAG GAGCGGATAC TGGTCTCCCG TGCCTACGGT
81   GCGGTTGGCC AAAATAGGAG TCTCCTTTGA TGGACACACG GCAAGTGGTG GTTGACAAAA CCTTAAGTCT CGTGTTGTGT
161  GTCCTTATTT GTAAGCGAAG ACCTCGTAAA CTACCCTATG GTGTCGTCTT AGGACGATGC TTCGACCG
```

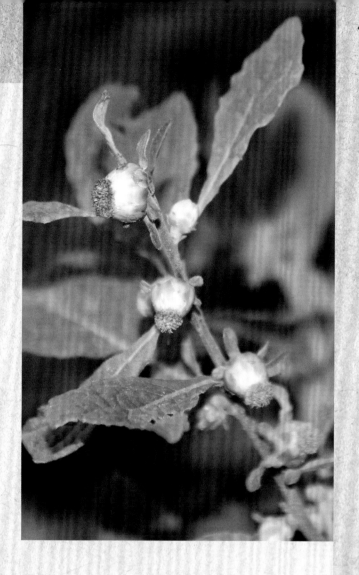

许。七月生黄白花，似菊。八月结实，子极尖细，干即黄黑色。南人呼其叶为火杴。按火杴即豨莶，虽花实相类，而别是一物，不可杂用。[时珍曰] 天名精嫩苗绿色，似皱叶菘芥，微有狐气。淘净炸之，亦可食。长则起茎，开小黄花，如小野菊花。结实如同蒿，子亦相似，最粘人衣，狐气尤甚。炒熟则香，故诸家皆云辛而香，亦巴人食负蠜，南人食山柰之意尔。其根白色，如短牛膝。此物最贱，而唐本草言鹤虱出西戎，宋本草言出波斯者，何哉？盖当时人不知用之，惟西戎、波斯始知入药，且土产所宜故尔。亦苜蓿云出西域，而不知中国饲马者即是也。详见豨莶下。

叶
根同

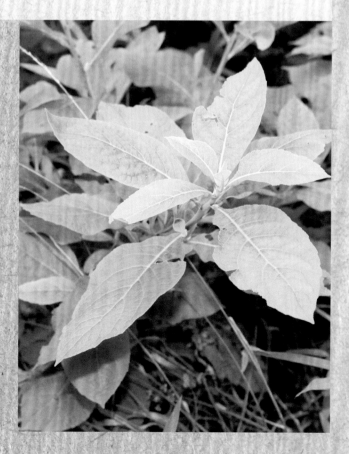

‖气味‖
甘，寒，无毒。[别录曰] 垄松：辛，无毒。[时珍曰] 微辛，甘，有小毒。生汁吐人。[之才曰] 垣衣、地黄为之使。

‖主治‖
瘀血血瘕欲死，下血止血，利小便，久服轻身耐老。本经。除小虫，去痹，除胸中结热，止烦渴，逐水，大吐下。别录。破血生肌，止鼻衄，杀三虫，除诸毒肿，丁疮瘘痔，金疮内射，身痒瘾疹不止者，揩之立已。唐本。地菘：主金疮，止血，解恶虫蛇螫毒，挼以傅之。开宝。吐痰止疟，治牙痛口紧喉痹。时珍。垄松：主眩痹。别录有名未用。

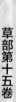

‖发明‖

[时珍曰] 天名精，并根苗而言也。地菘、埊松，皆言其苗叶也。鹤虱，言其子也。其功大抵只是吐痰止血杀虫解毒，故擂汁服之能止痰疟，漱之止牙疼，按之傅蛇咬，亦治猪瘟病也。按孙天仁集效方云：凡男妇乳蛾喉咙肿痛，及小儿急慢惊风，牙关紧急，不省人事者。以鹤虱草，一名皱面草，一名母猪芥，一名杜牛膝，取根洗净捣烂，入好酒绞汁灌之，良久即苏。仍以渣傅项下，或醋调搽亦妙。朱端章集验方云：余被檄任淮西幕府时，牙疼大作。一刀镊人以草药一捻，汤泡少时，以手蘸汤挹痛处即定。因求其方，用之治人多效，乃皱面地菘草也，俗人讹为地葱。沈存中笔谈专辩地菘，其子名鹤虱，正此物也。钱季诚方：用鹤虱一枚，擢置齿中。高监方：以鹤虱煎米醋漱口，或用防风、鹤虱煎水噙漱，仍研草塞痛处，皆有效也。

‖附方‖

旧二，新九。**男女吐血**皱面草即地菘，晒干为末。每服一二钱，以茅花泡汤调服，日二次。卫生易简。**咽喉肿塞**伤寒蕴要：治痰涎壅滞，喉肿水不下可者，地菘一名鹤虱草，连根叶捣汁，鹅翎扫入，去痰最妙。圣济总录：用杜牛膝、鼓锤草，同捣汁灌之。不得下者，灌鼻得吐为妙。又方：杜牛膝春夏用茎，秋冬用根，一把，青矾半两，同研，点患处，令吐脓血痰沫，即愈。**缠喉风肿**蚵蚾草即皱面草，细研，以生蜜和丸弹子大，每噙一二丸即愈。干者为末，蜜丸亦可。名救生丸。经效济世方。**诸骨哽咽**地菘、马鞭草各一握，去根，白梅肉一个，白矾一钱，捣作弹丸，绵裹含咽，其骨自软而下也。普济方。**风毒瘰疬**赤肿。地菘捣

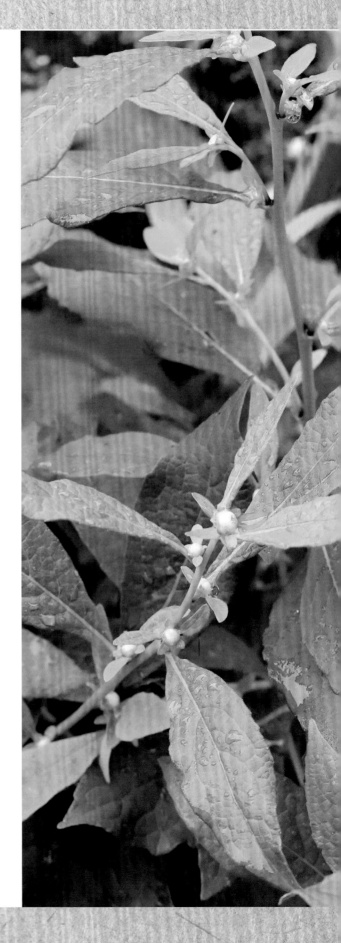

傅，干即易之。圣惠方。**丁疮肿毒**鹤虱草叶，浮酒糟，同捣傅之，立效。孙氏集效方。**发背初起**地菘杵汁一升，日再服，瘥乃止。伤寒类要。**恶疮肿毒**地菘捣汁，日服三四次。外台秘要。**恶蛇咬伤**地菘捣傅之。易简方。

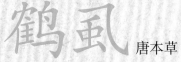

鹤虱 唐本草

‖气味‖

苦，辛，有小毒。[大明曰]凉，无毒。

‖主治‖

蛔蛲虫。为散，以肥肉臛汁服方寸匕，亦入丸散用。唐本。虫心痛。以淡醋和半匕服，立瘥。开宝。杀五脏虫，止疟，傅恶疮。大明。

‖发明‖

[颂曰] 鹤虱，杀虫方中为最要药。初虞世古今录验方：疗蛔咬心痛，取鹤虱十两，捣筛蜜丸梧子大，以蜜汤空腹吞四五十丸。忌酒肉。韦云患心痛十年不瘥，于杂方内见，合服之便愈。李绛兵部手集方，治小儿蛔虫啮心腹痛，亦单用鹤虱研末，以肥猪肉汁下之。五岁一服二分，虫出即止也。

‖附方‖

新一。**大肠虫出**不断，断之复生，行坐不得。鹤虱末，水调半两服，自愈。怪疾奇方。

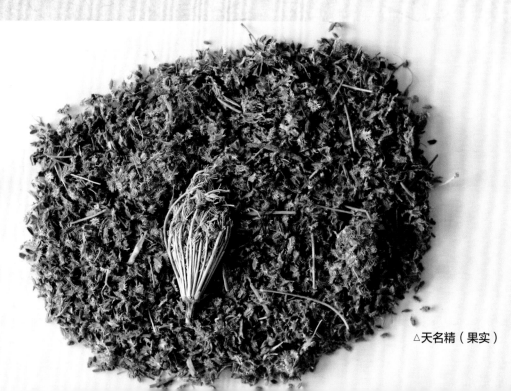

△天名精（果实）

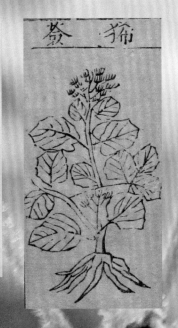

‖ 基原 ‖

据《纲目图鉴》《纲目彩图》等综合分析考证，本品为菊科植物豨莶 *Siegesbeckia orientalis* L. 及腺梗豨莶 *S. pubescens* Makino。《中华本草》《药典图鉴》《大辞典》认为还包括同属植物毛梗豨莶 *S. glabrescens* Makino。豨莶分布于陕西、甘肃、安徽、江苏、浙江、江西等地，腺梗豨莶分布于西南及吉林、辽宁、陕西、江苏、湖北等地，毛梗豨莶分布于江苏、安徽、浙江、江西、福建、云南等地。《药典》收载豨莶草药材为菊科植物豨莶、腺梗豨莶或毛梗豨莶的干燥地上部分；夏、秋二季花开前和花期均可采割，除去杂质，晒干。

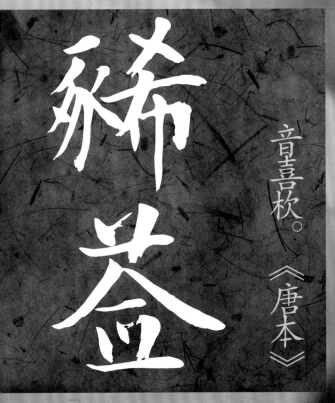

豨莶

音喜杴。《唐本》

▷豨莶（*Siegesbeckia orientalis*）

校正：并入唐本猪膏莓。

‖释名‖

希仙纲目**火枕草**唐本**猪膏莓**唐本**虎膏**唐本**狗膏**唐本**粘糊菜**救荒。[时珍曰]韵书楚人呼猪为豨，呼草之气味辛毒为莶。此草气臭如猪而味莶螫，故谓之豨莶。猪膏、虎膏、狗膏，皆因其气，以及治虎狗伤也。火枕当作虎莶，俗音讹尔，近人复讹豨莶为希仙矣。救荒本草言其嫩苗煠熟，浸去苦味，油盐调食，故俗谓之粘糊菜。

‖集解‖

[恭曰]豨莶，田野皆识之，一名火枕。叶似酸浆而狭长，花黄白色。三月、四月采苗叶暴干。又曰：猪膏莓，生平泽下湿地，所在皆有。一名虎膏，一名狗膏。叶似苍耳，茎圆有毛。[颂曰]豨莶处处有之。春生苗，叶似芥叶而狭长，文粗。茎高二三尺。秋初有花如菊。秋末结实，颇似鹤虱。夏采叶，暴干用。[藏器曰]猪膏草，叶似荏有毛。[保升曰]猪膏叶似苍耳，两枝相对，茎叶俱有毛，黄白色，五月、六月采苗，日干。[时珍曰]按苏恭唐本草谓豨莶似酸浆，猪膏莓似苍耳，列为二种。而成纳进豨莶丸表，言此药与本草所述相异，多生沃壤，高三尺许，节叶相对。张咏豨莶丸表言此草金棱银线，素茎紫荄，对节而生，蜀号火枕，茎叶颇同苍耳。又按沈括笔谈云：世人妄认地菘为火枕。有单服火枕法者，乃是地菘，不当用火枕。火枕乃本草名猪膏莓者，后人不识，重复出条也。按此数说各异，而今人风痹多用豨莶丸，将何适从耶？时珍尝聚诸草订视，则猪膏草素茎有直棱，兼有斑点，叶似苍耳而微长，似地菘而稍薄，对节而生，茎叶皆有细毛。肥壤一株分枝数十。八九月开小花，深黄色，中有长子如同蒿子，外萼有细刺粘人。地菘则青茎，圆而无棱，无斑无毛，叶皱似菘芥，亦不对节。观此则似与成张二氏所说相合。今河南陈州采豨莶充方物，其状亦是猪膏草，则沈氏

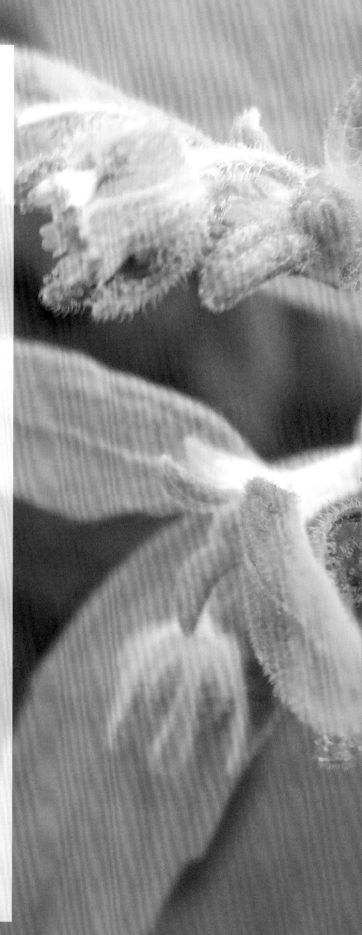

谓豨莶即猪膏莓者，其说无疑矣。苏恭所谓似酸浆者，乃龙葵，非豨莶，盖误认尔。但沈氏言世间单服火枚，乃是地菘，不当用猪膏莓，似与成张之说相反。今按豨莶、猪膏莓条，并无治风之说。惟本经地菘条，有去痹除热，久服轻身耐老之语，则治风似当用地菘。然成张进御之方，必无虚谬之理。或者二草皆有治风之功乎？而今服猪膏莓之豨莶者，复往往有效。其地菘不见有服之者。则豨莶之为猪膏，尤不必疑矣。

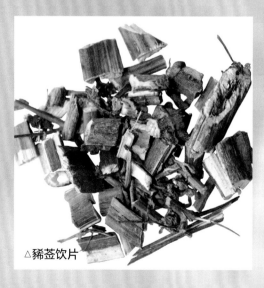

△豨莶饮片

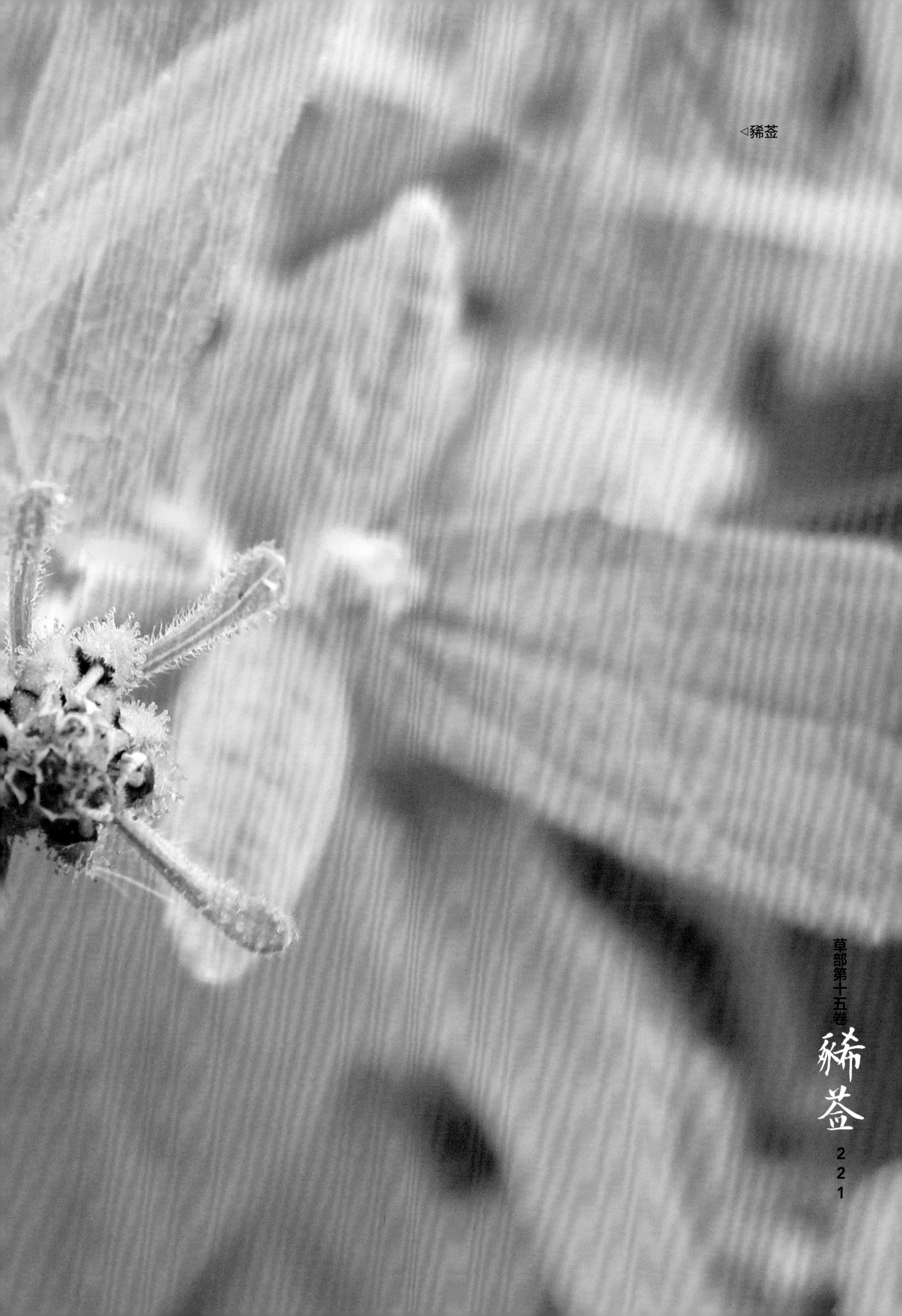

◁豨莶

豨莶

‖气味‖

苦，寒，有小毒。又曰：猪膏莓，辛、苦，平，无毒。[藏器曰] 有小毒。苏恭曰猪膏无毒，误矣。

‖主治‖

豨莶：治热䘌烦满不能食。生捣汁三合服，多则令人吐。又曰：猪膏莓主金疮止痛，断血生肉，除诸恶疮，消浮肿。捣封之，汤渍散傅并良。苏恭。主久疟痰阴，捣汁服取吐。捣傅虎伤、狗咬、蜘蛛咬、蚕咬、蠼螋溺疮。藏器。治肝肾风气，四肢麻痹，骨痛膝弱，风湿诸疮。时珍。

‖发明‖

[颂曰] 蜀人单服豨莶法：五月五日、六月六日、九月九日，采叶，去根茎花实，净洗暴干。入甑中，层层洒酒与蜜蒸之，又暴。如此九过，则气味极香美。熬捣筛末，蜜丸服之。云甚益元气，治肝肾风气，四肢麻痹，骨间冷，腰膝无力者，亦能行大肠气。诸州所说，皆云性寒有小毒，与唐本同。惟文州及高邮州云：性热无毒。服之补益，安五脏，生毛发，兼主风湿疮，肌肉顽痹，妇人久冷尤宜用。须去粗茎，留枝叶花实蒸暴。两说不同。岂单用叶则寒而有毒，并枝花实则热而无毒乎？抑土地所产不同而然欤。[时珍曰] 生捣汁服则令人吐，故云有小毒。九蒸九暴则补人去痹，故云无毒。生则性寒，熟则性温，云热者非也。[慎微曰] 按江陵府节度使成讷进豨莶丸方表略云：臣有弟诉，年二十一中风，伏枕五年，百医不瘥。有道人钟针因睹此患，曰：可饵豨莶丸必愈。其草多生沃壤，高三尺许，节叶相对。当夏五月以来收之，每去地五寸剪刈，以温水洗去泥土，摘叶及枝头。凡九蒸九暴，不必太燥，但以取足为度。仍熬捣为末，炼蜜丸如梧子大，空心温酒或米饮下二三十丸。服至二千丸，所患愈加，不得忧虑，是药攻之力。服至四千丸，必得复故。至五千丸，当复丁壮。臣依法修合，令诉服之，果如其言。服后须吃饭三五匙压之。五月五日采者佳。奉敕宣付医院详录。又知益州张咏进豨莶丸表略云：切以餐石饮水，可作充肠之馔；饵松含柏，亦成救病之功。是以疗饥者不在于羞珍，愈病者何烦于异术？倘获济时之药，辄陈鄙物之形。不耻管窥，辄干天听。臣因换龙兴观，掘得一碑，内说修养气术，并药方二件。依方差人访问采觅，其草颇有异，金棱银线，素茎紫荄，对节而生。蜀号火杴，茎叶颇同苍耳。不费登高历险，每常求少获多。急采非难，广收甚易。倘勤久服，旋见神功。谁知至贱之中，乃有殊常之效。臣自吃至百服，眼目清明。即至千服，髭须乌黑，筋力轻健，效验多端。臣本州有都押衙罗守一，曾因中风坠马，失音不语。臣与十服，其病立瘥。又和尚智严，年七十，忽患偏风，口眼㖞斜，时时吐涎。臣与十服，亦便得瘥。今合一百剂，差职员史元奏进。

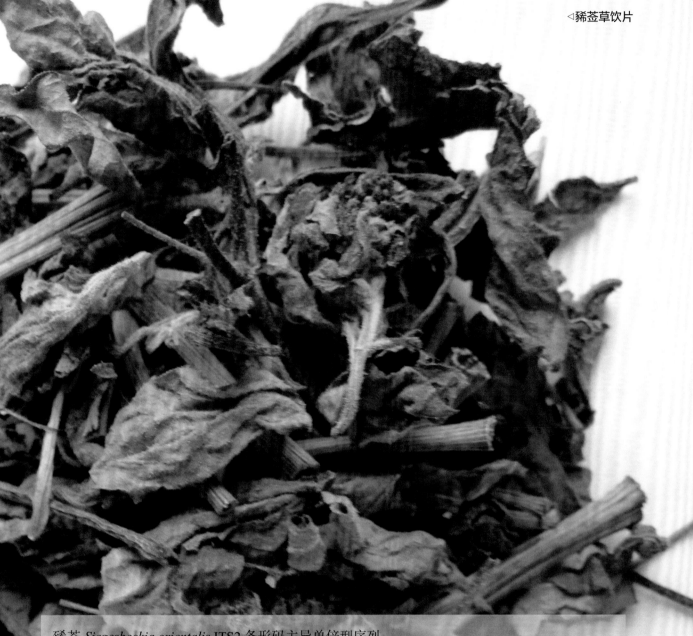

豨莶 *Siegesbeckia orientalis* ITS2 条形码主导单倍型序列：

```
1   CGCATCACGT CGCCCCCACC AACCGTCCCT GCACGGGACG TGTTGGACGG GGCGGAGATT GGTCTCCCGT TCATGTTGTG
81  CGGTTGGCCT AAATAGGAGC CTCCCAAAGG GTACGCACGG CTAGTGGTGG TTGATACAAC AGTCGTCTCG TGACGTGCGT
161 TTGATCCTTG GGGAGGAACT CTTGAAATAC CCCGTCGTGT TGTCTTTTGA TGATGCTTCG ATCG
```

腺梗豨莶 *Siegesbeckia pubescens* ITS2 条形码主导单倍型序列：

```
1   CGCATCACGT CGCCCCCACC AACCGTCCCT GCACGGGACG TGTTGGACGG GGCGGAGATT GGTCTCCCGT TCATGTTGTG
81  CGGTTGGCCT AAATAGGAGC CTCCCAAAGG GTACGCACGG CTAGTGGTGG TTGATACAAC AGTCGTCTCG TGACGTGCGT
161 TTGATCCTTG GGGAGGAACT CTTGAAATAC CCCGTCGTGT TGTCTTTTGA TGATGCTTCG ATCG
```

毛梗豨莶 *Siegesbeckia glabrescens* ITS2 条形码主导单倍型序列：

```
1   CGCATCACGT CGCCCCCACC AACCGTCCCT ACACGGGACG CGTTGGACGG GGGCGGAGAT TGGTCTCCCG TTCATGTTGT
81  GCGGTTGGCC TAAATAGGAG CCTCCCAAAG GGTACGCACG GCTAGTGGTG GTTGATACGA CAGTCGTCTC GTGACGTGCG
161 TTTTGGTCCT TGGGAAGGAA CTCTTGAAAT ACCCCGTCGT GTTGTCTTCT GATGATGCTT CGATCG
```

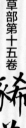

‖附方‖

新五。**风寒泄泻**火枚丸：治风气行于肠胃，泄泻。火枚草为末，醋糊丸梧子大。每三十丸，白汤下。圣济总录。**痈疽肿毒**一切恶疮。豨莶草端午采者一两，乳香一两，白矾烧半两，为末。每服二钱，热酒调下。毒重者连进三服，得汗妙。乾坤秘韫。**发背丁疮**豨莶草、五叶草即五爪龙、野红花即小蓟、大蒜等分，擂烂，入热酒一碗，绞汁服，得汗立效。乾坤秘韫。**丁疮肿毒**端午采豨莶草，日干为末。每服半两，热酒调下。汗出即愈，极有效验。集简方。**反胃吐食**火枚草焙为末，蜜丸梧子大，每沸汤下五十丸。百一选方。

‖附录‖

类鼻 [别录有名未用曰] 味酸，温，无毒。主痿痹。生田中高地。叶如天名精，美根，五月采。[时珍曰] 此似猪膏草也。古今名谓或不同，故附于此。

羊屎柴 [时珍曰] 按乾坤生意云：一名牛屎柴，生山野中。叶类鹤虱，四月开白花。其叶主痈疽发背，捣傅之。冬月用根。可以毒鱼。

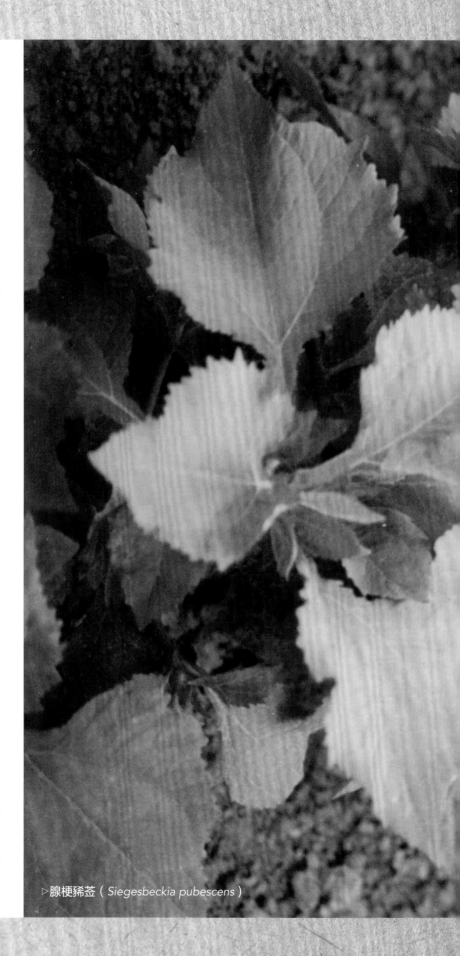

▷腺梗豨莶（ *Siegesbeckia pubescens* ）

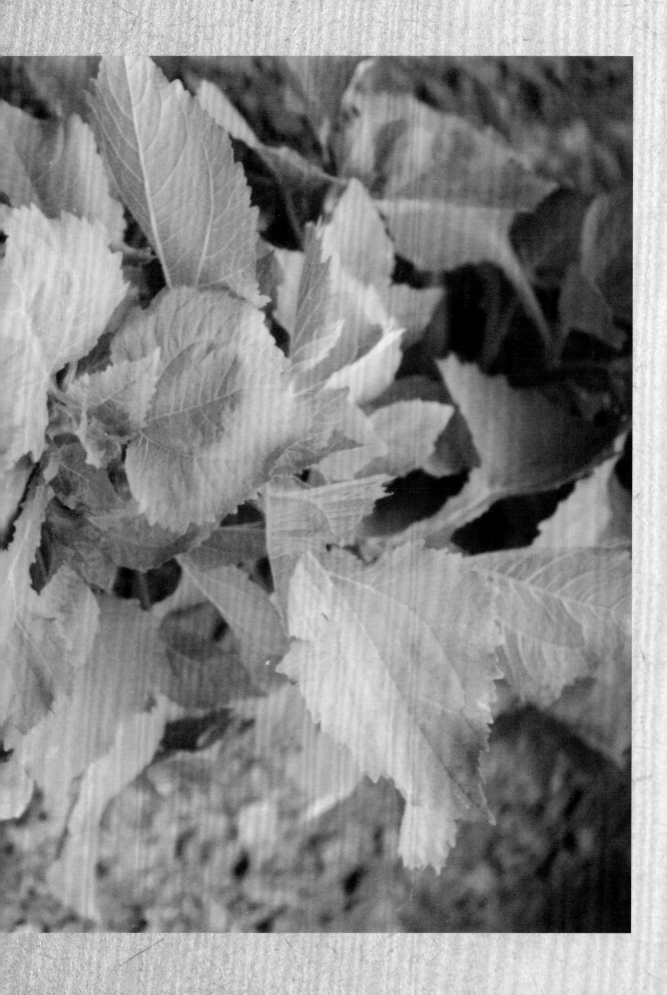

‖ 基原 ‖

据《纲目彩图》《纲目图鉴》等综合分析考证，本品为禾本科植物箬竹 *Indocalamus tessellatus* (Munro) Keng f. 的叶。分布于浙江、湖南等地。《中华本草》认为还包括同属植物阔叶箬竹 *I. latifolius* (Keng) McClure，分布于华东及湖北、湖南、广东、四川等地。南方一般以箬叶作粽叶制作粽子；北方以芦苇叶为主，参见本卷"芦"项下。

箬

《纲目》

▷箬竹（*Indocalamus tessellatus*）

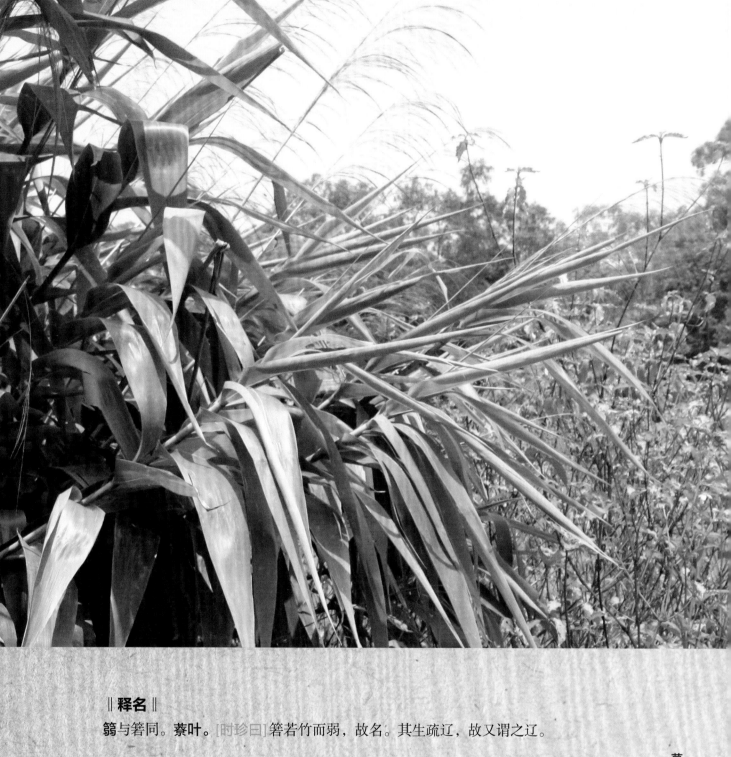

‖ **释名** ‖

箬与篛同。篛叶。[时珍曰]篛若竹而弱，故名。其生疏辽，故又谓之辽。

‖ **集解** ‖

[时珍曰]箬生南方平泽。其根与茎皆似小竹，其节箨与叶皆似芦荻，而叶之面青背淡，柔而韧，新旧相代，四时常青。南人取叶作笠，及裹茶盐，包米粽，女人以衬鞋底。

‖释名‖

箬与篛同。蒤叶。[时珍曰] 箬若竹而弱，故名。其生疏辽，故又谓之辽。

‖集解‖

[时珍曰] 箬生南方平泽。其根与茎皆似小竹，其节箨与叶皆似芦荻，而叶之面青背淡，柔而韧，新旧相代，四时常青。南人取叶作笠，及裹茶盐，包米粽，女人以衬鞋底。

‖气味‖

甘，寒，无毒。

‖主治‖

男女吐血、衄血、呕血、咯血、下血。并烧存性，温汤服一钱匕。又通小便，利肺气喉痹，消痈肿。时珍。

‖附方‖

新一十二。**一切眼疾**笼篛烧灰，淋汁洗之，久之自效。经验方。**咽喉闭痛**蒤叶、灯心草烧灰等分，吹之，甚妙。集简方。**耳忽作痛**或红肿内胀。将经霜青箬露在外，将朽者烧存性，为末。傅入耳中，其疼即止。杨起简便方。**肺壅鼻衄**箬叶烧灰、白面三钱，研匀，井花水服二钱。圣济总录。**经血不止**箬叶灰、蚕纸灰等分，为末。每服二钱，米饮下。圣济总录。**肠风便血**茶篓内箬叶，烧存性。每服

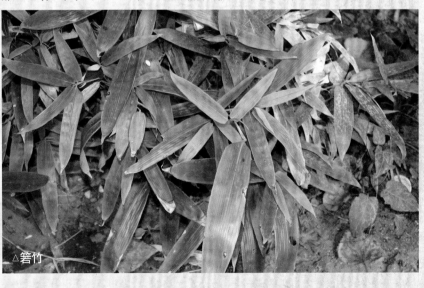

△箬竹

▽箬叶饮片

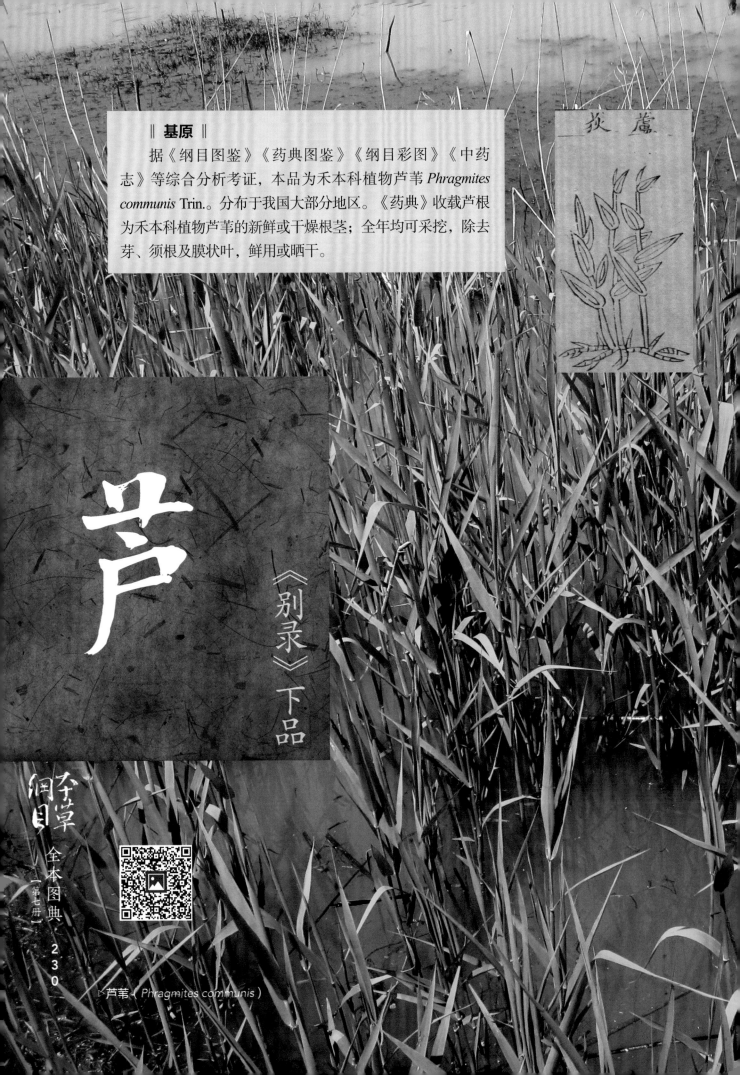

荻蘆

‖基原‖

据《纲目图鉴》《药典图鉴》《纲目彩图》《中药志》等综合分析考证，本品为禾本科植物芦苇 *Phragmites communis* Trin.。分布于我国大部分地区。《药典》收载芦根为禾本科植物芦苇的新鲜或干燥根茎；全年均可采挖，除去芽、须根及膜状叶，鲜用或晒干。

芦

《别录》下品

▷芦苇（*Phragmites communis*）

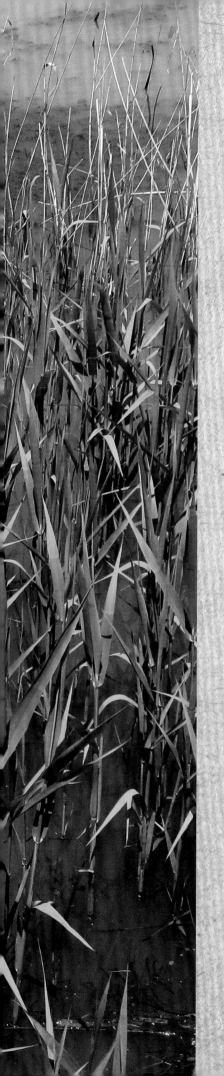

校正：并入拾遗江中采出芦。

‖ **释名** ‖

苇音伟。葭音加。**花名蓬蕽**唐本**笋名蘆**音拳。[时珍曰]按毛苌诗疏云：苇之初生曰葭，未秀曰芦，长成曰苇。苇者，伟大也。芦者，色卢黑也。葭者，嘉美也。

‖ **集解** ‖

[恭曰]芦根生下湿地。茎叶似竹，花若荻花，名蓬蕽。二月八月采根，日干用。[颂曰]今在处有之，生下湿陂泽中。其状都似竹，而叶抱茎生，无枝。花白作穗若茅花。根亦若竹根而节疏。其根取水底味甘辛者。其露出及浮水中者，并不堪用。按郭璞注尔雅云：葭即芦也。苇即芦之成者。炎，乱。似苇而小，中实，江东呼为乌蓲，音丘。或谓之菼，即荻也。至秋坚成，即谓之萑，音桓。兼似萑而细长，高数尺，江东谓之蒹。其花皆名芀，音调。其萌皆名蘆，堪食如竹笋。若然，则芦苇通为一物也。所谓蒹，乃今作帘者是也。所谓炎者，今以当薪者是也。而人罕能别蒹炎与芦苇也。又北人以苇与芦为二物。水旁下湿所生者皆名苇。其细不及指大，人家池圃所植者，皆名芦。其干差大，深碧色者，谓之碧芦，亦难得。然则芦苇皆可通用矣。[时珍曰]芦有数种：其长丈许中空皮薄色白者，葭也，芦也，苇也。短小于苇而中空皮厚色青苍者，炎也，乱也，荻也，萑也。其最短小而中实者蒹也，薕也。皆以初生、已成得名。其身皆如竹，其叶皆长如箬叶，其根入药，性味皆同。其未解叶者，古谓之紫蓬。[斅曰]芦根须要逆水生，并黄泡肥厚者，去须节并赤黄皮用。

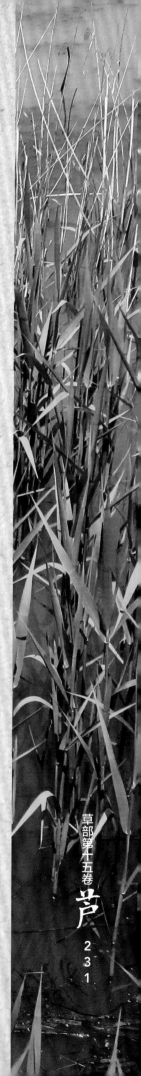

根

‖气味‖

甘，寒，无毒。

‖主治‖

消渴客热，止小便利。别录。疗反胃呕逆不下食，胃中热，伤寒内热，弥良。苏恭。解大热，开胃，治噎哕不止。甄权。寒热时疾烦闷，泻痢人渴，孕妇心热。大明。

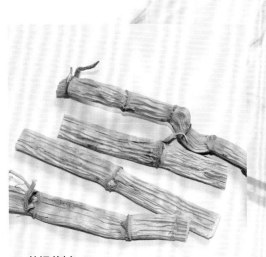

△芦根药材

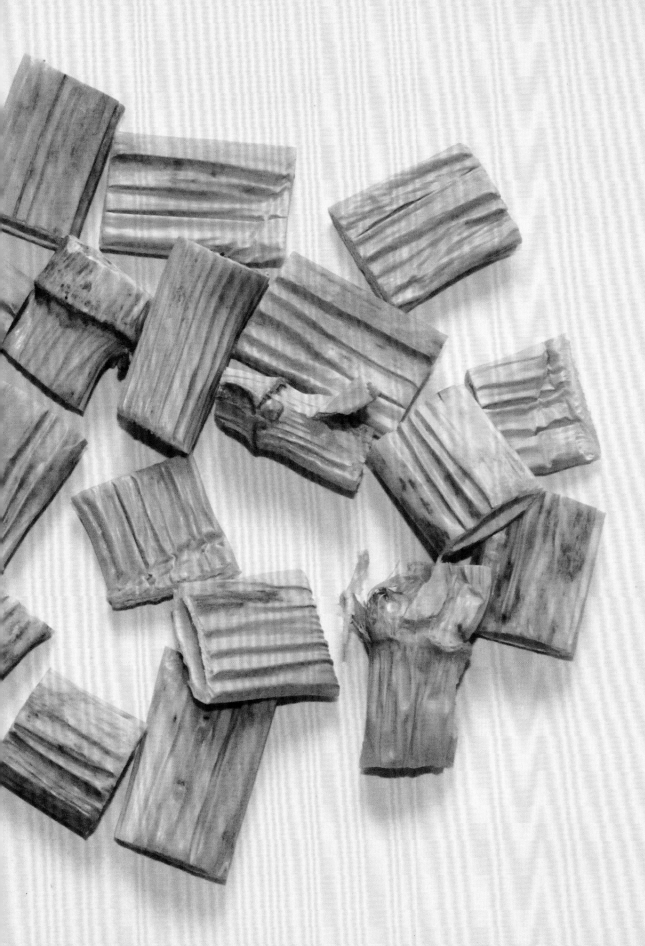

▽芦根饮片

笋

‖气味‖

小苦，冷，无毒。[宁原曰] 忌巴豆。

‖主治‖

膈间客热，止渴，利小便，解河豚及诸鱼蟹毒。宁原。解诸肉毒。时珍。

‖发明‖

[时珍曰] 按雷公炮炙论·序云：益食加蘜，须煎芦、朴。注云：用逆水芦根并厚朴二味等分，煎汤服。盖芦根甘能益胃，寒能降火故也。

‖附方‖

旧六，新六。**骨蒸肺痿**不能食者，苏游芦根饮主之。芦根、麦门冬、地骨

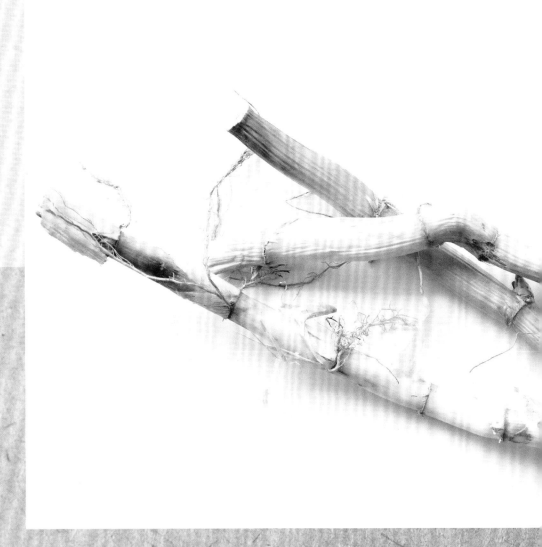

皮、生姜各十两，橘皮、茯苓各五两，水二斗，煮八升，去滓，分五服，取汗乃瘥。外台秘要。**劳复食复**欲死。并以芦根煮浓汁饮。肘后方。**呕哕不止**厥逆者。芦根三斤切，水煮浓汁，频饮二升。必效：若以童子小便煮服，不过三服愈。肘后方。**五噎吐逆**心膈气滞，烦闷不下食。芦根五两剉，以水三大盏，煮取二盏，去滓温服。金匮玉函方。**反胃上气**芦根、茅根各二两，水四升，煮二升，分服。千金方。**霍乱烦闷**芦根三钱，麦门冬一钱，水煎服。千金方。**霍乱胀痛**芦根一升，生姜一升，橘皮五两，水八升，煎三升，分服。太平圣惠方。**食狗肉毒**心下坚，或腹胀口干，忽发热妄语。芦根煮汁服。梅师方。**中马肉毒**方同上。圣惠。**鯸鲐鱼毒**方同上。千金。**食蟹中毒**方同上。千金。**中药箭毒**方同上。千金。

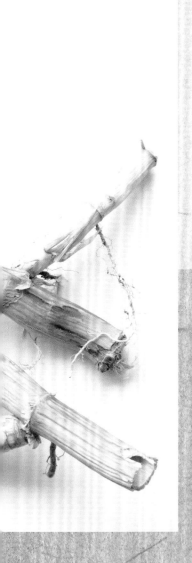

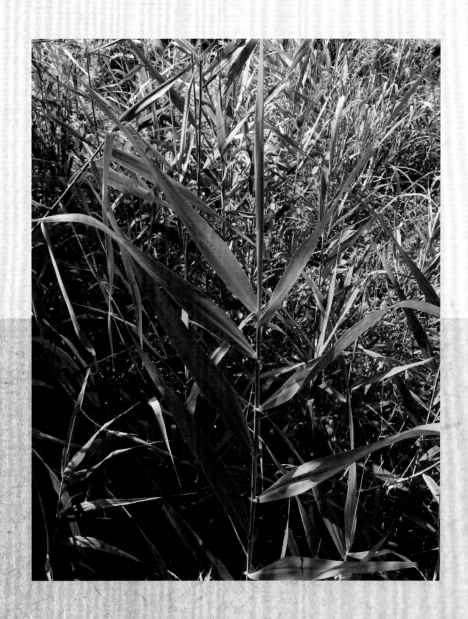

茎、叶

‖**气味**‖

甘，寒，无毒。

‖**主治**‖

霍乱呕逆，肺痈烦热，痈疽。烧灰淋汁，煎膏，蚀恶肉，去黑子。时珍。蒣：治金疮，生肉灭瘢。徐之才。江中采出芦：令夫妇和同，用之有法。藏器。

‖**发明**‖

[时珍曰] 古方煎药多用劳水及陈芦火，取其水不强，火不盛也。芦中空虚，故能入心肺，治上焦虚热。

‖**附方**‖

新六。**霍乱烦渴**腹胀。芦叶一握，水煎服。又方：芦叶五钱，糯米二钱半，竹茹一钱，水煎，入姜汁、蜜各半合，煎两沸，时时呷之。圣惠方。**吐血不止**芦荻外皮烧灰，勿令白，为末，入蚌粉少许，研匀，麦门冬汤服一二钱。三服可救一人。圣惠方。**肺痈咳嗽**烦满微热，心胸甲错。苇茎汤：用苇茎切二升，水二斗，煮汁五升。入桃仁五十枚，薏苡仁、瓜瓣各半升，煮取二升，服。当吐出脓血而愈。张仲景金匮玉函方。**发背溃烂**陈芦叶为末，以葱椒汤洗净，傅之神效。乾坤秘韫。**痈疽恶肉**白炭灰、白荻灰等分，煎膏涂之，蚀尽恶肉，以生肉膏贴之。亦去黑子。此药只可留十日，久则不效。葛洪肘后方。**小儿秃疮**以盐汤洗净，蒲苇灰傅之。圣济总录。

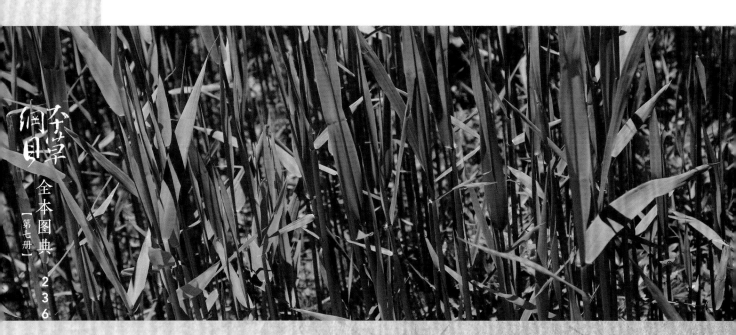

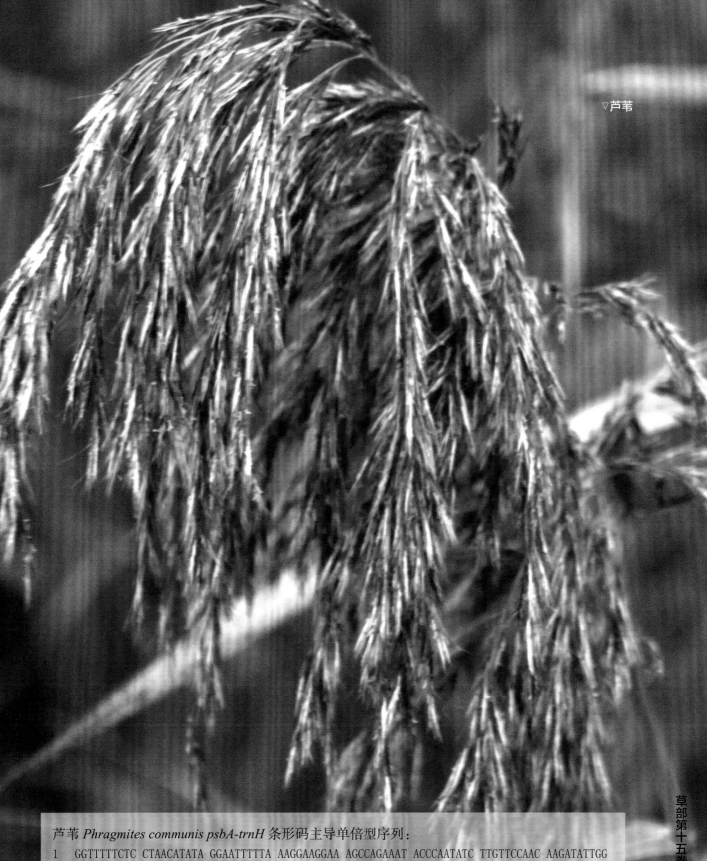

▽芦苇

芦苇 *Phragmites communis psbA-trnH* 条形码主导单倍型序列:

```
1    GGTTTTTCTC CTAACATATA GGAATTTTTA AAGGAAGGAA AGCCAGAAAT ACCCAATATC TTGTTCCAAC AAGATATTGG
81   GTATTTCTTT GTTTATTCTG AATCTTTCTA TTCTGAATTC AGTTAACGAC GAGATTTAGT ATCCTTTCTT GCACTTTCAT
161  AACTCGTGAA ATGCCGAGTA GGCACGAATT CCCCCAATTT GCGACCTACC ATAGGATTTG TTATGTAAAT AGGTATATGT
241  TCCTTTCCAT TATGAATCGC GATTGTATGG CCAACCATTG CGGGTAGAAT GCTAGATGCC CGGGACCACG TTACTATTGT
321  TTCTTTCTCC TCCTTCATAT TGACCTTTTC TATTTTTGCC AATAAATGAC GAGCTACAAA AGGATTCGTT TTTTTTCGTG
401  TCACAGCTGA TTACTCCTTT TTTTCATTTT AAAGAGTGGC ATCCTATGTC CACTATCTCG ATCGAGGTAT GGAGGTCAGA
481  ATA
```

蓬莪

||气味||

甘，寒，无毒。

||主治||

霍乱。水煮浓汁服，大验。苏恭。煮汁服，解中鱼蟹毒。苏颂。烧灰吹鼻，止衄血。亦入崩中药。时珍。

||附方||

新二。**干霍乱病**心腹胀痛。芦蓬茸一把，水煮浓汁，顿服二升。小品方。**诸般血病**水芦花、红花、槐花、白鸡冠花、茅花等分，水二钟，煎一钟服。万表积善堂方。

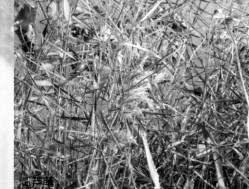

芦蓬

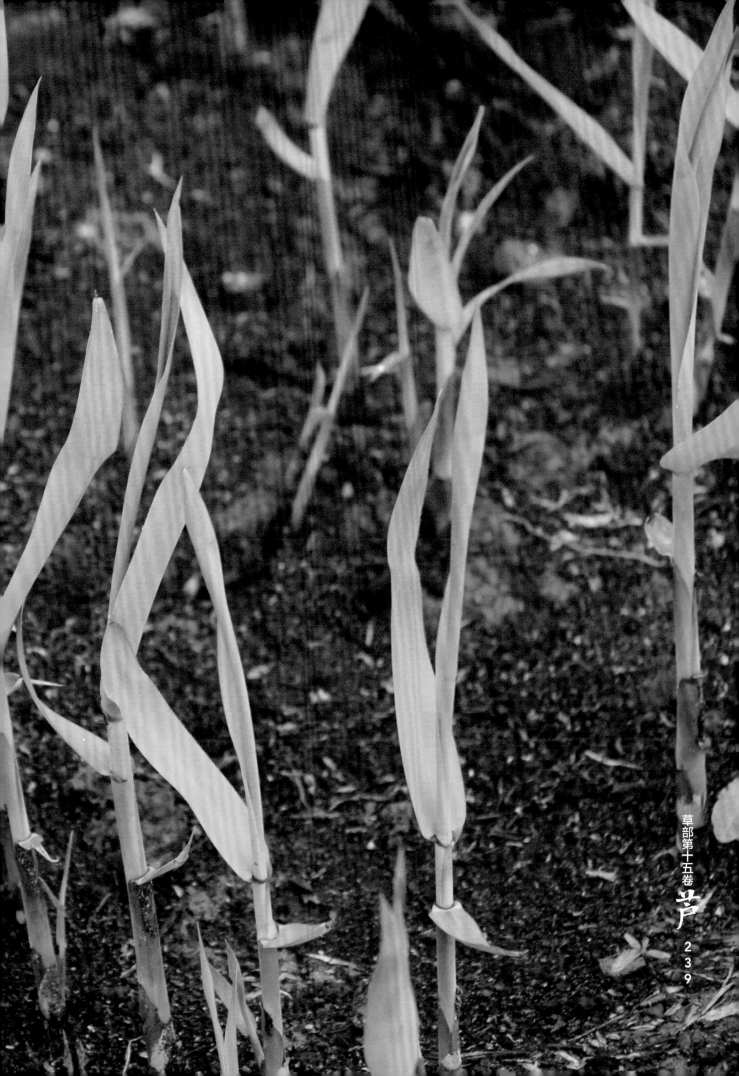

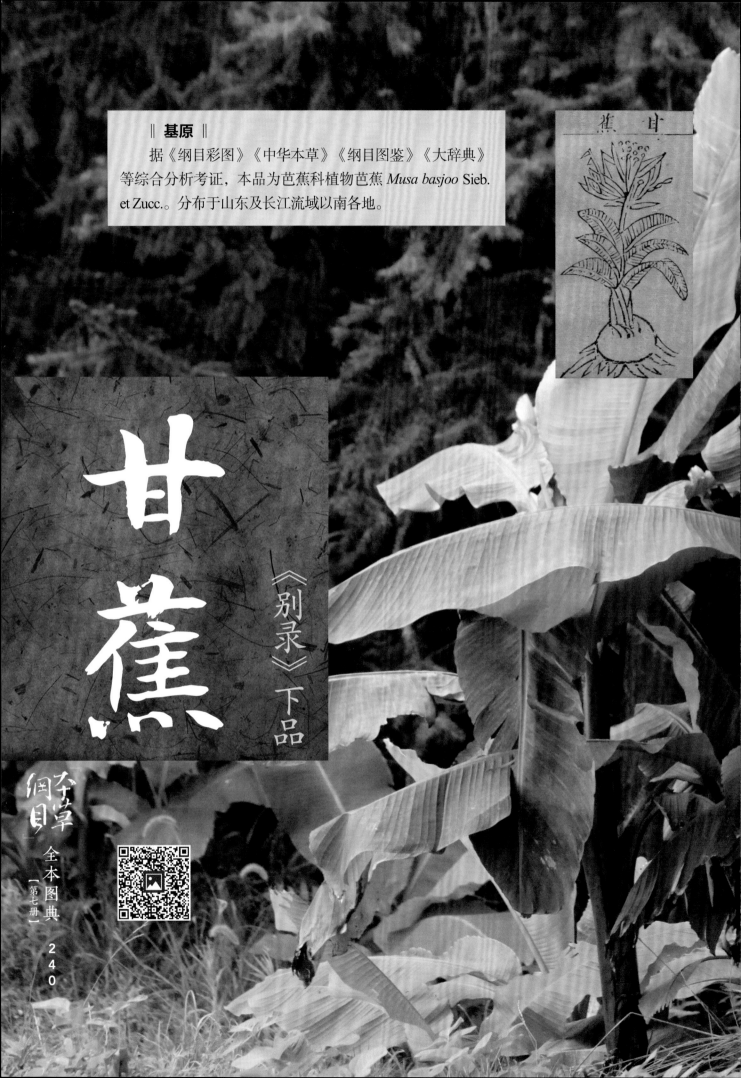

据《纲目彩图》《中华本草》《纲目图鉴》《大辞典》等综合分析考证，本品为芭蕉科植物芭蕉 *Musa basjoo* Sieb. et Zucc.。分布于山东及长江流域以南各地。

蕉甘

甘蕉

《别录》下品

本草
纲目
全本图典
［第七册］

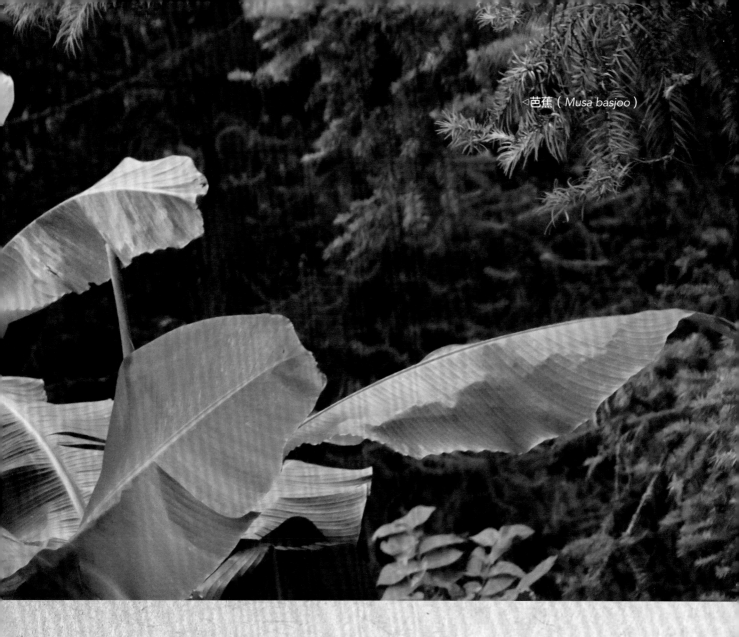

‖释名‖

芭蕉衍义天苴史记注芭苴。[时珍曰] 按陆佃埤雅云：蕉不落叶，一叶舒则一叶焦，故谓之焦。俗谓干物为巴，巴亦蕉意也。稽圣赋云：竹布实而根苦，蕉舒花而株槁。芭苴乃蕉之音转也。蜀人谓之天苴。曹叔雅异物志云：芭蕉结实，其皮赤如火，其肉甜如蜜，四五枚可饱人，而滋味常在牙齿间，故名甘蕉。

‖集解‖

[弘景曰] 甘蕉本出广州。今江东并有，根叶无异，惟子不堪食耳。[恭曰] 甘蕉出岭南者，子大味甘；北间者，但有花无实。[颂曰] 今二广、闽中、川蜀皆有，而闽广者实极甘美可啖，他处虽多，而作花者亦少，近时中州种之甚盛，皆芭蕉也。其类亦多。有子者名甘蕉，卷心中抽干作花。初生大萼，似倒垂菡萏，有十数层，层皆作瓣，渐大则花出瓣中，极繁盛。红者如火炬，谓之红蕉。白者如蜡色，谓之水蕉。

其花大类象牙，故谓之牙蕉。其实亦有青黄之别，品类亦多，最甘美，曝干可寄远，北土得之以为珍果。其茎解散如丝，闽人以灰汤练治，纺绩为布，谓之蕉葛。[宗奭曰] 芭蕉三年以上即有花，自心中抽出，一茎止一花，全如莲花，瓣亦相似，但色微黄绿，中心无蕊，悉是花叶也。花头常下垂，每一朵自中夏开，直至中秋后方尽，凡三叶开则三叶脱落也。[时珍曰] 按万震南州异物志云：甘蕉即芭蕉，乃草类也。望之如树株，大者一围余。叶长丈许，广尺余至二尺。其茎虚软如芋，皆重皮相裹。根如芋魁，青色，大者如车毂。花着茎末，大如酒杯，形色如莲花。子各为房，实随花长，每花一阖，各有六子，先后相次，子不俱生，花不俱落也。蕉子凡三种，未熟时皆苦涩。熟时皆甜而脆，味如葡萄，可以疗饥。一种子大如拇指，长六七寸，锐似羊角，两两相抱者，名羊角蕉，剥其皮黄白色，味最甘美。一种子大如鸡卵，有类牛乳者，名牛乳蕉，味微减。一种子大如莲子，长四五寸，形正方者，味最弱也。并可蜜藏为果。又顾玠海槎录云：海南芭蕉常年开花结实，有二种：板蕉大而味淡，佛手蕉小而味甜。通呼为蕉子。不似江南者，花而不实。又范成大虞衡志云：南中芭蕉有数种：极大者凌冬不凋，中抽一条，长数尺，节节有花，花褪叶根有实，去皮取肉，软烂如绿柿，味极甘冷，四季恒实。土人以饲小儿，云性凉，去客热，谓之蕉子，又名牛蕉子。以梅汁渍，曝干压扁，味甘酸有微霜，名芭蕉干。一种鸡蕉子，小于牛蕉，亦四季实。一种芽蕉子，小于鸡蕉，尤香嫩甘美，惟秋初结子。一种红蕉，叶瘦，类芦箬，花色正红，如榴花，日拆一两叶，其端各有一点鲜绿可爱，春开至秋尽犹芳，俗名美人蕉。一种胆瓶蕉，根出土

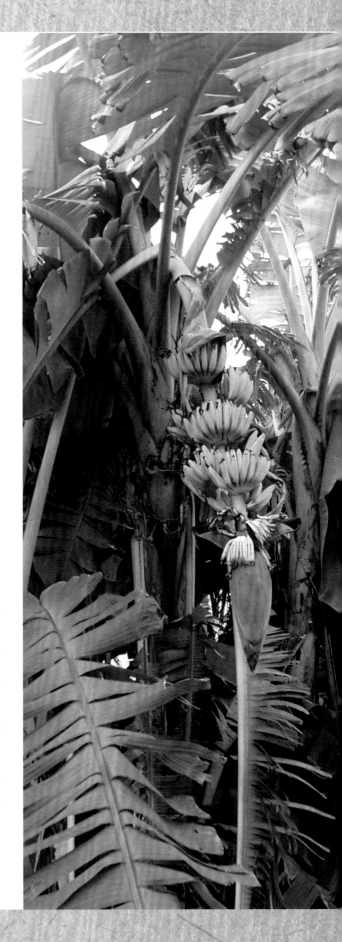

时肥饱，状如胆瓶也。又费信星槎胜览云：南番阿鲁诸国，无米谷，惟种芭蕉、椰子，取实代粮也。

‖ 气味 ‖

甘，大寒，无毒。[恭曰]性冷，不益人。多食动冷气。

‖ 主治 ‖

生食，止渴润肺。蒸熟晒裂，舂取仁食，通血脉，填骨髓。孟诜。生食，破血，合金疮，解酒毒。干者，解肌热烦渴。吴瑞。除小儿客热，压丹石毒。时珍。

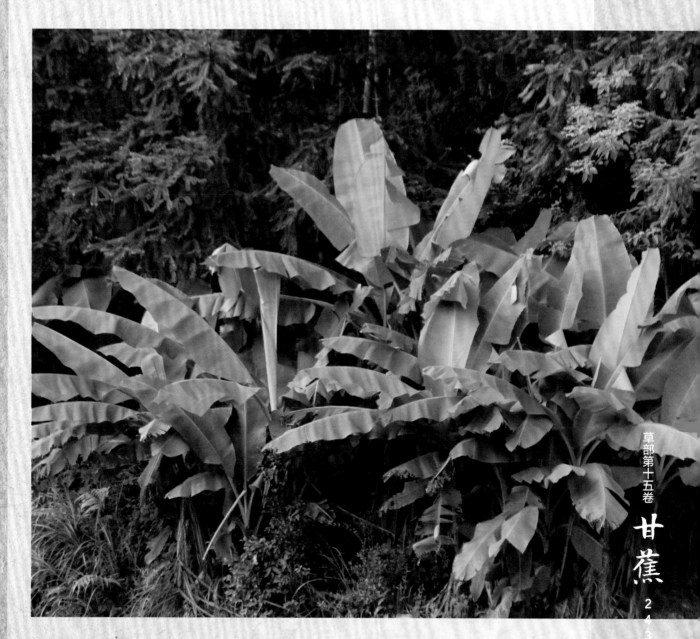

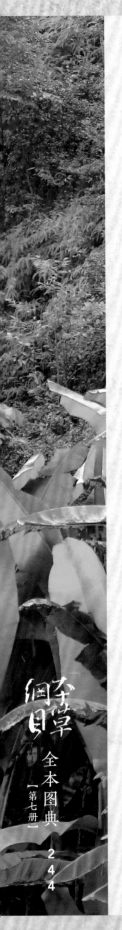
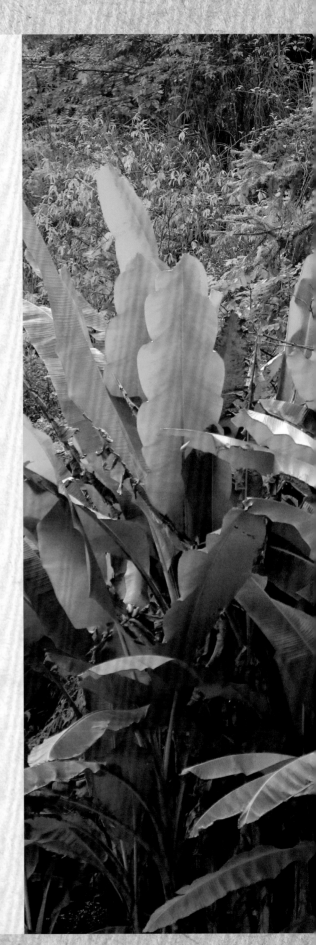

‖气味‖

甘，大寒，无毒。[恭曰] 寒。[颂曰] 甘蔗、芭蕉，性相同也。

‖主治‖

痈肿结热。别录。捣烂傅肿，去热毒。捣汁服，治产后血胀闷。苏恭。主黄疸。孟诜。治天行热狂，烦闷消渴，患痈毒并金石发动，躁热口干，并绞汁服之。又治头风游风。大明。

‖附方‖

旧四，新六。**发背欲死**芭蕉根捣烂涂之。肘后方。**一切肿毒**方同上。**赤游风疹**方同上。**风热头痛**方同上。**风虫牙痛**芭蕉自然汁一碗，煎热含漱。普济。**天行热狂**芭蕉根捣汁饮之。日华子本草。**消渴饮水**骨节烦热。用生芭蕉根捣汁，时饮一二合。圣惠方。**血淋涩痛**芭蕉根、旱莲草各等分，水煎服，日二。圣惠方。**产后血胀**捣芭蕉根绞汁，温服二三合。**疮口不合**芭蕉根取汁，抹之良。直指方。

蕉油以竹筒插入皮中，取出，瓶盛之。

‖气味‖

甘，冷，无毒。

‖主治‖

头风热，止烦渴，及汤火伤。梳头，止女人发落，令长而黑。大明。暗风痫病，涎作运闷欲倒者，饮之取吐，极有奇效。苏颂。

‖附方‖

新一。**小儿截惊**以芭蕉汁、薄荷汁煎匀，涂头项，留囟门，涂四肢，留手足心勿涂，甚效。邓笔峰杂兴。

叶

‖**主治**‖

肿毒初发，研末，和生姜汁涂之。时珍。圣惠方。

‖**附方**‖

新一。**岐毒初起**芭蕉叶，熨斗内烧存性，入轻粉，麻油调涂，一日三上，或消或破，皆无痕也。仁斋直指方。

花

‖**主治**‖

心痹痛。烧存性研，盐汤点服二钱。日华。

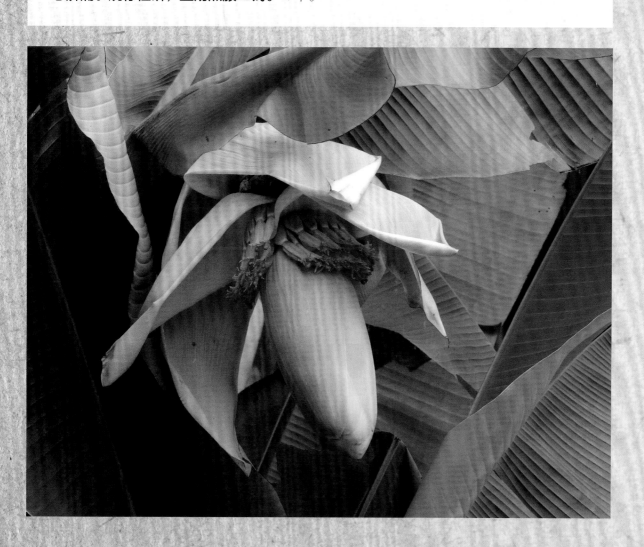

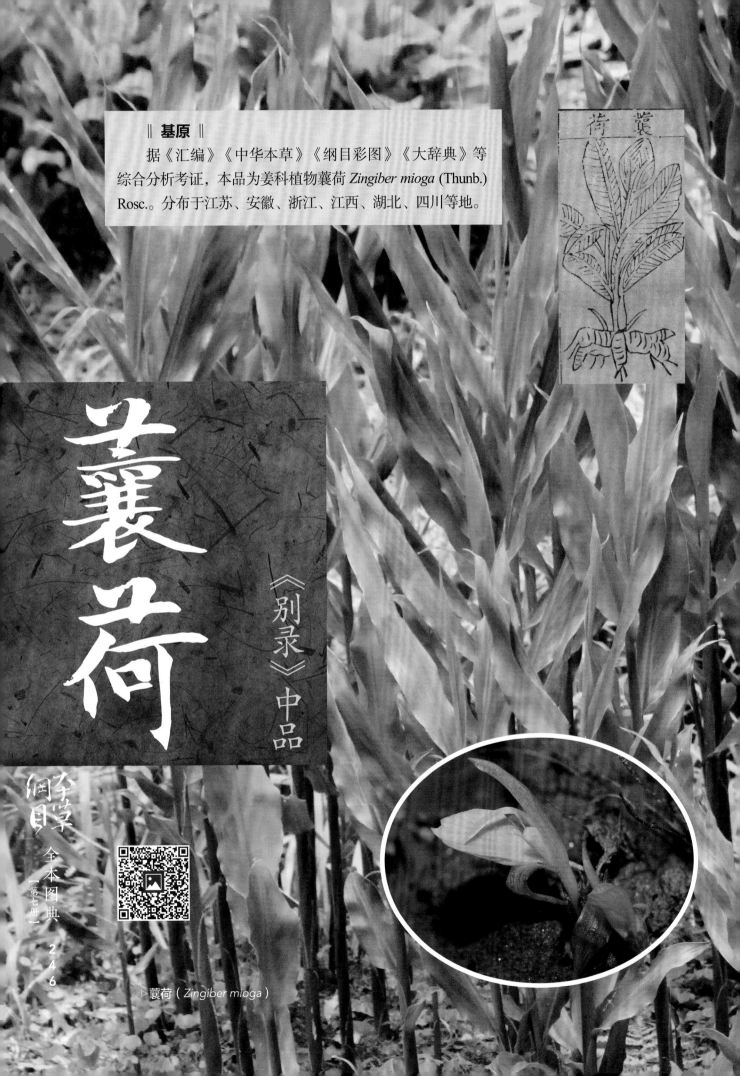

据《汇编》《中华本草》《纲目彩图》《大辞典》等综合分析考证，本品为姜科植物蘘荷 *Zingiber mioga* (Thunb.) Rosc.。分布于江苏、安徽、浙江、江西、湖北、四川等地。

荷蘘

蘘荷

《别录》中品

李时
纲目草
全本图典
〔第七册〕

▷蘘荷（*Zingiber mioga*）

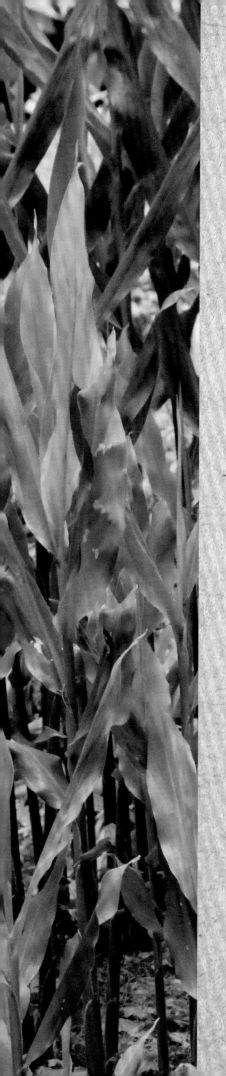

校正：自菜部移入此，并入有名未用蘘草为一。

‖释名‖

覆菹别录蘘草别录猼苴音博蒚苴说文嘉草。[弘景曰]本草白蘘荷，而今人呼赤者为蘘荷，白者为覆苴。盖食以赤者为胜，入药以白者为良，叶同一种尔。[时珍曰]覆苴，许氏说文作蒚苴，司马相如上林赋作猼苴，与芭蕉音相近。离骚·大招云：醢豚若狗脍苴莼。王逸注云：苴莼，音博，蘘荷也。见本草。而今之本草无之，则脱漏亦多矣。

‖集解‖

[别录曰]蘘草生淮南山谷。[颂曰]蘘荷，荆襄江湖间多种之，北地亦有。春初生，叶似甘蕉，根似姜牙而肥，其叶冬枯，根堪为菹。其性好阴，在木下生者尤美。潘岳闲居赋云：蘘荷依阴，时藿向阳，是也。宗懔荆楚岁时记云：仲冬以盐藏蘘荷，用备冬储，又以防虫。史游急就篇云：蘘荷冬日藏，其来远矣。然有赤白二种：白者入药，赤者堪啖，及作梅果多用之。[宗奭曰]蘘荷，八九月间腌贮，以备冬月作蔬果。治病止用白者。[时珍曰]苏颂图经言荆襄江湖多种，今访之无复识者。惟杨慎丹铅录云：急就章注：蘘荷即今甘露。考之本草形性相同。甘露即芭蕉也。崔豹古今注云：蘘荷似芭蕉而白色，其子花生根中，花未败时可食，久则消烂矣。根似姜。宜阴翳地，依荫而生。又按王旻山居录云：蘘荷宜树阴下，二月种之。一种永生，不须锄耘，但加粪耳。八月初踏其苗令死，则根滋茂。九月初取其傍生根为菹，亦可酱藏。十月中以糠覆其根下，则过冬不冻死也。

‖修治‖

[敩曰]凡使勿用革牛草，真相似，其革牛草腥涩。凡使白蘘荷，以铜刀刮去粗皮一重，细切，入砂盆中研如膏，取自然汁炼作煎，新器摊冷，如干胶状，刮取用之。

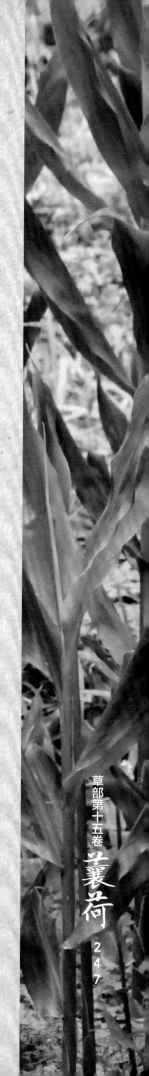

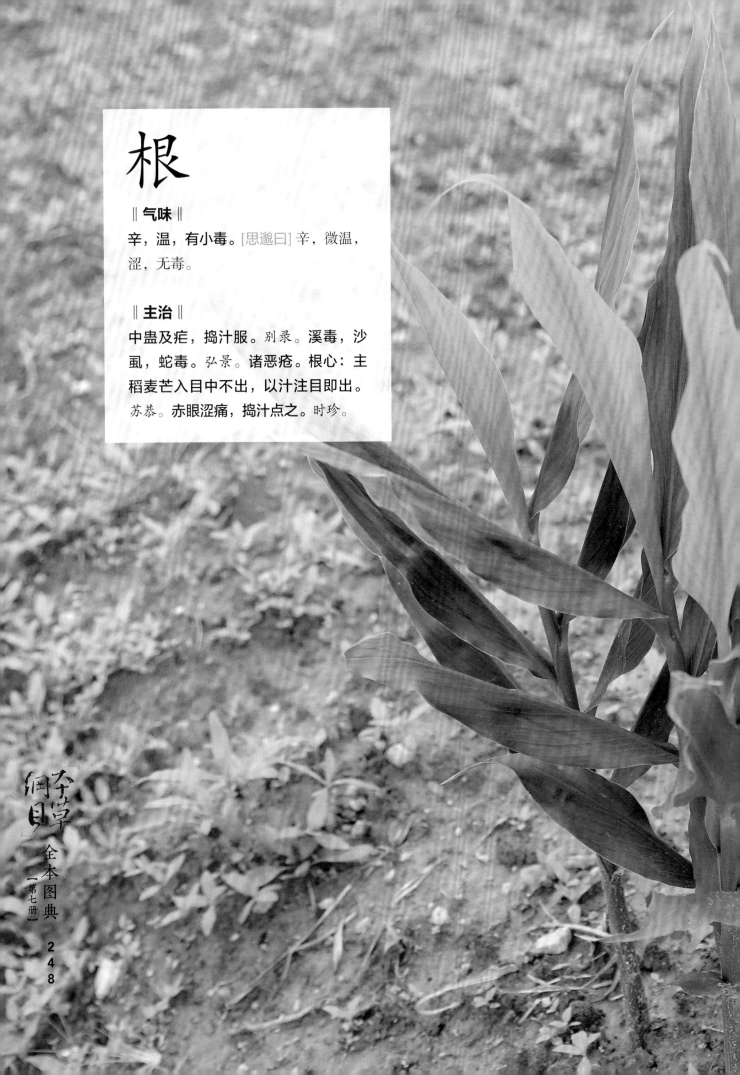

根

‖气味‖

辛，温，有小毒。[思邈曰] 辛，微温，涩，无毒。

‖主治‖

中蛊及疟，捣汁服。别录。溪毒，沙虱，蛇毒。弘景。诸恶疮。根心：主稻麦芒入目中不出，以汁注目即出。苏恭。赤眼涩痛，捣汁点之。时珍。

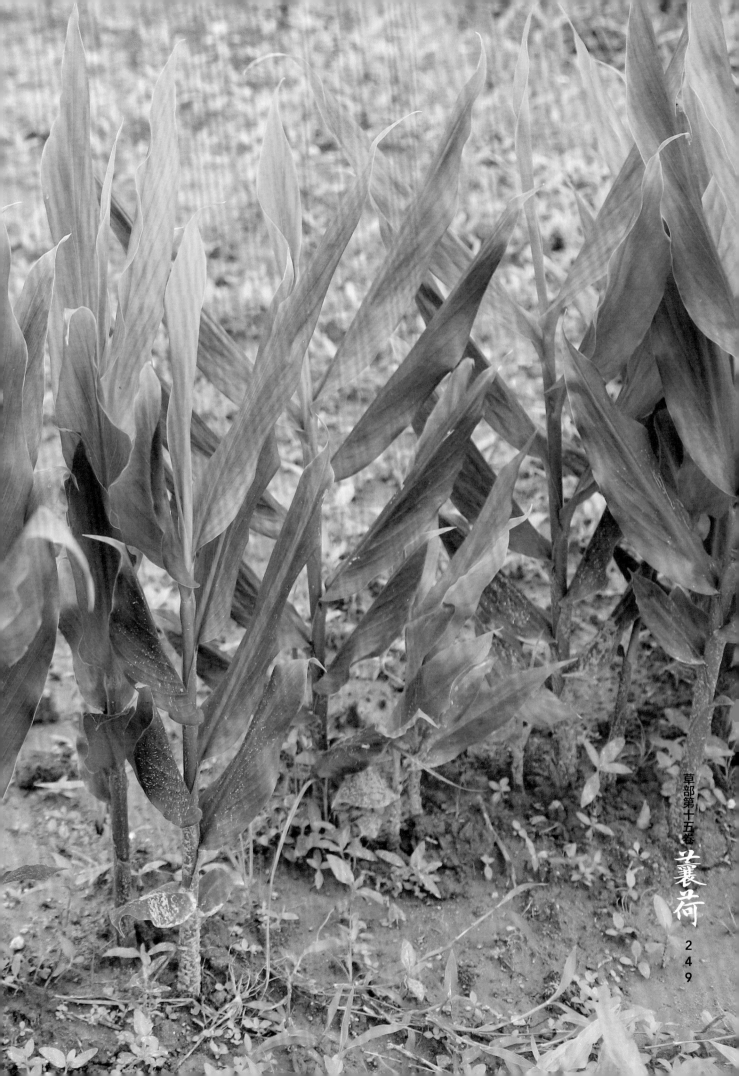

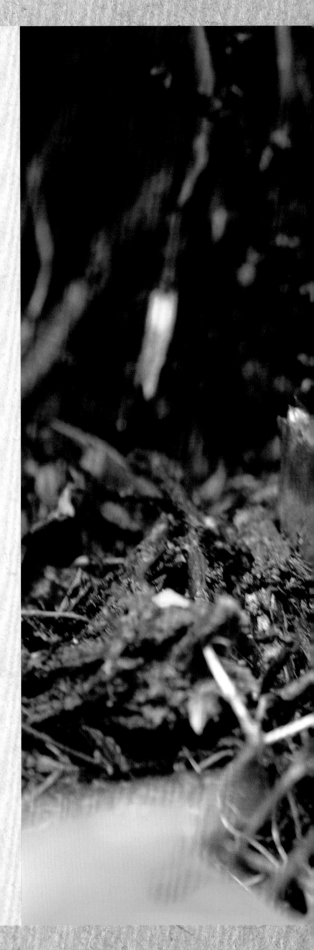

蘘草

‖气味‖

苦、甘，寒，无毒。[大明曰]平。

‖主治‖

温疟寒热，酸嘶邪气，辟不祥。别录。

‖发明‖

[弘景曰]中蛊者服蘘荷汁，并卧其叶，即呼蛊主姓名。多食损药力，又不利脚。人家种之，亦云辟蛇。[颂曰]按干宝搜神记云：外姊夫蒋士先，得疾下血，言中蛊。其家密以蘘荷置于席下，忽大笑曰：蛊我者，张小小也。乃收小小，小小亡走。自此解蛊药多用之，往往验也。周礼庶氏以嘉草除蛊毒，宗懔谓嘉草即蘘荷是也。陈藏器云，蘘荷、茜根为主蛊之最，谓此。[时珍曰]别录菜部蘘荷，谓根也；草部蘘草，谓叶也。其主治亦颇相近，今并为一云。

‖附方‖

旧八，新一。**卒中蛊毒**下血如鸡肝，昼夜不绝，脏腑败坏待死者。以蘘荷叶密置病人席下，勿令知之，必自呼蛊主姓名也。梅师方。**喉中似物**吞吐不出，腹胀羸瘦。取白蘘荷根捣汁服，蛊立出也。梅师方。**喉舌疮烂**酒渍蘘荷根半日，含漱其汁，瘥乃止。外台秘要。**吐血痔血**向东蘘荷根一把，捣汁三升服之。肘后方。**妇人腰痛**方同上。**月信涩滞**蘘荷根细切，水煎取二升，空心入酒和服。经验方。**风冷失声**咽喉不利。蘘荷根二两，捣绞汁，入酒一大盏，和匀，细细服，取瘥。肘后方。**伤寒时气**温病初得，头痛壮热，脉盛者。用生蘘荷根叶合捣，绞汁服三四升。肘后。**杂物入目**白蘘荷根取心捣，绞取汁，滴入目中，立出。普济方。

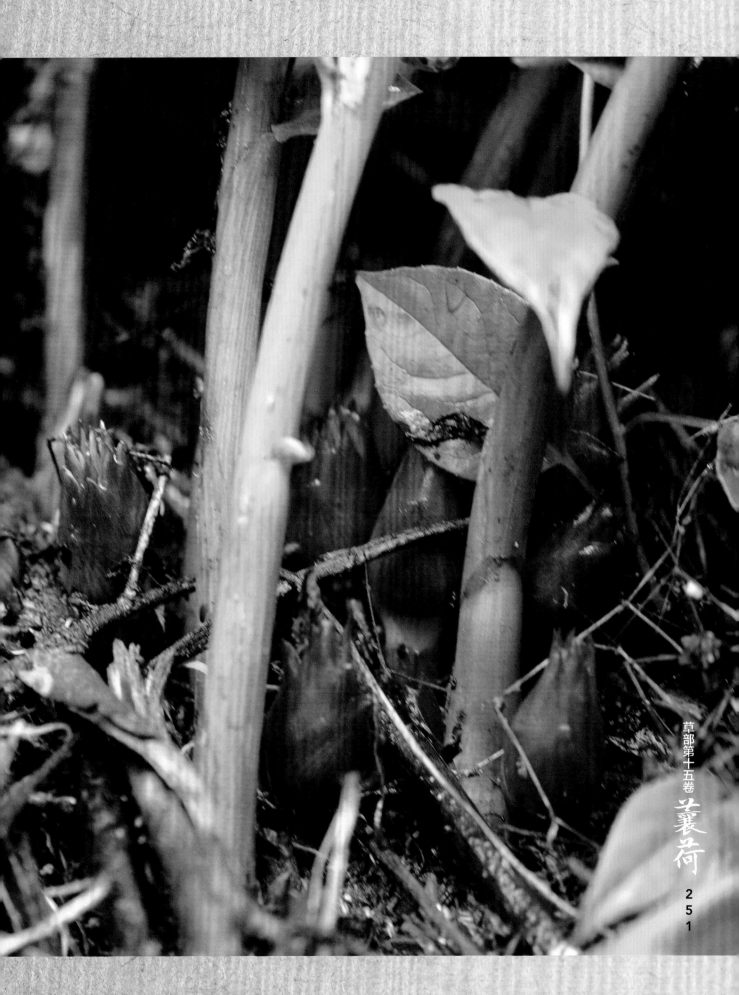

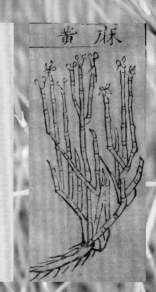
黄麻

据《纲目图鉴》《汇编》等综合分析考证，本品为麻黄科植物草麻黄 Ephedra sinica Stapf 或木贼麻黄 E. equisetina Bge.。《药典图鉴》《中华本草》《纲目彩图》认为还包括同属植物中麻黄 E. intermedia Schrenk et C. A. Mey.。草麻黄分布于内蒙古、辽宁、吉林、河北、山西、新疆等地，木贼麻黄主要分布于内蒙古、甘肃、新疆、河北、青海等地，中麻黄分布于甘肃、宁夏、青海、山西、内蒙古、陕西等地。《药典》收载麻黄药材为麻黄科植物草麻黄、中麻黄或木贼麻黄的干燥草质茎；秋季采割绿色的草质茎，晒干。收载麻黄根药材为麻黄科植物草麻黄或中麻黄的干燥根和根茎；秋末采挖，除去残茎、须根和泥沙，干燥。

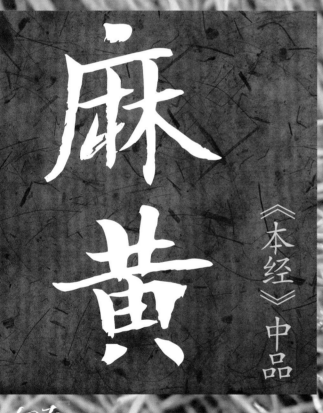

麻黄

《本经》中品

▷草麻黄（Ephedra sinica）

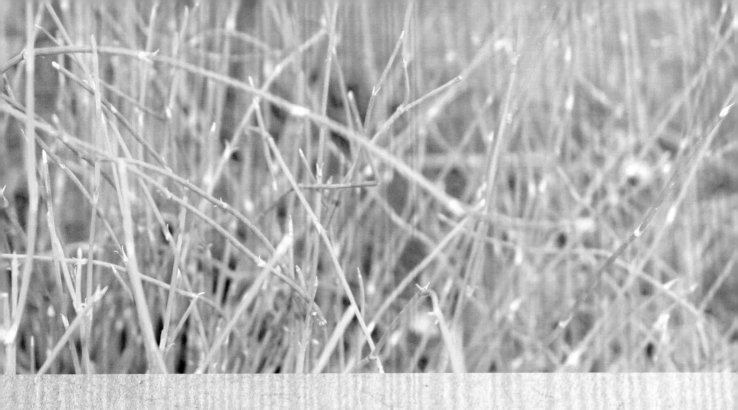

‖释名‖

龙沙本经 卑相别录 卑盐别录。[时珍曰] 诸名殊不可解。或云其味麻，其色黄，未审然否? 张揖广雅云：龙沙，麻黄也。狗骨，麻黄根也。不知何以分别如此?

‖集解‖

[别录曰] 麻黄生晋地及河东，立秋采茎，阴干令青。[弘景曰] 今出青州、彭城、荥阳、中牟者为胜，色青而多沫。蜀中亦有，不好。[恭曰] 郑州鹿台及关中沙苑河旁沙洲上最多。同州沙苑既多，其青、徐者亦不复用。[禹锡曰] 按段成式西阳杂俎云：麻黄茎头开花，花小而黄，丛生。子如覆盆子，可食。[颂曰] 今近汴京多有之，以荥阳、中牟者为胜。春生苗，至夏五月则长及一尺以来。梢上有黄花，结实如百合瓣而小，又似皂荚子，味甜，微有麻黄气，外皮红，里仁子黑。根紫赤色。俗说有雌雄二种：雌者于三月、四月内开花，六月结子。雄者无花，不结子。至立秋后收茎阴干。[时珍曰] 其根皮色黄赤，长者近尺。

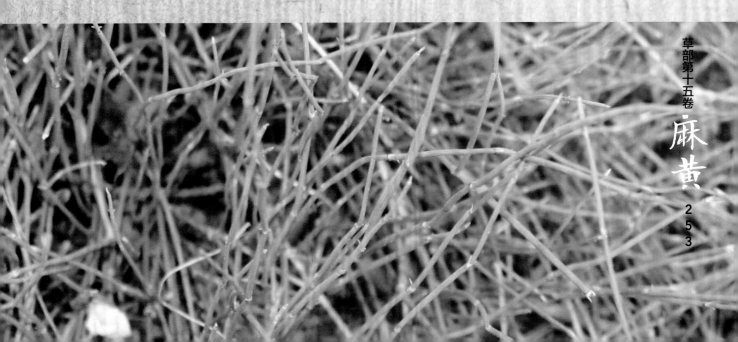

茎

‖修治‖

[弘景曰] 用之折去节根，水煮十余沸，以竹片掠去上沫。沫令人烦，根节能止汗故也。

‖气味‖

苦，温，无毒。 [别录曰] 微温。[普曰] 神农、雷公：苦，无毒。扁鹊：酸。李当之：平。[权曰] 甘，平。[元素曰] 性温，味苦而甘辛，气味俱薄，轻清而浮，阳也，升也。手太阴之药，入足太阳经，兼走手少阴、阳明。[时珍曰] 麻黄微苦而辛，性热而轻扬。僧继洪云：中牟有麻黄之地，冬不积雪，为泄内阳也。故过用则泄真气。观此则性热可知矣。服麻黄自汗不止者，以冷水浸头发，仍用扑法即止。凡服麻黄药，须避风一日，不尔病复作也。凡用须佐以黄芩，则无赤眼之患。[之才曰] 厚朴、白微为之使。恶辛夷、石韦。

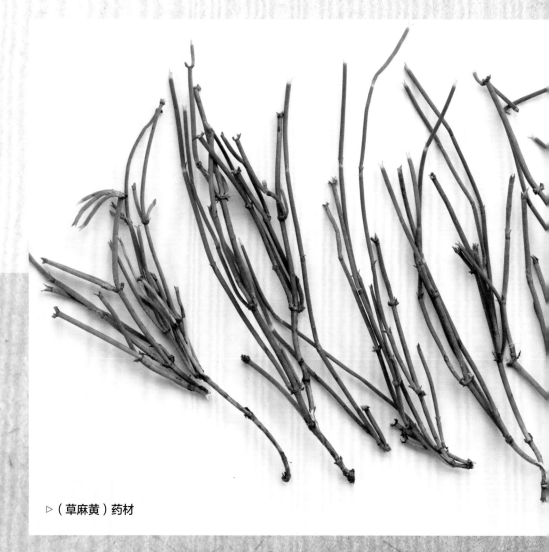

▷（草麻黄）药材

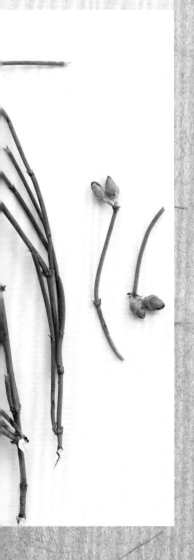

‖主治‖

中风伤寒头痛，温疟，发表出汗，去邪热气，止咳逆上气，除寒热，破癥坚积聚。本经。五脏邪气缓急，风胁痛，字乳余疾，止好睡，通腠理，解肌，泄邪恶气，消赤黑斑毒。不可多服，令人虚。别录。治身上毒风疹痹，皮肉不仁，主壮热温疫，山岚瘴气。甄权。通九窍，调血脉，开毛孔皮肤。大明。去营中寒邪，泄卫中风热。元素。散赤目肿痛，水肿风肿，产后血滞。时珍。

‖发明‖

[弘景曰] 麻黄疗伤寒，解肌第一药。[颂曰] 张仲景治伤寒，有麻黄汤及葛根汤、大小青龙汤，皆用麻黄。治肺痿上气，有射干麻黄汤、厚朴麻黄汤，皆大方也。[杲曰] 轻可去实，麻黄、葛根之属是也。六淫有余之邪，客于阳分皮毛之间，腠理闭拒，营卫气血不行，故谓之实。二药轻清成象，故可去之。麻黄微苦，其形中空，阴中之阳，入足太阳寒水之经。其经循背下行，本寒而又受外寒，故宜发汗，去皮毛气分寒邪，以泄表实。若过发则汗多亡阳，或饮食劳倦及杂病自汗表虚之证用之，则脱人元气，不可不禁。[好古曰] 麻黄治卫实之药，桂枝治卫虚之药，二物虽为太阳证药，其实营卫药也。心主营为血，肺主卫为气。故麻黄为手太阴肺之剂，桂枝为手少阴心之剂。伤寒伤风而咳嗽，用麻黄、桂枝，即汤液之源也。[时珍曰] 麻黄乃肺经专药，故治肺病多用之。张仲景治伤寒无汗用麻黄，有汗用桂枝。历代明医解释，皆随文傅会，未有究其精微者。时珍常绎思之，似有一得，与昔人所解不同云。津液为汗，汗即血也。在营则为血，在卫则为汗。夫寒伤营，营血内涩，不能外通于卫，卫气闭固，津液不行，故无汗发热而憎寒。夫风伤卫，卫气外泄，不能内护于营，营气虚弱，津液不固，故有汗发热而恶风。然风寒之邪，皆由皮毛而入。皮毛者，肺之合也。肺主卫气，包罗一身，天之象也。是证虽属乎太阳，而肺实受邪气。其证时兼面赤怫郁，咳嗽有痰，喘而胸满诸证者，非肺病乎？盖皮毛外闭，则邪热内攻，而肺气膹郁。故用麻黄、甘草同桂枝，引出营分之邪，达之肌表，佐以杏仁泄肺而利气。汗后无大热而喘者，加以石膏。朱肱活人书，夏至后加石膏、知母，皆是泄肺火之药。是则麻黄汤虽太阳发汗重剂，实为发散肺经火郁之药也。腠理不密，则津液外泄，而肺气自虚。虚则补其母。故用桂枝同甘草，外散风邪以救表，内伐肝木以防脾。佐以芍药，泄木而固脾，泄东所以补西也。使以姜枣，行脾

之津液而和营卫也。下后微喘者加厚朴、杏仁，以利肺气也。汗后脉沉迟者加人参，以益肺气也。朱肱加黄芩为阳旦汤，以泻肺热也。皆是脾肺之药。是则桂枝虽太阳解肌轻剂，实为理脾救肺之药也。此千古未发之秘旨，愚因表而出之。又少阴病发热脉沉，有麻黄附子细辛汤、麻黄附子甘草汤。少阴与太阳为表里，乃赵嗣真所谓熟附配麻黄，补中有发也。一锦衣夏月饮酒达旦，病水泄，数日不止，水谷直出。服分利消导升提诸药则反剧。时珍诊之，脉浮而缓，大肠下弩，复发痔血。此因肉食生冷茶水过杂，抑遏阳气在下，木盛土衰，素问所谓久风成飧泄也。法当升之扬之。遂以小续命汤投之，一服而愈。昔仲景治伤寒六七日，大下后，脉沉迟，手足厥逆，咽喉不利，唾脓血，泄利不止者，用麻黄汤平其肝肺，兼升发之，即斯理也。神而明之，此类是矣。

‖ 附方 ‖

旧五，新七。**天行热病**初起一二日者。麻黄一大两去节，以水四升煮，去沫，取二升，去滓，着米一匙及豉，为稀粥。先以汤浴后，乃食粥，厚覆取汗，即愈。孟诜必效方。**伤寒雪煎**麻黄十斤去节，杏仁四升去皮熬，大黄一斤十二两。先以雪水五石四斗，渍麻黄于东向灶釜中。三宿后，纳大黄搅匀，桑薪煮至二石，去滓。纳杏仁同煮至六七斗，绞去滓，置铜器中。更以雪水三斗，合煎令得二斗四升，药成，丸如弹子大。有病者以沸白汤五合，研一丸服之，立汗出。不愈，再服一丸。封药勿令泄气。千金方。**伤寒黄疸**表热者，麻黄醇酒汤主之。麻黄一把，去节绵裹，美酒五升，煮取半升，顿服取小汗。春月用水煮。千金方。**里水黄肿**张仲景

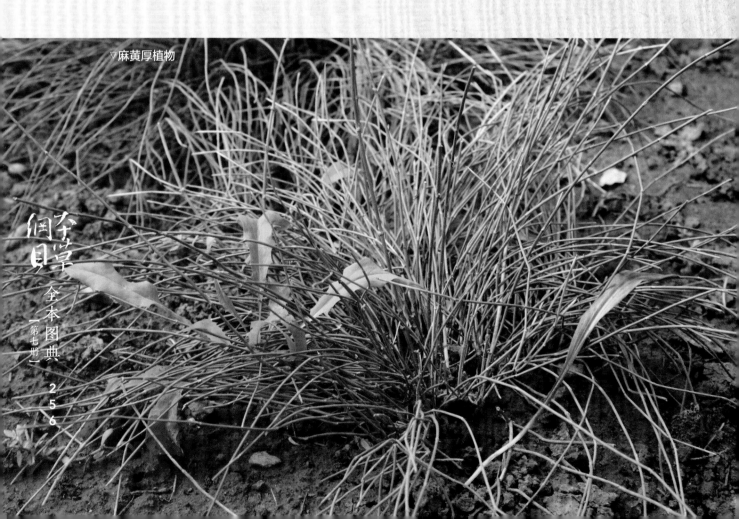

▽麻黄厚植物

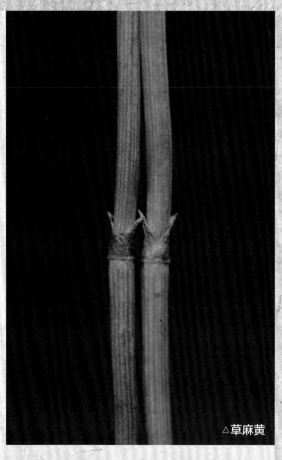

△草麻黄

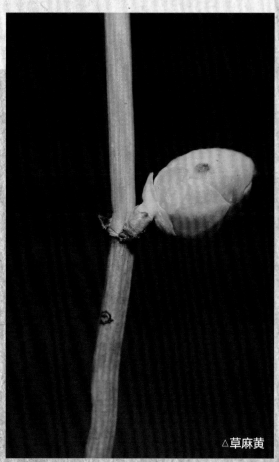

△草麻黄

云：一身面目黄肿，其脉沉，小便不利，甘草麻黄汤主之。麻黄四两，水五升，煮去沫，入甘草二两，煮取三升。每服一升，重覆汗出。不汗再服。慎风寒。千金云：有患气急久不瘥，变成水病，从腰以上肿者，宜此发其汗。**水肿脉沉**属少阴。其脉浮者为风，虚胀者为气，皆非水也。麻黄附子汤汗之。麻黄三两，水七升，煮去沫，入甘草二两，附子炮一枚，煮取二升半。每服八分，日三服，取汗。张仲景金匮要略。**风痹冷痛**麻黄去根五两，桂心二两，为末，酒二升，慢火熬如饧。每服一匙，热酒调下，至汗出为度。避风。圣惠方。**小儿慢脾**风，因吐泄后而成。麻黄长五寸十个去节，白术指面大二块，全蝎二个，生薄荷叶包煨，为末。二岁以下一字，三岁以上半钱，薄荷汤下。圣惠方。**尸咽痛痹**语声不出。麻黄以青布裹，烧烟筒中熏之。圣惠方。**产后腹痛**及血下不尽。麻黄去节，为末，酒服方寸匕，一日二三服，血下尽即止。子母秘录。**心下悸病**半夏麻黄丸：用半夏、麻黄等分，末之，炼蜜丸小豆大。每饮服三丸，日三服。金匮要略。**痘疮倒黡** [寇宗奭曰] 郑州麻黄去节半两，以蜜一匙同炒良久，以水半升煎数沸，去沫再煎去三分之一，去滓乘热服之，避风，其疮复出也。一法：用无灰酒煎，其效更速。仙源县笔工李用之子，病斑疮风寒倒黡已困，用此一服便出，如神。**中风诸病**麻黄一秤去根，以王相日乙卯日，取东流水三石三斗，以净铛盛五七斗，先煮五沸，掠去沫，逐旋添水，尽至三五斗，漉去麻黄，澄定，滤去滓，取清再熬至一斗，再澄再滤，取汁再熬，至升半为度，密封收之，一二年不妨。每服一二匙，热汤化下取汗。熬时要勤搅，勿令着底，恐焦了。仍忌鸡犬阴人见之。此刘守真秘方也。宣明方。

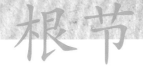

根节

‖气味‖

甘，平，无毒。

‖主治‖

止汗，夏月杂粉扑之。弘景。

‖发明‖

[权曰] 麻黄根节止汗，以故竹扇杵末同扑之。又牡蛎粉、粟粉并麻黄根等分，为末，生绢袋盛贮。盗汗出，即扑，手摩之。[时珍曰] 麻黄发汗之气快不能御，而根节止汗效如影响，物理之妙，不可测度如此。自汗有风湿、伤风、风温、气虚、血虚、脾虚、阴虚、胃热、痰饮、中暑、亡阳、柔痉诸证，皆可随证加而用之。当归六黄汤加麻黄根，治盗汗尤捷。盖其性能行周身肌表，故能引诸药外至卫分而固腠理也。本草但知扑之之法，而不知服饵之功尤良也。

‖附方‖

新八。**盗汗阴汗**麻黄根、牡蛎粉为末，扑之。**盗汗不止**麻黄根、椒目等分，为末。每

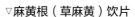

▽麻黄根（草麻黄）药材　　▽麻黄根（草麻黄）饮片

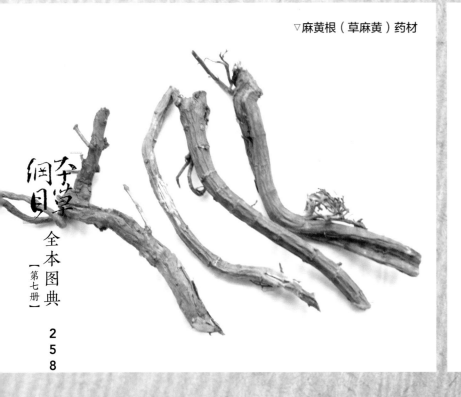

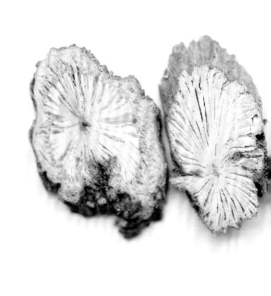

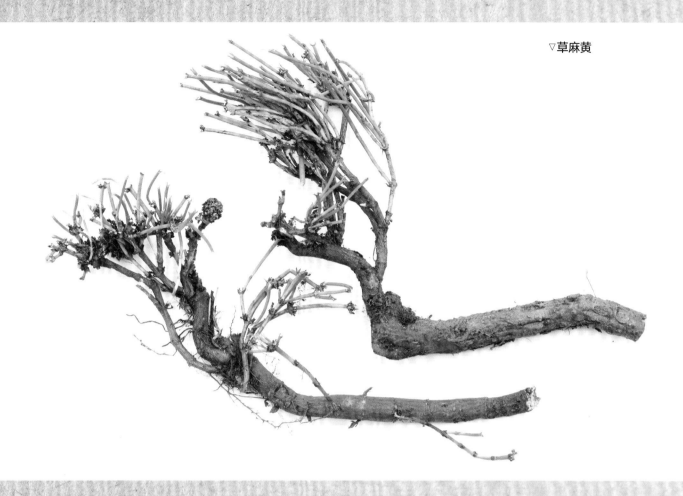

服一钱，无灰酒下。外以麻黄根、故蒲扇为末，扑之。奇效良方。**小儿盗汗**麻黄根三分，故蒲扇灰一分，为末，以乳汁服三分，日三服。仍以干姜三分同为末，三分扑之。古今录验。**诸虚自汗**夜卧即甚，久则枯瘦。黄芪、麻黄根各一两，牡蛎米泔浸洗煅过，为散。每服五钱，水二盏，小麦百粒，煎服。和剂局方。**虚汗无度**麻黄根、黄芪等分，为末，飞面糊作丸梧子大。每用浮麦汤下百丸，以止为度。谈野翁试验方。**产后虚汗**黄芪、当归各一两，麻黄根二两。每服一两，煎汤下。**阴囊湿疮**肾有劳热。麻黄根、石硫黄各一两，米粉一合，为末，傅之。千金方。**内外障翳**麻黄根一两，当归身一钱，同炒黑色，入麝香少许，为末。嗡鼻，频用。此南京相国寺东黑孩儿方也。普济。

‖附录‖

云花草 [时珍曰] 按葛洪肘后方治马疥，有云花草，云状如麻黄，而中坚实也。（附录一节原在集解下，今移于此。）

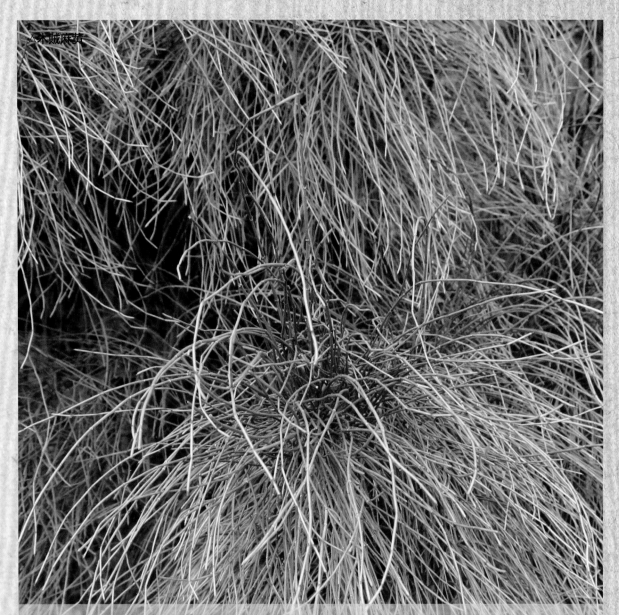

草麻黄 *Ephedra sinica* ITS2 条形码主导单倍型序列：
```
1    CAAACCACAA TTCGCCCCCC GGCTCATGTC GTCGGGGGGA CGGCCTTGAC CGTCCGGTCC GCCTCGGCGG TGCGGTCGGT
81   TGAAATACAA AAGGGGACCT TCGCATGCTC TCCGACGGTG GGAGGTTGCG CATCGCGGCC CGCTTCCCGG GAGGGGTCGC
161  ATCCGGCACC GACCGTGCGG GAGATGCTGC GCGAGGTTTC CCGATCGGAA AAGGACTTCA TCGAAGGCGG GAGTTATTCC
241  CGTCACAGAC G
```

中麻黄 *Ephedra intermedia* ITS2 条形码主导单倍型序列：
```
1    CAAACCACAA TTCGCCCCCC GGCTCATGTC GTCGGGGGGA CGGCCTTGAC CGTCCGGTCC GCCTCGGCGG TGCGGTCGGT
81   TGAAATACAA AAGGGGACCT TCGCATGCTC TCCGACGGTG GGAGGTTGCG CATCGCGGCC CGCTTCCCGG GAGGGGTCGC
161  ATCCGGCACC GACCGTGCGG GAGATGCTGC GCGAGGTTTC CCGATCGGAA AAGGACTTCA TCGAAGGCGG GAGTTATTCC
241  CGTCACAGAC G
```

木贼麻黄 *Ephedra equisetina* ITS2 条形码主导单倍型序列：
```
1    CAAACCACAA TTCGCCCCCC GGCTCATGTC GTCGGGGGGA CGGCCTTGAC CGTCCGGTCC GCCTCGGCGG TGCGGTCGGT
81   TGAAATGCAA AAGGGGACCT TCGCATGCTC TCCGACGGTG GGAGGTTGCG CATCGCGGCC CGCTTCCCGG GAGGGGTCGC
161  ATCCGGCACC GGCCGTGCGG GAGATGCTGC GCGAGGTTTC CCGATCGGAA AAGGACTTCA CCAAAGGCGG GATTTATTCC
241  CGTCGCAAAC G
```

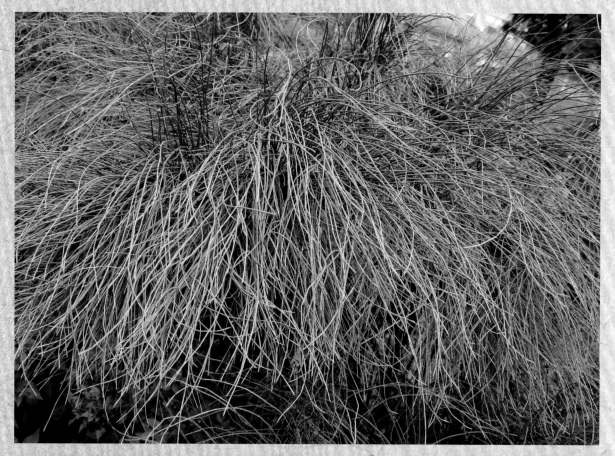

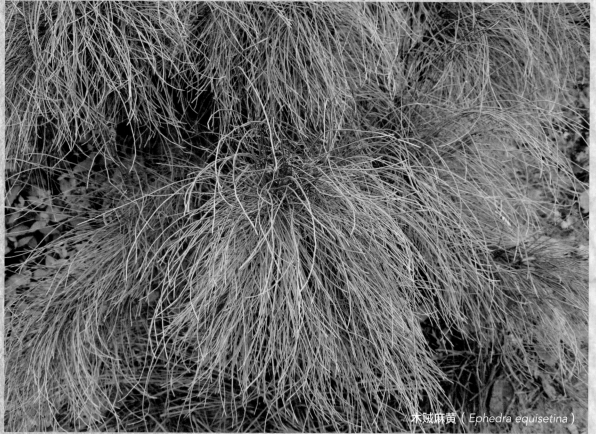

木贼麻黄（*Ephedra equisetina*）

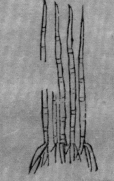

木贼

‖ 基原 ‖
据《中华本草》《药典图鉴》《大辞典》《中药图鉴》
等综合分析考证，本品为木贼科植物木贼 *Equisetum hyemale*
L.。全国大部分地区有分布。《药典》收载木贼药材为木贼
科植物木贼的干燥地上部分；夏、秋二季采割，除去杂质，
晒干或阴干。

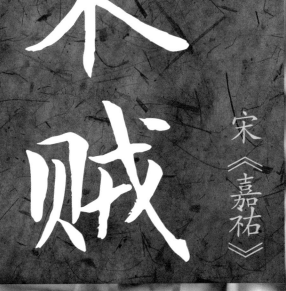

木贼

宋《嘉祐》

▷木贼（*Equisetum hyemale*）

‖释名‖

[时珍曰] 此草有节，面糙涩。治木骨者，用之磋擦则光净，犹云木之贼也。

‖集解‖

[禹锡曰] 木贼出秦、陇、华、成诸郡近水地。苗长尺许，丛生。每根一干，无花叶，寸寸有节，色青，凌冬不雕。四月采之。[颂曰] 所在近水地有之，采无时，今用甚多。[时珍曰] 丛丛直上，长者二三尺，状似凫茈苗及粽心草，而中空有节，又似麻黄茎而稍粗，无枝叶。

茎

‖气味‖

甘，微苦，无毒。[时珍曰] 温。

‖主治‖

目疾，退翳膜，消积块，益肝胆，疗肠风，止痢，及妇人月水不断，崩中赤白。嘉祐。解肌，止泪止血，去风湿，疝痛，大肠脱肛。时珍。

‖发明‖

[禹锡曰] 木贼得牛角腮、麝香，治休息久痢。得禹余粮、当归、芎䓖，治崩中赤白。得槐蛾、桑耳，治肠风下血。得槐子、枳实，治痔疾出血。[震亨曰] 木贼去节烘过，发汗至易，本草不曾言及。[时珍曰] 木贼气温，味微甘苦，中空而轻，阳中之阴，升也，浮也。与麻黄同形同性，故亦能发汗解肌，升散火郁风湿，治眼目诸血疾也。

‖ 附方 ‖

旧三，新九。**目昏多泪**木贼去节，苍术泔浸，各一两，为末。每服二钱，茶调下。或蜜丸亦可。**急喉痹塞**木贼以牛粪火烧存性，每冷水服一钱，血出即安也。圣惠方。**舌硬出血**木贼煎水漱之，即止。圣惠方。**血痢不止**木贼五钱，水煎温服，一日一服。圣惠方。**泻血不止**方同上，日二服。广利方。**肠痔下血**多年不止。用木贼、枳壳各二两，干姜一两，大黄二钱半，并于铫内炒黑存性，为末。每粟米饮服二钱，甚效也。苏颂图经本草。**大肠脱肛**木贼烧存性，为末掺之，按入即止。一加龙骨。三因方。**妇人血崩**血气痛不可忍，远年近日不瘥者，雷氏木贼散主之。木贼一两，香附子一两，朴消半两，为末。每服三钱，色黑者，酒一盏煎，红赤者，水一盏煎，和滓服，日

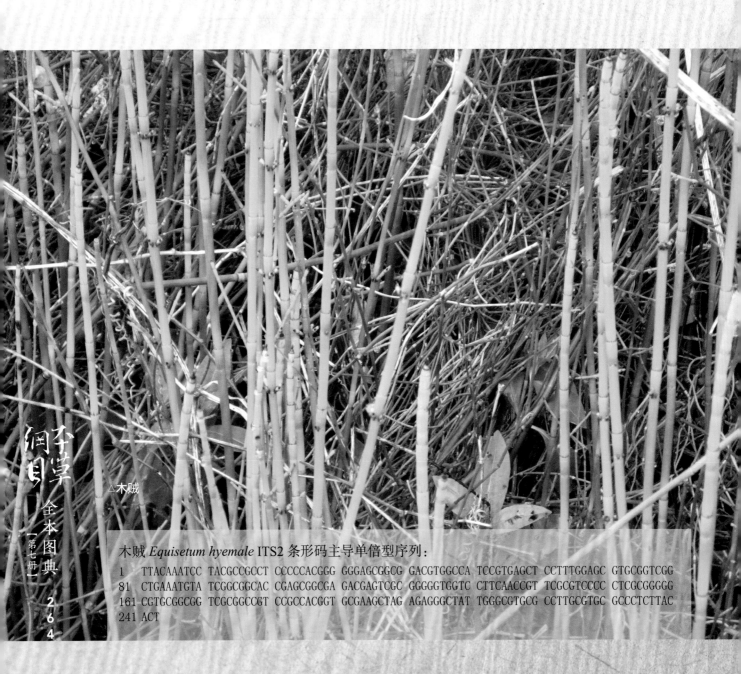

△木贼

木贼 *Equisetum hyemale* ITS2 条形码主导单倍型序列：

1　TTACAAATCC TACGCCGCCT CCCCCACGGG GGGAGCGGCG GACGTGGCCA TCCGTGAGCT CCTTTGGAGC GTGCGGTCGG
81　CTGAAATGTA TCGGCGGCAC CGAGCGGCGA GACGAGTCGC GGGGGTGGTC CTTCAACCGT TCGCGTCCCC CTCGCGGGGG
161　CGTGCGGCGG TCGCGGCCGT CCGCCACGGT GCGAAGCTAG AGAGGGCTAT TGGGCGTGCG CCTTGCGTGC GCCCTCTTAC
241　ACT

二服。脐下痛者，加乳香、没药、当归各一钱，同煎。忌生冷硬物猪鱼油腻酒面。医垒元戎。**月水不断**木贼炒三钱，水一盏，煎七分，温服，日一服。圣惠方。**胎动不安**木贼去节、川芎等分，为末。每服三钱，水一盏，入金银一钱，煎服。圣济总录。**小肠疝气**木贼细剉，微炒为末，沸汤点服二钱，缓服取效。一方：用热酒下。寇氏本草衍义。**误吞铜钱**木贼为末，鸡子白调服一钱。圣惠方。

‖附录‖

问荆 [藏器曰]味苦，平，无毒。主结气瘤痛，上气气急，煮汁服之。生伊洛洲渚间，苗如木贼，节节相接，一名接续草。

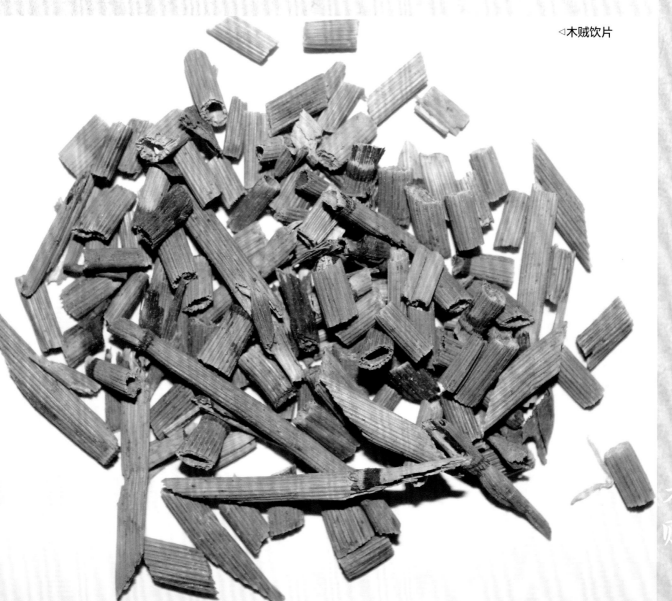

◁木贼饮片

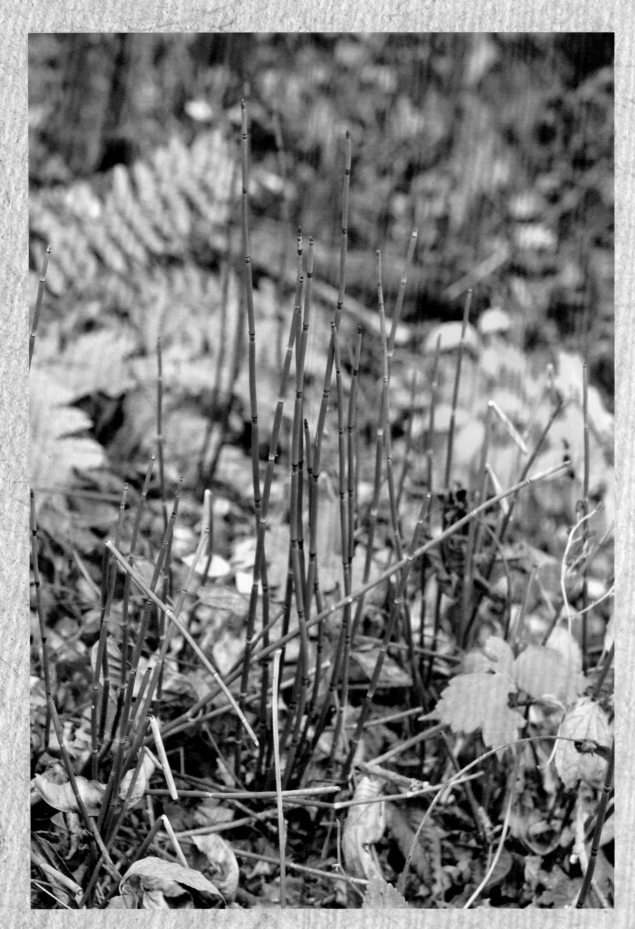

‖ 释名 ‖

龙须本经 **龙修**山海经 **龙华**别录 **龙珠**本经 **悬莞**别录 **草续断**本经 **缙云草**纲目 **方宾**别录 **西王母簪**。[时珍曰] 刈草包束曰莞。此草生水石之处，可以刈束养马，故谓之龙莞。述异记周穆王东海岛中养八骏处，有草名龙莞，是矣。故古语云：一束龙莞，化为龙驹，亦孟子莞蒙之义。龙须、王母簪，因形也。缙云，县名，属今处州，仙都山产此草，因以名之。崔豹古今注云，世言黄帝乘龙上天，群臣攀龙须坠地生草，名曰龙须者，谬也。江东以草织席，名西王母席，亦岂西王母骑虎而堕其须乎？

‖ 集解 ‖

[别录曰] 石龙莞生梁州山谷湿地，五月、七月采茎暴干，以九节多珠者良。[弘景曰] 茎青细相连，实赤，今出近道水石处，似东阳龙须以作席者，但多节尔。[藏器曰] 今出汾州、沁州、石州，亦处处有之。[保升曰] 丛生，茎如缝，所在有之，俗名龙须草，可为席，八月、九月采根暴干。[时珍曰] 龙须丛生，状如粽心草及凫茈，苗直上，夏月茎端开小穗花，结细实，并无枝叶。今吴人多栽莳织席，他处自生者不多也。本经明言龙莞一名龙须，而陶弘景言龙莞似龙须但多节，似以为二物者，非矣。

茎

‖ 气味 ‖

苦，微寒，无毒。[别录曰] 微温。

‖ 主治 ‖

心腹邪气，小便不利淋闭，风湿鬼疰恶毒。久服补虚羸，轻身，耳目聪明，延年。本经。补内虚不足，痞满，身无润泽，出汗，除茎中热痛，疗蛔虫及不消食。别录。

败席

‖ 主治 ‖

淋及小便卒不通，弥败有垢者方尺，煮汁服之。藏器。

《纲目彩图》《纲目图鉴》认为本品为灯心草科植物石龙莞 *Juncus effusus* L. var. *decipiens* Buch. f. utilis Makino。分布于广西、浙江等地。《中华本草》认为本品为同属植物野灯心草 *J. setchuensis* Buchen.，其分布参见本卷"龙常草"项下。

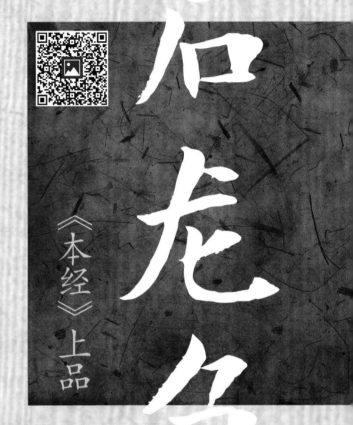

石龙莞

《本经》上品

《纲目彩图》《纲目图鉴》认为本品为灯心草科植物野灯心草 *Juncus setchuensis* Buchen.。分布于长江中下游及陕西、四川、云南等地。《中华本草》认为本品为禾本科植物龙常草 *Diarrhena manshurica* Maxim.，分布于东北及河北、陕西等地。

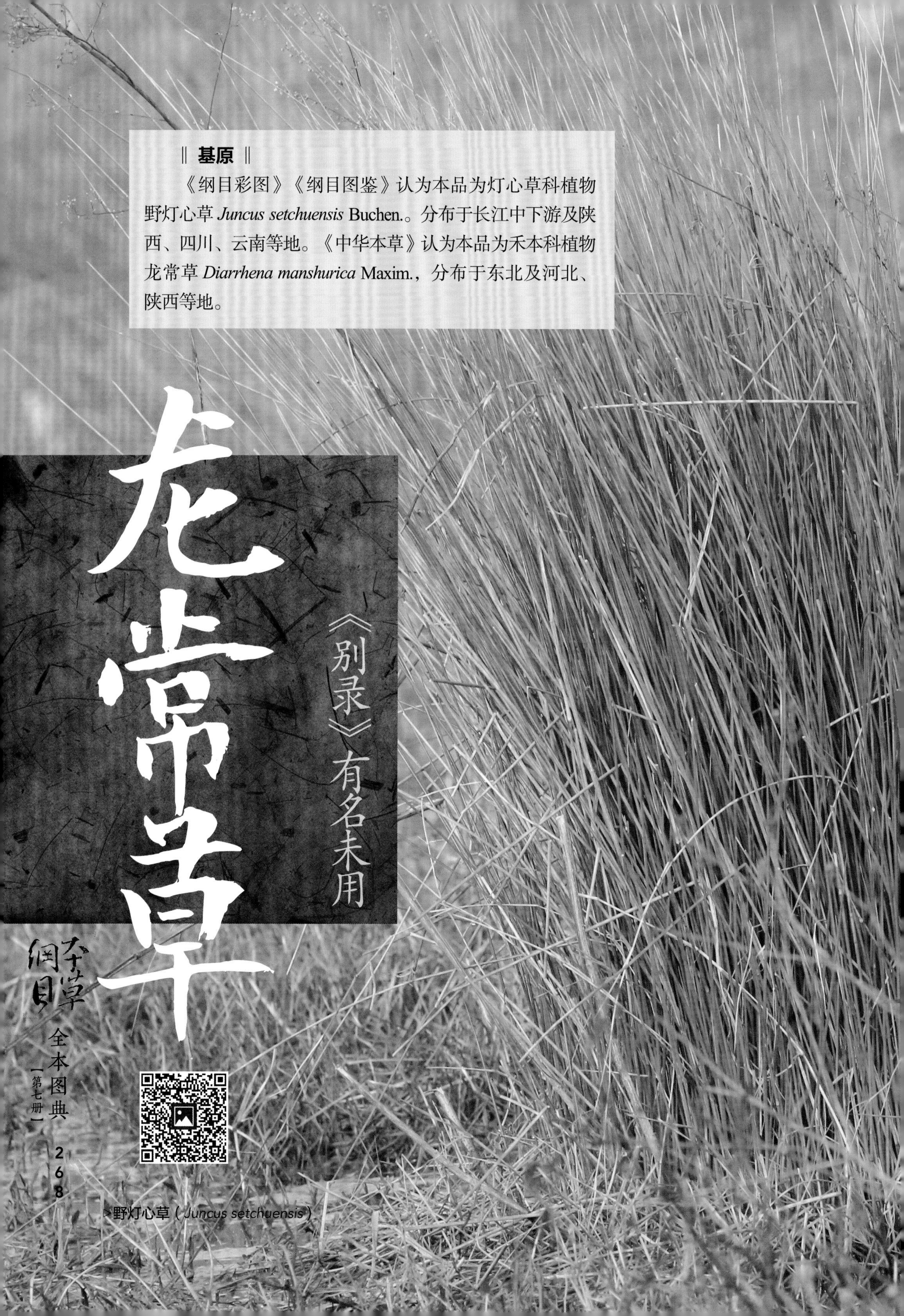

龙常草

《别录》有名未用

▷野灯心草（*Juncus setchuensis*）

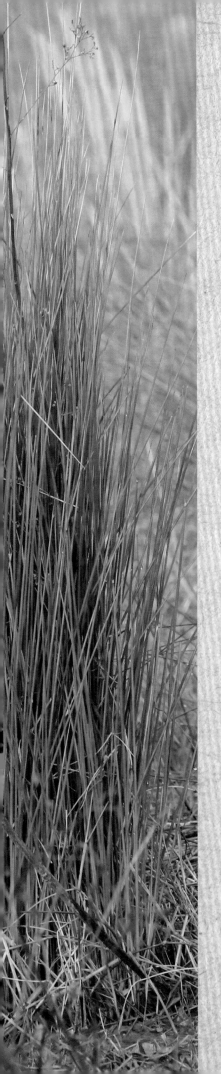

‖**释名**‖

粽心草[时珍曰] 俚俗五月采，系角黍之心，呼为粽心草是也。

‖**集解**‖

[别录曰] 生河水旁，状如龙刍，冬夏生。[时珍曰] 按尔雅云：藆，鼠莞也。郑樵解为龙刍。郭璞云：纤细似龙须，可为席，蜀中出者好。恐即此龙常也。盖是龙须之小者尔。故其功用亦相近云。

茎

‖**气味**‖

咸，温，无毒。

‖**主治**‖

轻身，益阴气，疗痹寒湿。别录。

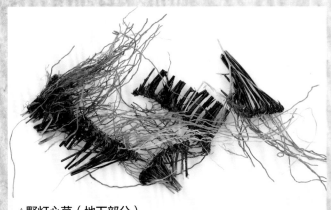

△野灯心草（地下部分）

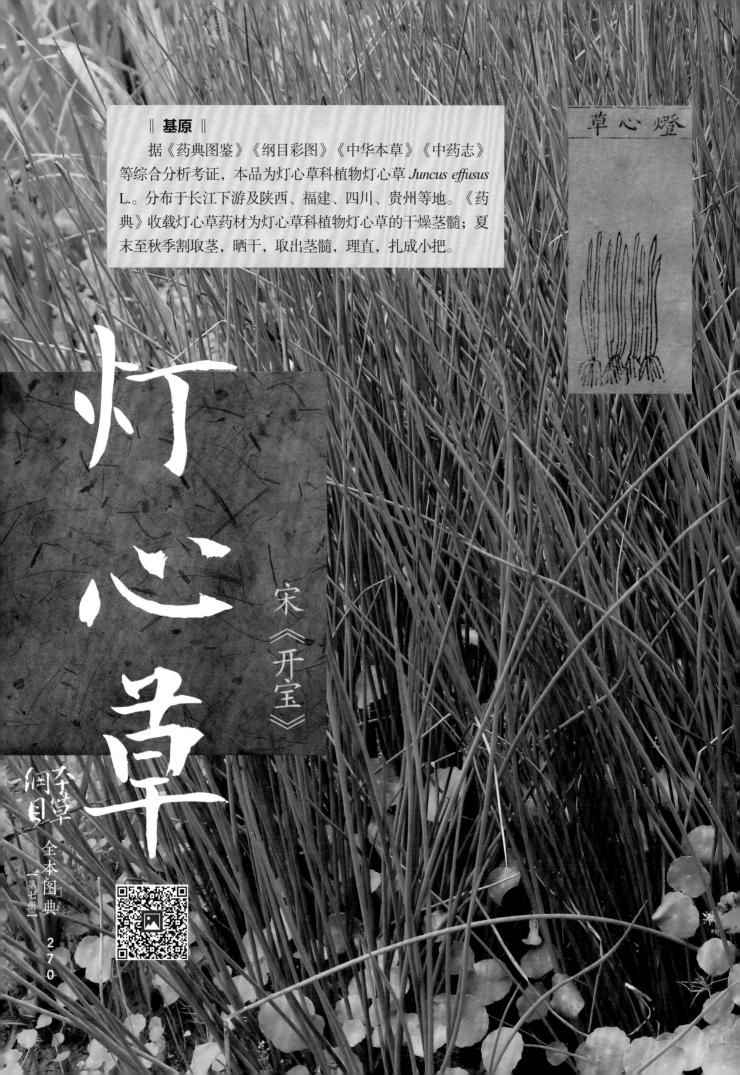

||基原||

据《药典图鉴》《纲目彩图》《中华本草》《中药志》等综合分析考证，本品为灯心草科植物灯心草 Juncus effusus L.。分布于长江下游及陕西、福建、四川、贵州等地。《药典》收载灯心草药材为灯心草科植物灯心草的干燥茎髓；夏末至秋季割取茎，晒干，取出茎髓，理直，扎成小把。

灯心草

宋《开宝》

草心灯

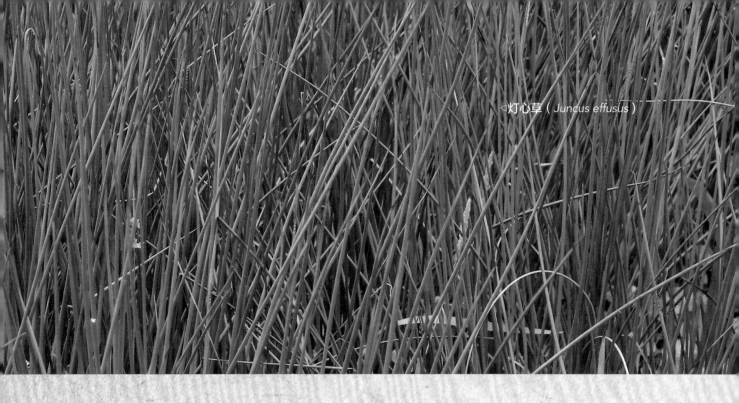

‖释名‖

虎须草 纲目 碧玉草 纲目。

‖集解‖

[志曰] 灯心草生江南泽地，丛生，茎圆细而长直，人将为席。[宗奭曰] 陕西亦有之。蒸熟待干，折取中心白穰燃灯者，是谓熟草。又有不蒸者，但生干剥取为生草。入药宜用生草。[时珍曰] 此即龙须之类，但龙须紧小而瓤实，此草稍粗而瓤虚白。吴人栽莳之，取瓤为灯炷，以草织席及蓑。他处野生者不多。外丹家以之伏硫、砂。雷公炮炙论·序云：硇遇赤须，永留金鼎。注云：赤须亦呼虎须草，煮硇能住火。不知即此虎须否也。

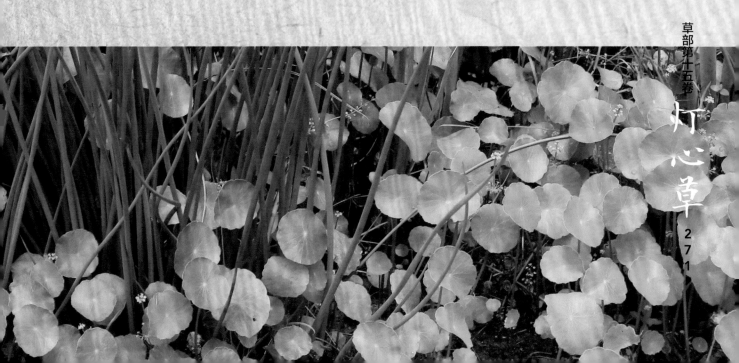

茎及根

‖ 修治 ‖

[时珍曰] 灯心难研，以粳米粉浆染过，晒干研末，入水澄之，浮者是灯心也，晒干用。

‖ 气味 ‖

甘，寒，无毒。[元素曰] 辛，甘，阳也。[吴绥曰] 淡，平。

‖ 主治 ‖

五淋，生煮服之。败席煮服，更良。开宝。泻肺，治阴窍涩不利，行水，除水肿癃闭。元素。治急喉痹，烧灰吹之甚捷。烧灰涂乳上，饲小儿，止夜啼。震亨。降心火，止血通气，散肿止渴。烧灰入轻粉、麝香，治阴疳。时珍。

‖ 附方 ‖

旧一，新九。**破伤出血**灯心草嚼烂傅之，立止。胜金方。**衄血不止**灯心一两，为末，入丹砂一钱。米饮每服二钱。圣济总录。**喉风痹塞**瑞竹堂方用灯心一握，阴阳瓦烧存性，又炒

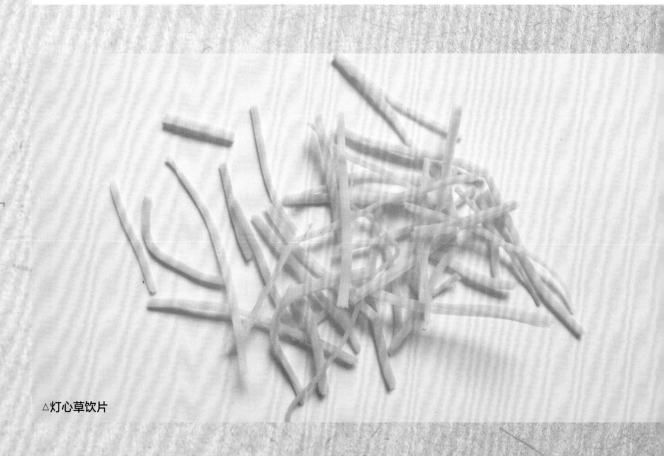

△灯心草饮片

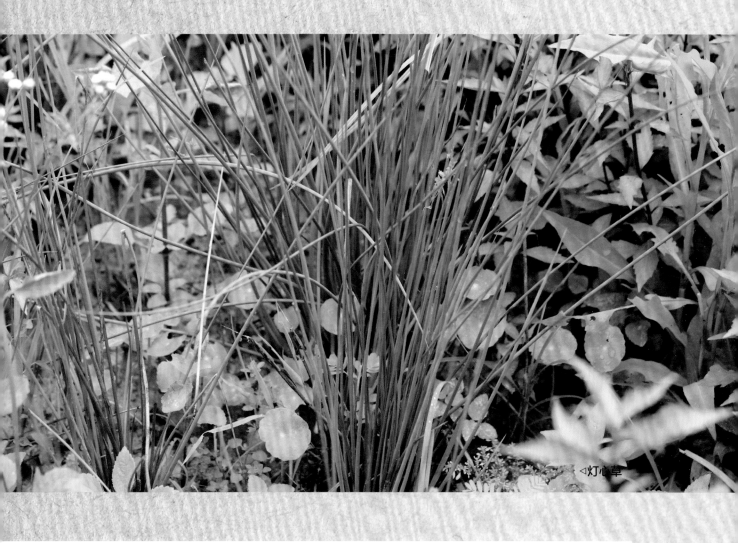

◁灯心草

盐一匙，每吹一捻，数次立愈。一方：用灯心灰二钱，蓬砂末一钱，吹之。一方：灯心、箬叶烧灰，等分，吹之。惠济方用灯心草、红花烧灰，酒服一钱，即消。**痘疮烦喘**小便不利者。灯心一把，鳖甲二两，水一升半，煎六合，分二服。庞安常伤寒论。**夜不合眼**难睡。灯草煎汤代茶饮，即得睡。集简方。**通利水道**白飞霞自制天一丸：用灯心十斤，米粉浆染，晒干研末，入水澄去粉，取浮者晒干，二两五钱，赤白茯苓去皮共五两，滑石水飞五两，猪苓二两，泽泻三两，人参一两切片熬膏，合药丸如龙眼大，朱砂为衣。每用一丸，任病换引。大段小儿生理向上，本天一生水之妙，诸病以水道通利为捷径也。韩氏医通。**湿热黄疸**灯草根四两，酒、水各半，入瓶内煮半日，露一夜，温服。集玄方。

灯花烬 见火部

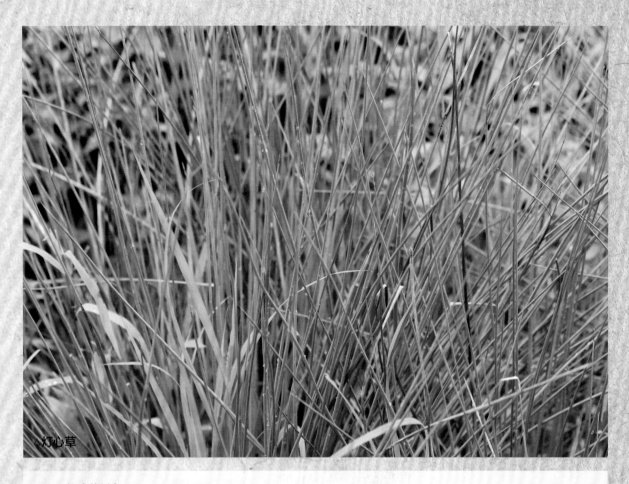

△灯心草

△灯心草（药材）

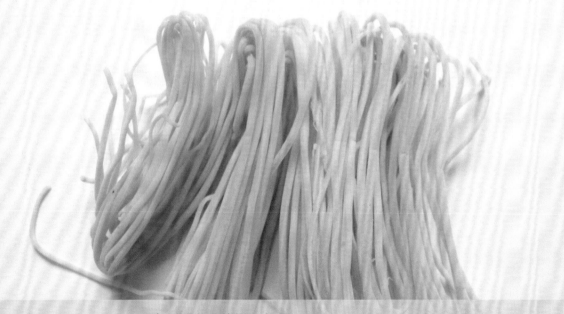

灯心草 *Juncus effusus* ITS2 条形码主导单倍型序列：

```
1    GTTGCCCACT AGCGCTCCTT GCCCATCTTT TACGTGGCGG GATGCGGAGC ATGGCCATCC TTGCCCTCGG GCTCGGCGGG
81   CCGAAGCATG TGGCTTGCCG ATTGGGGCCG GCAGTGGCGA GTGGTGGATT GCTCACGCGA GCCGTACGTC GCCCGTCGTG
161  CCCCCGAGCG GGAAGCCTCG TGTCACCCCG GACGCACGGA TGCCGAACGG CATCCTCGGA CCA
```